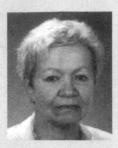

Ute G. Bergauer

geb. 1939 in Halle/Saale

- Ausbildung zur Kindergärtnerin und Examen in Halle/Saale
- Umsiedlung in die BRD
- Ein Jahr Ausbildung und Examen als Erzieherin zur Berufsausbildung in der BRD
- 1965–67 Ausbildung zur Logopädin und Examen an der HNO-Klinik der Universität Heidelberg
- 1967–71 Tätigkeit als Logopädin
- 1972 Tätigkeit als Lehrlogopädin
- ab 1979 Tätigkeit als leitende Lehrlogopädin an der Schule für Logopädie am Klinikum der Universität Heidelberg
- 1999 Ende der beruflichen Tätigkeit

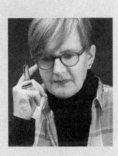

Susanne Janknecht, B.Sc.

geb. 1968 in Köln

- 1988 Abitur in Mannheim
- 1989 bis 1992 Ausbildung zur Logopädin an der Schule für Logopädie am Universitätsklinikum Heidelberg
- 1992 bis 2007 angestellte Logopädin in zwei logopädischen Praxen in Mannheim
- therapeutische Schwerpunkte und Schwerpunkt im Rahmen der Fortbildungen: Aphasietherapie und Stimmtherapie
- seit 1995 Gründung, Aufbau und ehrenamtliche therapeutische Leitung der Aphasie Selbsthilfegruppe Mannheim, dort aktiv bis 2012
- langjährige eigene sängerische Erfahrung
- Seminare zum Thema »Stimmhygiene / Stimmentwicklung« vor allem für Lehrende
- Vorträge zu verschiedenen Aspekten aus dem Bereich Stimme
- seit Oktober 2007 Lehrlogopädin für das Fach Stimme an der Akademie für Gesundheitsberufe Heidelberg gGmbH, Schule für Logopädie am Universitätsklinikum
- 2012 bis 2017 Studium Health Care Studies (Logopädie), Abschluss Bachelor of Science
- seit 2015 zusätzlich Schulleiterin der Schule für Logopädie am Universitätsklinikum Heidelberg

Ute G. Bergauer
Susanne Janknecht

Praxis der Stimmtherapie

**Logopädische Diagnostik,
Behandlung, Übungsmaterialien**

4. Auflage

Mit zahlreichen Übungsvorlagen

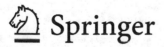 Springer

Ute G. Bergauer
Rosenweg 8
69198 Schriesheim

Susanne Janknecht, B.Sc.
Schulleiterin/Lehrlogopädin (dbl)
Akademie für Gesundheitsberufe Heidelberg gGmbH
Schule für Logopädie am Universitätsklinikum
Im Neuenheimer Feld 400
69120 Heidelberg

Ergänzendes Material finden Sie unter http://extras.springer.com

ISBN 978-3-662-57654-0   ISBN 978-3-662-57655-7 (eBook)
https://doi.org/10.1007/978-3-662-57655-7

Die Deutsche Nationalbibliothek verzeichnet diese Publikation in der Deutschen Nationalbibliografie; detaillierte bibliografische Daten sind im Internet über http://dnb.d-nb.de abrufbar.

Springer
© Springer-Verlag GmbH Deutschland, ein Teil von Springer Nature 1997, 2005, 2011, 2018

Umschlaggestaltung: deblik Berlin
Fotonachweis Umschlag: © deblik Berlin

Springer ist ein Imprint der eingetragenen Gesellschaft Springer-Verlag GmbH, DE
und ist ein Teil von Springer Nature
Die Anschrift der Gesellschaft ist: Heidelberger Platz 3, 14197 Berlin, Germany

Vorwort zur 4. Auflage

Vor Ihnen liegt die 4. Auflage unseres bewährten Praxisbuches zur Stimmtherapie. Ende 1997 kam die erste Auflage auf den Markt, sodass wir nunmehr auf mehr als 20 Jahre „Praxis der Stimmtherapie" zurückblicken dürfen.

Neu an dieser Auflage ist, dass Frau Bergauer sich nach dieser langen Zeit aus der aktiven Be- und Überarbeitung des Buches zurückgezogen hat. Es macht mich sehr stolz, dass sie mir mit großem Vertrauen ihr Buch in meine Hände gegeben hat. Dafür bin ich wirklich sehr dankbar und werde mein Bestes tun, auch in den kommenden Auflagen den Charakter und den Schwung, den Ute Bergauer dem Buch gegeben hat, am Laufen zu halten und weiterzuentwickeln.

Liebe Ute, ich bleibe dran!

Die Zeiten der CDs sind vorbei, sodass Sie die Arbeitsmaterialien dieses Buches nunmehr online unter http://extras.springer.com finden können. Dort ist an entsprechender Stelle die ISBN des Buchs anzugeben 978-3-662-57654-0.

Allen, die sich aus welcher Professionsrichtung auch immer mit dem für mich nach wie vor spannenden, universellen, anregenden, herausfordernden und in jeder Dimension „berührenden" Phänomen Stimme befassen, wünsche ich Spaß und Begeisterung für Ihre Arbeit und freue mich, wenn Sie Impulse für Ihr Tun in diesem Buch finden können.

Mannheim/Heidelberg im Mai 2018   **Susanne Janknecht**

Vorwort zur 1. Auflage

Dieses Buch entstand
aus der Praxis für die Praxis!

Es ist in erster Linie eine Sammlung von Vorschlägen und Übungsmaterial zur Stimmtherapie. In meiner langjährigen Arbeit mit stimmgestörten Patienten haben sich viele Aufzeich-
nungen angesammelt, die sich in der Praxis bewährt haben und die ich hier weitergeben
möchte.

Das Buch wendet sich hauptsächlich an Logopäden, Sprecherzieher, Atem-, Sprech- und
Stimmlehrer, aber auch an den interessierten Laien. (Wenn übrigens hier und im folgenden
von »dem Therapeuten« oder »dem Patienten« die Rede ist, so ist damit immer die männliche
und die weibliche Form gemeint.)

In meinem ganzheitlichen Konzept, das einen störungsspezifischen Aufbau der Therapie beinhaltet, bilden überwiegend die Methoden Coblenzer-Muhar und Fernau-Horn die Grundlage: In der Therapie wird von dem Grundsatz ausgegangen: „Atmung, Haltung/Bewegung/
Tonus, Stimme, Artikulation und Prosodie bilden eine Einheit". Diese Bereiche sind der besseren Übersicht halber in abgeschlossene Kapitel gegliedert; sie sollten jedoch in einer bzw.
mehreren Therapiestunden miteinander kombiniert und als Ganzheit gesehen werden.

Theoretische Erläuterungen und Abhandlungen werden meist kurz gehalten, da es zu den
jeweiligen Themen genügend Lehr- und Fachbuchliteratur gibt. Anweisungen und Hinweise
sind ebenfalls möglichst kurz und einfach formuliert. Das gilt auch für anatomische und
physiologische Beschreibungen.

Viele Übungen (besonders solche mit Material) sind oft nur stichwortartig benannt, da sie in
Therapeutenkreisen meist ohnehin bekannt sind.

Die fünf Kapitel beginnen jeweils mit der Theorie zu dem entsprechenden Thema. Dem
praktischen Teil sind dann Begriffe, Redewendungen und Sprichwörter vorangestellt, die
manchem Patienten den Einstieg in und das Verständnis für die Anwendung erleichtern.
Einige dieser Texte lassen sich auch als Übungsvorlagen einsetzen. Sie sollten aber immer
personenbezogen ausgewählt werden, da sie nicht jeden Patienten ansprechen.

Die vorgegebene Reihenfolge der Übungen entspricht überwiegend dem Prinzip »vom Leichten zum Schweren«. Auch sie sollte natürlich individuell abgeändert werden.

Die begleitende Hörerziehung, die Akupädie, wird als wichtige Ergänzung zur Stimmtherapie
im einführenden Kapitel angesprochen.

Die Thematik funktioneller Stimmstörungen bildet den Schwerpunkt des Buchs.
Ein kürzerer Teil in ▶ Kap. 5 »Stimme« enthält Vorschläge zur Therapie von funktionellen Mutationsstörungen und (organischen) Stimmlippenlähmungen. Die Vorschläge dieser Therapiepläne können als Basis verwendet und jeweils individuell verändert werden.

Die Wort- und Satzbeispiele und eine Reihe von Versen eignen sich für die Sprachtherapie bei Kindern.

Bewusst wurde im Gesamtkonzept der Bereich Persönlichkeit und Psyche kaum berücksichtigt. Was jedoch bedeutet, dass er in der Therapie nicht unberücksichtigt bleiben darf, sondern therapeutisch angegangen werden sollte.

Dieses Buch ist also vor allem als Angebot und Arbeitsgrundlage zum schnellen Auffinden passender Übungen und damit zum Planen und Durchführen erfolgreicher Therapiestunden gedacht. Möge es ein echter Freund und Helfer an Ihrem Arbeitsplatz werden!

Heidelberg, im Dezember 1997   Ute G. Bergauer

Danksagung

Am Gelingen des Buches war maßgeblich mein Mann beteiligt, dem ich an dieser Stelle für die Schreibarbeiten danken möchte; ebenso der Lektorin Frau M. Botsch im Springer-Verlag für ihre Anregungen und Korrekturvorschläge bei der Überarbeitung des Manuskripts.

Inhaltsverzeichnis

Diagnostik

© Springer-Verlag GmbH Deutschland, ein Teil von Springer Nature 2018
U. Bergauer, S. Janknecht, *Praxis der Stimmtherapie*
https://doi.org/10.1007/978-3-662-57655-7_1

1

Die logopädische Diagnostik bei funktionellen und organischen Stimmstörungen ist noch nicht standardisiert. Es gibt seit 2001 das Basisprotokoll der European Laryngological Society (ELS) das beabsichtigt, grundlegende Anforderungen für eine funktionelle Stimmdiagnostik zu definieren und somit einen ersten Schritt hin in Richtung **Standardisierung** zu gehen. Welche einzelnen Stimmleistungen auf welche Art und Weise überprüft werden, ist heute noch von Untersucherin zu Untersucherin, von Praxis zu Praxis sehr verschieden.

Das folgende Kapitel befasst sich ausführlich mit dem Thema Diagnostik und stellt einen praktikablen Vorschlag für eine **qualifizierte Stimmuntersuchung** dar, die ohne großen apparativen Aufwand durchgeführt werden kann. Zum Qualitätsstandard einer Stimmuntersuchung gehört ein Sprech- und Singstimmfeld. Die apparativen Voraussetzungen, die eine Praxis haben muss, um eine Stimmfeldmessung durchzuführen, sind nach wie vor noch relativ teuer, so dass eine Praxis oder Einrichtung, die nur wenig Stimmpatienten pro Jahr behandelt, die Anschaffung der nötigen Soft- und Hardware verständlicherweise scheut.

Im Folgenden soll aufgezeigt werden, wie eine Annäherung an eine qualifizierte Stimmuntersuchung auch **ohne Stimmfeldmessung** möglich sein kann. Sicherlich, im Rahmen der Qualitätssicherung logopädischer Diagnostik sollte die Erstellung eines Stimmfeldes in Zukunft zum Standard werden. Wo dies noch nicht möglich ist, kann das vorgestellte Vorgehen zu Anamnese und funktioneller Stimmprüfung eine Zwischenlösung sein.

Die funktionelle Stimmprüfung orientiert sich am Basisprotokoll der ELS. Anamneseerhebung und Befundung gehören bereits zum therapeutischen Prozess der Stimmtherapie. Im Rahmen der **Anamnese** wird zu klären sein, welche Gründe den Patienten genau zu diesem Zeitpunkt in die logopädische Behandlung geführt haben und welche Gründe für die Stimmstörung vorliegen könnten. Während der **funktionellen Stimmprüfung** bietet es sich an, dem Patienten erste Einblicke in Anatomie und Physiologie der Stimmfunktion zu geben. Denn nur der Patient, der die Hintergründe der Stimmfunktion verstanden hat, wird die von außen betrachtet teilweise zunächst als ungewöhnlich oder befremdlich empfundenen Inhalten der

Stimmtherapie für sich gewinnbringend umsetzten können. Die Logopädin wird patientenbezogen jedes Mal von Neuem zu entscheiden haben, wie viel physiologisches Hintergrundwissen sie in welcher Weise dem Patienten nahebringt.

1.1 Anamnese

Für eine umfassende Untersuchung der Stimme mit einer anschließenden Einführung in Anatomie und Physiologie sollte und darf man etwa zwei bis drei Therapieeinheiten à 45 Minuten einplanen. Die Stimmdiagnostik besteht aus der Anamnese und der funktionellen Stimmprüfung. Für beide Teile ist es unerlässlich, genau zu wissen, warum welche Fragen gestellt und warum welche Befunde erhoben werden. Eventuelle Rückfragen des Patienten »Warum wollen Sie das wissen?« muss die Logopädin immer beantworten können.

1.1.1 Was bedeutet Anamnese?

┌─ **Definition** ────────────────────────────
│ Das Wort Anamnese kommt aus dem
│ Altgriechischen und bedeutet »Erinnerung«.
└───

Im Rahmen einer medizinischen Anamnese wird die Vorgeschichte eines Patienten erfragt, die in Bezug zu seinen gesundheitlichen Beschwerden steht, die ihn zum Arzt oder Therapeuten geführt haben. Man versucht, die Leitsymptome zu erfassen. Interessant ist, dass etwa 70% und mehr der späteren Diagnosen bereits in der und durch die Anamnese gestellt werden. Man unterscheidet zwischen:

- **Eigenanamnese:** Der Patient selbst berichtet über seine krankheitsbezogene Vorgeschichte. Die logopädische Diagnostik bei Stimmstörungen bei erwachsenen Patienten beinhaltet eine Eigenanamnese.
- **Familienanamnese:** Der Patient wird über Erkrankungen seiner Familienangehörigen befragt, die einen Bezug zu seinen aktuellen gesundheitlichen Problemen haben könnten.
- **Fremdanamnese:** Nicht der Patient selbst wird befragt, sondern ein Angehöriger. Das typische

Beispiel für eine Fremdanamnese in der logopädischen Praxis ist die Diagnostik im Bereich Kindersprache, in Bezug auf die Stimmtherapie ist die Fremdanamnese ein Thema bei den kindlichen Stimmstörungen.

- **Sozialanamnese:** Der Patient wird zu seinen allgemeinen Lebensverhältnissen und seinem sozialen Umfeld befragt, z. B. Schulabschluss, Beruf, aktuelle Beschäftigungssituation, Familienstruktur, Hobbies, Sport Es geht darum, seine psychosoziale Befindlichkeit festzustellen. Manchmal wird die Sozialanamnese in berufliche und soziale Anamnese geteilt. Fragen aus der Sozialanamnese sind bei Dysphonien wichtig, um eine eventuelle Gefährdung der beruflichen Karriere oder des privaten Lebens überhaupt aufgrund der Stimmstörung einschätzen zu können.

was?« auf genaue und detaillierte Mitschriften aus der Anamnese zurückgreifen kann.

Die untersuchende Logopädin sollte sich vergewissern, ob das stimmt, was sie mitgeschrieben hat, indem sie besonders wichtige und/oder unklare Punkte dem Patienten aus ihren Mitschriften nochmals vorliest. Der Patient hat so die Gelegenheit, seine Angaben eventuell zu korrigieren oder zu verdeutlichen. Detaillierte Notizen aus der Anamnese sind die **Grundlage** für einen aussagekräftigen Bericht an den behandelnden Arzt. Der vorgestellte Anamnesebogen ist ein praxiserprobtes Instrumentarium zur Erfassung der Vorgeschichte bei organischen und funktionellen Stimmstörungen. Den Bogen finden Sie am Ende dieses Kapitels (▶ Abschn. 1.4.1) und als Kopiervorlage unter http://extras.springer.com. Nun wird für jede Frage deren Hintergrund erläutert.

1.1.2 Anamnesebogen

Der Anamnesebogen bietet die Möglichkeit, **strukturiert** durch das **Anamnesegespräch** zu gelangen. Anhand der Fragen sollten alle Bereiche erfasst werden, die für

- die Ursachen,
- Entstehung,
- Symptomatik,
- Aufrechterhaltung und
- Bedeutung der Stimmstörung

für den Patienten wichtig sind. Zudem bietet sich natürlich für die untersuchende Logopädin die Gelegenheit, schon während des Gespräches

- den Stimmklang,
- die Ruhe- und Phonationsatmung und
- die Körperhaltung im Sitzen (vor allem im Bereich Kopf, Nacken, Schultern und Brustkorb) des Patienten

zu beobachten. Die Logopädin sollte alle Informationen notieren und sich nicht scheuen, den Patienten um eine kurze Pause in seinen Ausführungen zu bitten, um **detailliert mitschreiben** zu können. Ganz viele wichtige Informationen erhält man während des Anamnesegesprächs »zwischen den Zeilen«, die schnell wieder in Vergessenheit geraten, wenn sie nicht notiert werden. Wunderbar, wenn man im Verlauf der Therapie in Momenten des »da war doch

1.1.3 Die Fragen im Einzelnen

Beruf

Die Frage nach dem Beruf kann Aufschluss darüber geben, wie stark die Stimme im beruflichen Alltag beansprucht wird und wie leistungsfähig sie sein muss. Die Frage nach dem beruflichen Hintergrund des Patienten macht klar, ob die Stimmstörung Auswirkungen **auf das Berufsleben** und die berufliche Karriere hat oder haben kann. Es ist wichtig herauszufinden, ob für den Patienten eventuell die Gefahr besteht, bei einem Bestehenbleiben oder einer Verschlechterung der Stimmstörung berufsunfähig zu werden. Dies kann zum Beispiel bei Lehrern, Erzieherinnen und natürlich in hohem Maß bei Schauspielern oder Sängern ein Thema sein. Die Frage nach dem Beruf kann die Logopädin bereits hellhörig werden lassen in Bezug auf stimmlich schädigende Einflüsse am Arbeitsplatz, z. B. durch Klimaanlage oder Lärm. Ist die Stimmstörung eventuell eine Folge dieser Belastungen? Wer beruflich Lärmbelastungen ausgesetzt ist oder stimmlich über einen hohen Grundgeräuschpegel »drüber« muss, wie zum Beispiel Lehrer, sollte im Rahmen der Stimmtherapie lernen, stimmlich gesund lauter zu werden und seiner Stimme zu mehr Tragfähigkeit zu verhelfen, der Stimmleistung, die bei einem hohen Grundgeräuschpegel als erstes erforderlich ist.

1

Im Beruf seit … Jahren

Die Frage gibt Aufschluss darüber, seit wie vielen Jahren schon die Stimme eventuell ungünstigen beruflichen Rahmenbedingungen standhalten muss. Daraus ergibt sich ein Hinweis darauf, wie hoch chronifiziert die Stimmstörung bereits sein könnte. Je höher die **Chronifizierung** ist, desto stärker sind stimmliche Kompensationsmechanismen auf glottaler und körperlicher Ebene automatisiert. Eine sekundär organische Störung aufgrund einer primär funktionellen Fehlbelastung wird immer wahrscheinlicher. Die Therapie bei chronifizierten Stimmstörungen ist wesentlich langwieriger und, je nach individuellen Möglichkeiten des Patienten, häufiger schwieriger zum Erfolg zu führen.

Vorgeschichte

Der Punkt Vorgeschichte ist der wichtigste Fragenkomplex innerhalb der Anamneseerhebung. Hier bekommt der **Patient** die **Gelegenheit**, aus seiner Sicht und nach seiner Gewichtung frei zu berichten:
- was ihn heute zur Logopädin führt,
- welche stimmlichen Schwierigkeiten er hat,
- wie alles angefangen hat und
- wie sich die Beschwerden bis heute entwickelt haben.

Wichtig sind Fragen, die klären, was dem Patienten genau an seiner Stimme auffällt und seit wann. Es ist wichtig, wann die Problematik begonnen hat und wie der Verlauf bis heute war. Wurde es kontinuierlich schlechter, wechseln sich Phasen »schlechter« Stimme mit Phasen »guter« Stimme ab oder wird es schubweise schlechter? Wechselt die Symptomatik? Das Schildern der Vorgeschichte gibt dem **Patienten** die Möglichkeit, die ihm wichtig erscheinenden Punkte seiner Stimmproblematik anzusprechen und **seine Erwartungen** an die Untersuchung zu benennen.

Aus der Vorgeschichte ergibt sich, welche Fragen im weiteren Verlauf der Anamnese und Befundung detaillierter gestellt werden müssen. Berichtet ein Patient beispielsweise von einer plötzlichen, massiven Stimmverschlechterung nach einer Schilddrüsenoperation, so kommt bei der untersuchenden Logopädin der Verdacht nach einer Stimmlippenlähmung auf. In diese Richtung muss dann genauer gefragt werden. Vielleicht stellt sich aber auch

der Verdacht einer primär psychogen ausgelösten Stimmstörung, was zur Folge hat, eventuell einen Facharzt für Neurologie und Psychiatrie hinzuzuziehen oder den Patienten zu bestärken, sich noch aus einer anderen Richtung Hilfe zu holen. Um den Bereich Vorgeschichte seitens der Logopädin zu gliedern, bieten sich folgende Einzelfragen an:

Mögliche Ergänzungsfragen zur Vorgeschichte
- »Warum sind Sie heute zu mir gekommen?«
- »Welche Schwierigkeiten führen Sie heute hierher?«
- »Wie war der Beginn Ihrer Stimmprobleme? Können Sie mir dies beschreiben?«
- »Wann genau hat das Problem angefangen?«
- »Verbinden Sie den Beginn der Stimmprobleme mit einem bestimmten Ereignis oder einem besonderen Umstand?«
- »Wie haben sich die stimmlichen Schwierigkeiten im Verlauf entwickelt?«
- »Wie war der Verlauf Ihrer stimmlichen Schwierigkeiten bis heute?«
- »Unter welchen Rahmenbedingungen ist Ihre Stimme schlechter?«
- »Wurde die Stimme schrittweise immer schlechter?«
- »War der Beginn schleichend oder von heute auf morgen?«
- »Ist die Stimme auch mal völlig in Ordnung?«
- »Welche Schritte haben Sie wegen der Stimmstörung bereits unternommen?«
- »Was erwarten und erhoffen Sie sich von der logopädischen Behandlung?«
- »Welches Anliegen haben Sie an mich und welche Fragen möchten Sie geklärt haben?«

Auf die letzte Frage wird die Logopädin im Interesse einer erfolgreichen Stimmtherapie nach Abschluss der gesamten Diagnostik nochmals eingehen müssen. Mit dem Patienten zusammen muss ein **Therapievertrag** geschlossen werden, in dem von beiden Seiten realistische Ziele und Erwartungen formuliert werden. Es sollte geklärt werden, dass die Logopädin die Verantwortung für die Auswahl der Therapieschritte und der entsprechenden Übungen übernimmt. Der Patient jedoch trägt die Verantwortung dafür, die angebotene therapeutische Intervention anzunehmen oder auch, mit allen Konsequenzen, nicht anzunehmen. Der Patient trägt die Verantwortung für seine Stimme. Unklare Erwartungen, Aufgaben und Verantwortungen können auf beiden Seiten eine Stimmtherapie zum Scheitern verurteilen.

Vom Patienten vermutete Ursache

Diese Frage sollte weit am Anfang der Untersuchung stehen, damit der **Patient** noch **unbeeinflusst** ist und die Frage ohne Hemmungen, »etwas Falsches zu sagen«, beantworten kann. Die Antwort auf die Frage gibt der untersuchenden Logopädin Hinweise darauf, wo im Verlauf der Untersuchung noch genauer nachgefragt werden muss. Sie zeigt, wie der Patient sich selbst einschätzt und lässt Rückschlüsse darauf zu, ob der Schwerpunkt der Stimmstörung mehr im Bereich der organischen, funktionellen oder psychogenen Stimmstörungen gesucht werden muss.

> Die Annahme, dass die **Stimmstörung aufgrund einer Erkältung** aufgetreten sei, ist weit verbreitet. Die Patienten geben oft an, die Stimme brauche nach Erkältung immer länger, bis sie sich wieder erholt habe. Aus phoniatrischer und logopädischer Sicht war die Stimmstörung bei solchen Angaben des Patienten höchstwahrscheinlich bereits vor der Erkältung da. Oft macht eine Erkältung eine funktionelle Dysphonie manifest, die zuvor schon bestand, aber noch nicht vom Patienten als solche wahrgenommen wurde. Gibt der Patient an, seine Stimme brauche nach einer Erkältung immer länger, bis sie sich wieder erholt habe, so liegt nahe, dass die Stimmstörung bereits vor Erkältung bestand. Aus der stimmlichen Vorgeschichte, die der Patient berichtet, wird der Logopädin klar, dass es vor der Erkältung, die stimmlich nicht ausheilt, bereits Symptome einer funktionellen Dysphonie gab, vom Patienten unerkannt.

Für den Patienten sollte deutlich werden, dass die Logopädin die Untersuchung nicht unabhängig von seiner Einschätzung hinsichtlich der Stimm-

störung durchführt, sondern dass es wichtig ist, was der Betroffene hierüber denkt.

Welche Behandlungen haben bisher aufgrund der Stimmstörung stattgefunden?

Die Frage nach den bereits erfolgten Behandlungen zeigt, was der Patient bereits alles unternommen hat, um seine stimmlichen Schwierigkeiten positiv zu beeinflussen. Hat der Patient bereits Erfahrungen in Entspannungstechniken oder Körperarbeit, so stellt dies eine **gute Voraussetzung** für eine Stimmtherapie dar, deren Grundlagen in einer differenzierten Wahrnehmungsfähigkeit für körperliche Prozesse des Patienten liegen. Manche Patienten haben wegen funktioneller Stimmstörungen bereits eine lange »Karriere« mit Antibiotika und sonstigen Medikamenten hinter sich. Hatte der Patient beispielsweise bereits Physiotherapie, manuelle Therapie oder Massagen wegen Verspannungen und ähnlichem vor allem im Bereich Kopf/Nacken/Schultern, so hat dies sicherlich einen positiven Einfluss auf die Stimmfunktion. Übungen, die er aus diesen Behandlungen bereits kennt, können in die Stimmtherapie mit einfließen.

Welche Funktionsstörungen liegen vor?
Ist Ihre Stimme weniger belastungsfähig?

Die Frage dient der Einschätzung des **genauen Beschwerdebildes**. Ist die Stimme deutlich weniger belastungsfähig, ist das ein sicheres Indiz für eine geschwächte Stimme, denn ein überbelastetes glottales System ermüdet unter Belastung deutlich schneller, wobei die Überbelastung organischer oder funktioneller Natur sein kann. Im Allgemeinen sinkt bei organischen Stimmstörungen die Belastungsfähigkeit schneller als bei Stimmstörungen funktioneller Natur. Eine eingeschränkt belastungsfähige Stimme ermüdet schneller, wird heiser, leiser, kippt eventuell weg. Es kommen Missempfindungen, Sprechanstrengung und »Nicht-mehr-Sprechen-wollen« dazu.

Empfinden Sie Ihre Stimme als heiser?

Der Patient soll selbst beschreiben, wie er seinen Stimmklang empfindet. Es ist wichtig, eine unbeeinflusste Rückmeldung seitens des Patienten zu bekommen, denn sein Bild, seine Vorstellung von seiner Stimme **muss** Ausgangspunkt der Therapie sein. Es ist hilfreich, den Patienten zu animieren, die Adjektive zur Beschreibung seines Stimmklanges zu verwenden, die ihm spontan einfallen. Dies müssen nicht die Parameter sein, die Logopädinnen klassischerweise zur Stimmklanganalyse verwenden. Sie geben aber häufig einen Hinweis auf die Art und Schwere der Stimmstörung und müssen sich nicht mit dem Höreindruck der Logopädin decken.

Wie schnell ermüdet Ihre Stimme?

Eine gesunde Stimme kann durchaus sechs Stunden und teilweise auch länger in normaler Umgangslautstärke (etwa 60 dB) verwendet werden. Erst dann darf sich ein Gefühl von Müdigkeit einstellen, wobei dies eine unbelastete Müdigkeit ist. Der Sprecher hat das Gefühl, genug gesprochen zu haben, ohne einen Eindruck von Heiserkeit oder übermäßiger Anstrengung. In etwa so wie nach einer längeren Wanderung: man ist zwar müde, aber es ist eine angenehme Müdigkeit. Man hat das Gefühl, etwas geleistet zu haben. Der Patient soll angeben, **nach welcher Zeit** seine Stimme ermüdet und unter welchen Bedingungen. Geschieht dies (schon) beim Gespräch zu Hause oder beispielsweise in der Unterrichtssituation vor einer Schulklasse? Eine gesunde Stimme erholt sich nach ein paar Stunden von einer Ermüdung, auf jeden Fall aber über Nacht. Wenn das Gefühl der Ermüdung und der daraus resultierenden Leistungseinschränkungen über Nacht und spätestens nach einem »Einsprechen« im Verlauf des folgenden Vormittags nicht verschwindet, gilt dies als pathologisch.

Kippt Ihre Stimme manchmal weg?

Ein Wegkippen, zumeist deutlich nach oben ins **hohe Kopfregister**, kann ein Zeichen für eine einseitige Stimmlippenlähmung, eine Mutationsstörung oder eine stark ausgeprägte funktionelle Stimmstörung mit einer für den Patienten nicht zu kontrollierenden Überfunktion des M. cricothyreoideus sein.

Versagt die Stimme manchmal völlig?

Der Patient soll berichten, ob seine Stimme zeitweise völlig aphon, also ohne Klanganteile ist. Diese Frage beschäftigt sich ebenfalls mit dem **Schwe**regrad der Stimmstörung. Aphonie kommt bei psychogenen Stimmstörungen vor, aber auch bei Stimmlippenlähmungen oder sehr stark ausgeprägten funktionellen Stimmstörungen, vor allem hyperfunktioneller Art. Auch andere Formen organischer Stimmstörungen können zu Aphonie führen. Grundsätzlich ist eine andauernde oder häufig phasenweise auftretende Aphonie ein Zeichen einer schweren Stimmstörung.

Empfinden Sie Ihre Stimme als kraftlos?

Eine allgemeine körperliche Schwäche wirkt sich oft in einer kraftlosen Stimme aus. Eine kraftlose Stimme beschreiben aber auch Patienten, die schon immer eine eher dünne, wenig tragfähige Stimme haben. Der Begriff der **Phonasthenie**, der (angeborenen) Stimmschwäche kommt hier zur Anwendung. Sehr kraftlose Stimmen kommen auch bei Patienten mit psychiatrischen Erkrankungen vor, vor allem bei Depressionen. Eine kraftlose Stimme kann ein Symptom einer hypofunktionellen Dysphonie oder einer primär hyperfunktionellen mit sekundärer Erschöpfung der glottalen Muskulatur sein. Stimmlippenlähmungen, bei denen ausschließlich der Nervus laryngeus superior betroffen ist, der für die motorische Versorgung des M. cricothyreoideus zuständig ist, können ebenfalls eine kraftlose Stimme hervorrufen.

Ist Ihre Stimme instabil?

Die Frage geht in eine ähnliche Richtung wie die Frage nach Kraftlosigkeit, Stimmversagen und Wegkippen, aber nochmals mit einem etwas anderen Fokus. Instabile Stimmen gehen vom Klang her in Richtung brüchig, so wie eine Altersstimme, doch die Patienten bemerken, dass sie keinen richtigen Zugriff mehr auf Ihre Stimme haben, dass sie die Stimme nicht mehr bei Bedarf kontrollieren können. »Die Stimme macht, was sie will!« Das **Klangbild** ist **nicht konstant**, sondern stark wechselnd; die Stimme ist mal dünn, mal kratzig. Instabile Stimmen gibt es bei

- einseitigen Stimmlippenlähmungen median,
- beginnender Atrophie des M. vocalis oder
- deutlicher Überspannung der inneren Kehlkopfmuskeln und des M. cricothyreoideus bei funktionellen Dysphonien.

Wird Ihre Stimme durch Stimmbelastung schlechter?

Diese Frage gibt einen entscheidenden Hinweis auf eine mögliche Ursache der Stimmstörung.

- **Funktionelle Stimmstörungen**

┌─ **Definition** ───────────────────
│ Für funktionelle Stimmstörungen ist es ganz typisch, dass die Stimme bei Belastung schlechter wird.
└──────────────────────────────────

Viele müssen sich auch morgens stimmlich erst »warm laufen«. Die Stimme ist also morgens zunächst schlecht, wird dann besser, um gegen Nachmittag oder auch schon früher, je nach Belastung, schlecht zu werden. Das falsch verwendete Stimmsystem kann eine Weile unter »falschen Bedingungen« arbeiten, **ermüdet** aber deutlich **schneller** und kann die Fehlbelastung bald nicht mehr kompensieren und der Stimmklang wird schlechter, die Stimmproduktion anstrengend. Es kommt zu Missempfindungen wie z. B. einem deutlichen Engegefühl. Die Patienten geben an, sich schnell heiser bis teilweise aphon zu fühlen und gar nicht mehr sprechen zu wollen.

- **Organische Stimmstörungen**

┌─ **Definition** ───────────────────
│ Organische Stimmstörungen werden unter Stimmbelastung nicht zwangsweise schlechter, meist aber mindestens teilweise.
└──────────────────────────────────

Oft sind sie **gleichbleibend schlecht**, ermüden aber schneller. Eine funktionell gesunde Stimme mit einer organischen Einschränkung, wie z. B. einem Stimmlippenpolypen, wird durch den Polypen überbeansprucht und schnell zu einer funktionellen Kompensation des organischen Problems »gedrängt«. Daher sollte auch nach z. B. einer Abtragung eines Stimmlippenpolypen eine logopädische Therapie durchgeführt werden, um Kompensationsmechanismen, die sich entwickelt haben, wieder abzubauen und einen physiologischen Umgang mit der Stimme zu erlernen. Das durch den operativen Eingriff beanspruchte Gewebe der Stimmlip-

pen ist empfindlicher. Es ist daher umso wichtiger, eine physiologische Stimmfunktion zu erlangen.

- **Psychogene Stimmstörungen**

┌─ **Definition** ───────────────────
│ Bei psychogenen Stimmstörungen liegt primär keine Fehlbelastung des Stimmsystems vor, die Stimme bleibt zumeist **gleich schlecht**, egal wie lange gesprochen wird.
└──────────────────────────────────

Eine höhere Stimmbelastung ändert die Stimmqualität nicht wesentlich. Psychogene Stimmstörungen treten zumeist plötzlich auf und sind abzugrenzen von funktionellen Stimmstörungen mit psychogenen Einflüssen. In der Untersuchung werden Patienten mit psychogenen Stimmstörungen während des Lombard-Versuchs im Stimmklang weitgehend klar.

Empfinden Sie die Stimmproduktion als anstrengend? Wann ist dies so?

Das Gefühl, es sei richtig anstrengend, die Stimme zu verwenden, geht zumeist mit einem sekundär **erhöhten Anblasedruck** einher, der auf eine erhöhte mediale Kompression, die Schließkraft der Stimmlippen, trifft. Die Stimmlippen sind zu fest aneinander gepresst beim »Einstieg« in die Phonation. Ein verstärkter Anblasedruck mit größerer Atemstromgeschwindigkeit und einem erhöhten glottischen Widerstand ist physiologischerweise notwendig bei größerer Lautstärke. Bei Stimmstörungen ist die mediale Kompression aber pathologisch bei normaler Lautstärke erhöht. Das führt zu Veränderungen und Einschränkungen im Stimmklang. Die Empfindung, die mit dieser Stimmklangveränderung einher geht, ist, viel Kraft zu brauchen, um die Stimme »in Gang zu bringen«, die Stimmproduktion wird als anstrengend empfunden. Auf der Funktionsebene ist es tatsächlich so, dass die stärker gespannten Stimmlippen mehr Anblasedruck brauchen, um zu schwingen. Es kostet mehr Anstrengung und Kraft, Schwingung auszulösen. Die Frage nach dem »Wann« zielt darauf ab, **wie generalisiert** diese erhöhte Schließkraft bereits ist und ob sie vielleicht nochmals erhöht wird, z. B. im beruflichen Alltag.

Gibt es weitere Funktionsstörungen, nach denen ich noch nicht gefragt habe? Welche?

Den **Patienten** mit seinen Beschwerden und Befindlichkeiten **ernst zu nehmen** steht auch bei dieser Frage im Mittelpunkt. Im bisherigen Verlauf der Anamnese wurden die »klassischen« Funktionsstörungen abgefragt. Bei dieser Frage sollte der Patient die Gelegenheit bekommen, weitere Störungen zu beschreiben, die er im Zusammenhang mit seiner Stimme bei sich bemerkt und die in den Fragen bisher nicht vorkamen. Oftmals finden sich bei dem, was die Patienten von sich aus beschreiben, für die Diagnostik die entscheidenden Hinweise.

Welche Missempfindungen werden beschrieben?

Die vertiefende Frage nach der Häufigkeit bei allen nun folgenden Fragen ist notwendig, um den **Schweregrad** der Einschränkung oder die **Häufigkeit** des Auftretens der Missempfindung einzuschätzen. Die Frage nach der Häufigkeit ist wichtig, denn zunächst antworten viele Patienten nur mit »Ja, kenne ich. Das kommt bei mir auch vor.« oder mit »Nein, das kommt nicht vor.« Bei einer verneinenden Antwort hat sich die Frage nach der Häufigkeit erübrigt, eventuell sollte man noch nachfragen, ob diese Missempfindung denn zu einem früheren Zeitpunkt schon mal vorhanden war. Nach einer bejahenden Antwort muss man zwangsläufig nach dem Wie oft fragen, denn es macht einen entscheidenden Unterschied in der Bewertung der Symptomatik, wenn sich der Patient beispielsweise nur einmal täglich oder vielleicht sogar alle zwei Minuten z. B. räuspern muss.

Müssen Sie sich räuspern? Wie häufig?

Das Räuspern ist für die empfindsamen Strukturen der Stimmlippen erheblich **schädigend**, wenn es zu häufig stattfindet. Ideal wäre, auf das Räuspern ganz verzichten zu können. Die durch die Stimmstörung veränderten Schwingungsmuster der Stimmlippen irritieren die oberste Schicht der Stimmlippen, die Schleimhaut, die auf diese Irritation mit vermehrter Produktion von Schleim reagiert. Aber auch andere Erkrankungen, wie z. B. Allergien oder Entzündungen, können eine veränderte Schleimproduktion bedingen. Ein velopharyngealer Reflux löst ebenfalls einen vermehrten Räusperdrang aus.

Was passiert beim Räuspern? Bei normaler Phonation schließen die Stimmlippen ganz sanft. Beim Räuspern jedoch schlagen die Stimmlippen in sehr **hoher Geschwindigkeit**, bis zu 120 km/h, extrem fest aneinander. Diese starke Kraft schädigt vor allem die Schleimhaut der Stimmlippe, die den M. vocalis und die Lamina propria überdeckt. Das Aneinanderschlagen führt zu Mikroverletzungen der Schleimhaut, die mit einer weiteren, erst recht vermehrten Schleimproduktion reagiert. Der Teufelskreis beginnt.

Durch das Aneinanderschlagen wird der aufliegende Schleim zunächst von den Stimmlippen gelöst und nach oben gewirbelt. Schluckt der Patient jedoch nicht sofort im Anschluss an das Räuspern, so fällt der gelöste Schleim wieder nach unten auf die Stimmlippen und er kann nicht wirklich in vollem Umfang abgeschluckt werden. Das **sofortige Abschlucken** verhindert, dass der gelöste Schleim nach dem Abhusten sofort wieder dort landet, wo er hergekommen ist, auf den Stimmlippen. Die Epiglottis senkt sich unmittelbar auf den Kehlkopf und der losgehustete Schleim landet auf der Epiglottis und nicht auf den Stimmlippen und kann so mit dem Schluckvorgang verschwinden. Wenn schon geräuspert werden muss, sollte der Patient angeleitet werden, mit einem einzigen, deutlichen aber nicht »gewalttätigen« Hustenstoß den Schleim zu lösen und sofort abzuschlucken. Mit ständigem Räuspern kann man eine Stimmstörung »züchten«, da zentrale Bestandteile der Stimmlippenstruktur, die den M. vocalis bedeckende Lamina propria und die verschiebliche Schleimhaut, dauerhaft geschädigt werden.

- **Alternativen zum Räuspern**
- Brustbein mit einer lockeren Faust sanft abklopfen (ca. 30 bis 60 Sekunden) und dabei angenehmen, sanften, nicht zu lauten Ton im Bereich der entspannten mittleren Sprechstimmlage summen oder brummeln. Das Klopfen löst Vibrationen aus, die auf Stimmlippenebene wie ein Rüttelbrett wirken. Unmittelbar danach einmal (!) Husten und **sofort** abschlucken.
- Viel Trinken, am besten warmen Käutertee oder alternativ stilles Wasser. Das Getränk darf die Schleimhäute nicht reizen, daher sind Kaf-

fee oder schwarzer Tee nicht geeignet. (»Für die Stimme immer nur Tee ohne Tee.«)

- Ein Bonbon lutschen, das nicht reizt und die Speichelproduktion anregt. »Stimmbonbons« sind immer ohne Menthol und/oder Eukalyptus. Die ätherischen Öle des Eukalyptus und der Monoterpen-Alkohol Menthol wirken auf Dauer austrocknend auf die Schleimhäute. In der Folge wird noch mehr Schleim produziert.
- Groß, locker und »knatschig« kauen, dabei ganz entspannt in mäßiger Lautstärke auf /m/ phonieren. Dies führt zu mehr Speichelproduktion und Verbesserung zu einer angenehmen, lockeren Schwingung der Stimmlippen, die per se dazu führt, den Räusperdrang zu verlieren und ein Zuviel an Schleim löst sich.

Der Patient sollte dringend in Bezug auf das Räuspern beraten werden (siehe »Beratungsblatt Räuspern« unter http://extras.springer.com). Ein erster, wichtiger Schritt zu einer Verbesserung der Stimmfunktion ist das **Beenden des Räusperdrangs**. Der kann zu einem sich verselbstständigenden Räusperzwang werden, manchmal auch im Sinne eines Tics. Ein häufiges Räuspern kann aber auch Zeichen eines Laryngopharyngealen Reflux (LPR) sein, der von phoniatrischer und internistischer Seite dringend und zwingend abgeklärt werden muss. Besteht nämlich eine refluxbedingte Dysphonie, so muss vor/parallel zur logopädischen Therapie der Reflux behandelt werden. Eine logopädische Therapie allein wird die Dysphonie in einem solchen Fall nicht beheben können.

Entsteht bei Ihnen ein Hustenreiz durch das Sprechen? Wann und wie oft tritt dieser Reiz auf?

Wenn durch die Stimmproduktion selbst ein Hustenreiz ausgelöst wird, liegt eine deutliche Einschränkung der Stimmlippenbeschaffenheit vor und/oder die Stimmlippen werden mit so hoher Kraft bei der Phonation geschlossen, dass ein Hustenreiz ausgelöst wird. Auch ein massiver Missbrauch der Stimme durch Schreien und Kreischen oder übermäßiges (lautes) Singen kann zu einer Schädigung der Schleimhaut und der Lamina propria kommen. In deren Folge führt durch die Schädi-

gung bereits ein normales Verwenden der Stimme zu Hustenreiz.

Haben Sie ein Gefühl von Verschleimung? Wann und wie oft tritt dieser Reiz auf?

Ein Gefühl der Verschleimung tritt bei
- allgemeinen Erkrankungen,
- verschiedenen Erkrankungen des Kehlkopfes und
- z. B. bei Allergien oder sonstigen Reizungen der Stimmlippen auf.

Relativ häufig ist eine **Kombination** eines Gefühls von Trockenheit und Verschleimung, wobei ein häufiges Räuspern diesen Prozess noch unterstützt. Zunächst werden die Stimmlippen durch das Räuspern gereizt und durch das Räuspern »getrocknet«. Sekundär wird durch die Reizung und Schädigung durch das Räuspern die Schleimproduktion verstärkt, die Schleimhäute schützen sich vor weiteren Schädigungen durch eine vermehrte Schleimproduktion.

Ein starkes Verschleimungsgefühl kann aus dem **Bereich der Stimmstörung** kommen, jedoch gibt es eine so große Anzahl weiterer möglicher Ursachen eines starken Verschleimungsgefühls, dass nicht zwangsläufig ein Zusammenhang mit der Dysphonie bestehen muss.

Haben Sie ein Gefühl von Trockenheit? Wann und wie oft tritt dieses Gefühl auf?

Ein Trockenheitsgefühl auf glottaler Ebene kann **verschiedene Ursachen** haben. Die erhöhte mediale Kompression führt zu einem Trockenheitsgefühl. Vermehrtes Räuspern trocknet die Schleimhäute aus, ebenso aber äußere Einflüsse wie zum Beispiel Klimaanlagen oder Stäube und Dämpfe. Durch eine Fehlbelastung kann es auch zur Reizung der Stimmlippenschleimhaut kommen. Das führt zu einem trockenen Gefühl. Ein Gefühl von Trockenheit kann ebenso organische Ursachen haben, wie eine Grunderkrankung, es können Nebenwirkungen von Medikamenten sein, Allergien, Noxen.

1

Haben Sie ein Fremdkörpergefühl? Wann und wie oft tritt dieses Gefühl auf?

Ein Fremdkörpergefühl kann von einer organischen Veränderung an den Stimmlippen herrühren, wie zum Beispiel

- Stimmlippenknötchen,
- Kontaktulcus,
- Reinke-Ödem,
- Stimmlippenpolyp,
- Stimmlippenzyste oder
- im schlimmsten Fall ein Karzinom.

Tipp
Ein Fremdkörpergefühl muss **immer** phoniatrisch **abgeklärt** werden.

Im »harmloseren« Fall kann auch eine Auflagerung von zähem Schleim ein Fremdkörpergefühl auslösen. Bei funktionellen Dysphonien tritt eher ein Enge- oder Kloßgefühl als ein Fremdkörpergefühl auf.

Engegefühl und Globusgefühl fragen bei den Patienten eine ähnliche Richtung von Wahrnehmungen ab, sind jedoch im Interesse einer gründlichen Diagnostik zu differenzieren. Es geht immer um eine **Veränderung der Raumwahrnehmung**, jedoch mit unterschiedlichem Schweregrad und unterschiedlichen Differenzialdiagnosen.

Haben Sie ein Engegefühl? Wann und wie oft tritt dieses Gefühl auf?

Bei funktionellen Stimmstörungen führt die enorm **hohe Anspannung** im gesamten Ansatzrohr (»von Stimmlippe bis Lippe«) zu einer Tonussteigerung in der Muskulatur des gesamten Gebietes. Das wird von den Patienten als Engegefühl wahrgenommen.

Dieses Engegefühl können auch **zusammengebissene Zähne** mit einem festen Unterkiefer auslösen. Der feste Unterkiefer schränkt eine angemessene Öffnung des Mundes deutlich ein. Der M. masseter, der große Kaumuskel, ist in diesem Fall ebenfalls fast immer hyperton. Ein fester Unterkiefer führt zu einem in seiner Bewegung eingeschränkten, hoch stehenden Kehlkopf. Der Kehlkopf steht vor allem bei funktionellen Dysphonien zu hoch. Damit ist der gesamte Raum des Ansatzrohres verengt. Häufig wird das Engegefühl nach

längerer Sprechbelastung größer, da die Belastung für die ohnehin unter zu großer Spannung stehenden Muskulatur größer wird.

Ein weiterer Grund für ein Engegefühl können **Stimmlippenlähmungen** in Median- oder Paramedianstellung sein, die aber dann auch an anderen Befunden, wie z. B. dem veränderten Stimmklang, auffallen. Auch beim Engegefühl muss man, wie beim Fremdkörpergefühl und dem Globusgefühl, ggf. an

- raumfordernde, organische Veränderungen im Bereich des Larynx,
- eine Schilddrüsenvergrößerung oder
- eine psychogene Symptomatik denken.

Ein Engegefühl im Bereich des Halses gibt es auch bei Patienten mit **Angststörungen** und Panikattacken.

Ebenfalls zu bedenken gilt es, dass deutliche **Fehlhaltungen** des Kopfes, vor allem ein nach vorn überstreckter Kopf mit Fehlhaltung der HWS oder eine cranio-mandibuläre Dysfunktion, zu einer Verengung des Ansatzrohres, einer deutlich eingeschränkten Beweglichkeit des Kehlkopfes und damit zu einem Engegefühl führen können.

Haben Sie ein Globusgefühl? Wann und wie oft tritt dieses Gefühl auf?

Das Globus- oder Kloßgefühl ist stärker, intensiver und wird im Allgemeinen auch als stärker einschränkend empfunden als das Engegefühl. Zusätzlich zum Engegefühl ist hier häufig der **Zungengrund** noch nach hinten-oben verlagert. Die Überspannung der Muskulatur ist noch stärker als beim Engegefühl. Das Globusgefühl bleibt häufig auch bestehen, wenn die Stimme nicht verwendet wird. Es wird mehr in der Mitte des Halses wahrgenommen, das organisch bedingte Globusgefühl häufiger eher lateral. Essen und Trinken sind unbeeinflusst, das Schlucken vermindert es sogar oft. Die Intensität eines Globusgefühls im Rahmen von funktionellen Stimmstörungen nimmt nicht kontinuierlich an Intensität zu, wie beispielsweise bei einem Tumor, sondern bleibt auf einem relativ konstanten Intensitätslevel. Der Räusperdrang ist verstärkt. Beim Globusgefühl muss man, wie beim Engegefühl, bedenken, dass es im Rahmen von funktionellen Stimmstörungen häufig auftritt, jedoch nicht immer ursächlich mit diesen zusammenhängt.

Weitere mögliche **Ursachen** eines laryngealen Globusgefühls:

- laryngopharyngealer Reflux (LPR) – relativ häufig,
- Minderbeweglichkeit der Stimmlippe durch Lähmung oder mechanisch bedingt,
- Kontaktgranulom mit Kontaktulcus,
- Stimmlippenpolypen,
- Reinke-Ödem,
- Hyperplasie der Halslymphknoten,
- Vergrößerung der Schilddrüse,
- Halszyste,
- Pharyngitis,
- Kehlkopfkarzinom,
- Intubationsgranulom,
- Medikamentennebenwirkung (z. B. bei Chemotherapie, aber auch Medikamente, die zu Mundtrockenheit führen, machen ev. sekundär ein Globusgefühl),
- akute oder chronische Laryngitis,
- Dysphagie,
- Hypopharynxdivertikel,
- Halszyste,
- Zungengrundstruma (selten; die Schilddrüse ist in der embryonalen Entwicklung nicht nach unten gewandert, Schilddrüsengewebe findet sich am Zungengrund),
- nächtliche Mundatmung,
- Osteophyten (degenerative Veränderungen am Knochen in Form von knöchernen Ausläufern am Rand eines Knochens, beim Globusgefühl sind dies Osteophyten an der HWS),
- psychosomatisches Symptom.

Es liegt in der **Verantwortung** der behandelnden Logopädin, das Globusgefühl aufmerksam zu beobachten und, falls es im Rahmen der Stimmtherapie nicht verschwindet, den Patienten zur ärztlichen Abklärung eventueller organischer Ursachen zu schicken. Ist das Globusgefühl ein Symptom psychogener Ursache, so wird es auch nicht durch die logopädische Behandlung allein verschwinden, sondern bedarf psychotherapeutischer Behandlung.

Entsteht bei Ihnen ein Luftmangel beim Sprechen? Seit wann?

Ein Luftmangel beim Sprechen kann in der Hauptsache zwei Ursachenkomplexe haben.

1. **Stimmlippenlähmungen** oder Defekte an den Stimmlippen, v. a. postoperativ, z. B. nach Entfernungen von einem Carcinoma in situ der Stimmlippen. Bei den Stimmlippenlähmungen entsteht ein Luftmangel beim Sprechen, wenn der Glottisspalt bei Phonation nicht geschlossen werden kann, weil eine Stimmlippe (oder sogar beide) gelähmt ist. Je größer der Spalt, desto mehr Luft geht verloren, desto behauchter bis aphon ist die Stimme.

   Bei einer einseitigen Stimmlippenlähmung in Medianstellung wird wahrscheinlich kaum ein Luftmangel beim Sprechen angegeben, dafür aber ein Luftmangel in Ruhe, weil die Glottis bei Respiration nicht ausreichend weit aufgeht. Steht eine Stimmlippen beispielsweise intermediär, so wird der Patient sicherlich einen Luftmangel beim Sprechen angeben. Es kann kein Verschluss der Stimmlippen mehr hergestellt werden, es muss schon nach nur wenigen Wörtern nachgeatmet werden, die Stimme ist häufig nahezu aphon.

2. **Defekte an den Stimmlippen**, verursachen einen Luftmangel beim Sprechen wenn sie sehr groß sind, ansonsten kommt es »nur« zu einer Behauchtheit der Stimme oder zu hyperfunktionellen Symptomen, wenn der Defekt nur unzureichend kompensiert werden kann.

   Die Frage »Seit wann?« zielt vor allem bei den Stimmlippenlähmungen darauf ab, den Zeitpunkt der Lähmung herauszufinden. Trat die Lähmung durch eine Operation auf, ist der Zeitpunkt zumeist bekannt. Je länger eine Lähmung bereits besteht, desto schlechter sind die Voraussetzungen für eine logopädische Stimmtherapie: der M. vocalis ist gefährdet zu atrophieren und der geschädigte Nerv reagiert immer weniger auf Stimulation, z. B. durch Elektrotherapie, seine »Arbeit« wieder aufzunehmen.

Entsteht bei Ihnen regelrechte Luftnot beim Sprechen? Seit wann?

Die Frage nach der Luftnot beim Sprechen betrifft eine Steigerung der Beschwerden der vorausgegangenen Frage. Eine Luftnot beim Sprechen entsteht bei einem sehr großen, nicht zu kompensierenden Glottisspalt. Der Patient muss nach nur einem oder zwei Worten nachatmen und ist vollständig aphon.

Entsteht bei Ihnen ein Luftmangel bei Anstrengung, z. B. beim Treppensteigen? Seit wann?

Ein Luftmangel bei Anstrengung tritt auf, wenn bei **größerem Sauerstoffbedarf** die Öffnung des Glottisspaltes nicht ausreicht, um die größere Luftmenge, die bei höherer körperlicher Anstrengung benötigt wird, in kurzer Zeit durch das Ventil Kehlkopf einströmen zu lassen. Diese Empfindung tritt auf, wenn die respiratorische Beweglichkeit der Stimmlippen eingeschränkt ist, d. h. die Stimmlippen sich aufgrund einer Lähmung nicht vollständig in Lateralstellung bewegen und so eine ungehinderte Atmung ermöglichen.

Ist die respiratorische Beweglichkeit eingeschränkt, so kann **ohne** Belastung oft noch ausreichend geatmet werden. Steigt jedoch die körperliche Anstrengung, so reicht der eingeschränkte Glottisspalt nicht aus, es kommt zum Luftmangel. Die Untersucherin muss nach dem Luftmangel bei Anstrengung fragen, weil eine respiratorische Mangelbeweglichkeit eben zum Teil erst bei Belastung erkennbar wird und vom Patienten geschildert werden kann. Ein Luftmangel bei Anstrengung kann auch auftreten, wenn eine große tumoröse Neubildung gut- oder bösartiger Natur auf Glottisebene besteht.

Gibt es eine weitere Missempfindung, nach der ich noch nicht gefragt habe? Welche?

Diese Frage ist wichtig und sollte auf keinen Fall vergessen werden. Oftmals haben die Patienten noch andere Missempfindungen, die sie im Laufe der Untersuchung noch nicht schildern konnten. Im Rahmen dieser Frage sollte dem Patienten die Möglichkeit gegeben und er dazu ermuntert werden, von weiteren Missempfindungen oder störenden Wahrnehmungen zu berichten, die im Rahmen der Stimmstörung auftreten. Es ist wichtig, den Patienten zu ermuntern, seine Wahrnehmungen zu beschreiben, auch wenn er sie selbst für noch so unwichtig oder »seltsam« hält. Die **Eigenwahrnehmung** des Patienten kann wichtige Hinweise für die weitere Diagnostik der Stimmstörung geben.

Stimmliche Anamnese

Wie klang Ihre Stimme vor der Stimmstörung?

Der Patient soll aus **eigener Sicht** beschreiben, wie seine Stimme vor dem Beginn der Stimmstörung klang. Seine eigenen Beschreibungen, noch »unverfälscht« durch Begrifflichkeiten seitens der Untersucherin, geben uns einen Hinweis auf die Leistungsfähigkeit der Stimme vor der Erkrankung in Relation zur Eigenwahrnehmung des Patienten. Man sollte zunächst abwarten, welche Begriffe vom Patienten selbst kommen, und erst wenn nichts kommt, die bekannten Adjektive zur Beschreibung des Stimmklanges anbieten. »Meine Stimme war noch nie wirklich klar.«, »Ich habe schon immer eine relativ hohe Stimme gehabt. Alle anderen Männer, die ich so kenne, haben tiefere Stimmen.«, »Früher war meine Stimme klarer und ich konnte lauter werden.«. Beschreibungen wie diese helfen uns, den Stimmklang, den wir in der aktuellen Untersuchung hören, in Relation zum Vorher zu setzen.

Bei Männern: Können Sie sich noch an Ihren Stimmwechsel erinnern? Wie verlief dieser?

Männerstimmen, deren gespannte mittlere Sprechstimmlage hörbar über der oberen Grenze der physiologischen Lage (F bis H) der Männerstimme liegt, die dünn, oft leicht behaucht, wenig tragfähig, wenig brustresonant sind, sollten bei der Untersucherin den Verdacht auf eine **unvollständige Mutation** wecken.

Von den zahlreichen funktionellen und organischen Mutationsstörungen, die in der Fachliteratur beschrieben werden, sind in der Praxis die unvollständige Mutation und die Mutationsfistelstimme, die am häufigsten anzutreffenden Formen. Beide sind funktionelle und logopädisch zu beeinflussende Störungen. Obwohl das Klangbild einer larvierten unvollständigen Mutation, als schwächste Form der unvollständigen Mutation, zumeist anders ist als das einer funktionellen Dysphonie, ist es nicht immer leicht, diese beiden Formen **nur** über den

Stimmklang zu unterscheiden, zumal sich beide Störungen überlagern können. Männer mit einer larvierten unvollständigen Mutation haben oft bei normaler Stimmbelastung ohne einen Sprechberuf und ohne besondere stimmliche Anforderungen keine von ihnen selbst wahrgenommenen Probleme mit ihrer Stimme. Eine Stimme mit einer **larvierten unvollständigen Mutation** ist immer

- kaum bis gar nicht belastungsfähig,
- nicht tragfähig und kaum steigerungsfähig,
- der Stimmumfang ist nach unten eingeschränkt,
- die Tonhaltedauer nur mäßig.

Hat man als Untersucherin den Verdacht, einen Patienten mit einer Mutationsstörung vor sich zu haben, ist diese anamnestische Frage von besonderer Bedeutung. Bei einer unauffällig verlaufenen Mutation, die in einer »normalen« Männerstimme geendet hat, können sich die Patienten zumeist nicht wesentlich an diese Phase erinnern. Die Mutation kann mit einer Phase des unkontrollierten Hin- und Herkippens der Stimme im Sinne eines Stimmbruchs verlaufen. Der Stimmwechsel kann sich aber auch akustisch unauffällig in einem langsamen Tieferwerden der Stimme vollziehen. »Irgendwann hatte ich dann eine tiefe Stimme, so wie die anderen Jungs auch.« Patienten mit Mutationsstörungen im Sinne einer unvollständigen Mutation nennen solche Äußerungen wie: »Meine Stimme war noch nie besonders tief.« oder »Die anderen Jungs haben rumgekrächzt und hatten dann irgendwann eine tiefe Stimme. Bei mir war das nicht so, so richtig tief wurde ich nicht.« »Meine Stimme empfinde ich als etwas höher als die der meisten Männer und meine Stimme ist nicht belastbar. Wenn ich mehr reden oder lauter reden muss, werde ich ganz schnell heiser.«

Bei Patienten mit **Mutationsfistelstimme**, einer auditiv sofort für jeden Hörer auffälligen Störung, da die mittlere Sprechstimmlage im Bereich oberhalb der Lage einer Kinderstimme liegt, kommen Äußerungen wie: »Meine Stimme ist gar nicht tiefer geworden. Ich werde am Telefon immer mit Frau … angesprochen.« »Ich glaube, ich habe gar keinen Stimmbruch gehabt.«

Die Frage nach dem Verlauf gibt einen Hinweis auf einen auffälligen oder unauffälligen Verlauf der Mutation. Es sei an Störungsbilder wie den verzögerten Eintritt in die Mutation, die stark verlängerte Mutation und die stürmische Mutation erinnert.

Gibt es weitere Mitglieder Ihrer Familie, die unter Stimmstörungen leiden?

Der individuelle Stimmklang eines Menschen hängt nicht nur von organischen Faktoren (Morphologie des Kehlkopfes, Ausformung und Größe des Ansatzrohres, Atemkapazität und –kompetenz), psychischen Faktoren (Stimmung, Charakter) und Umweltfaktoren (Umgebungslärm, stimmliche Anforderungen, erforderliche Lautstärke, Belastungen durch Staub, Hitze) ab, sondern ist auch zum Teil Ergebnis eines Lernprozesses. Wir klingen nicht nur aus genetischer Ähnlichkeit so ähnlich wie unsere Eltern, sondern auch weil wir deren Stimmmuster über das **Hören** und **Nachahmung** gelernt haben. Kinder, die nicht bei Ihren Eltern aufwachsen, haben klangliche Ähnlichkeiten mit ihren engsten Bezugspersonen. Jugendliche in der Pubertät klingen oft so, wie die anderen Jugendlichen ihrer Clique – ein bestimmter Klang gilt als »cool«. Die Frage nach Stimmstörungen in der Familie unterscheidet somit zwischen

- einer eventuellen genetischen Disposition und
- gelerntem, pathologischen Stimmmuster.

Wie verändern sich Ihre Beschwerden im Laufe des Tages?

Mit dieser Frage wird beantwortet, ob die vorliegende Stimmstörung mehr in Richtung der organischen, funktionellen oder überwiegend psychogenen Stimmstörungen einzuordnen ist.

Für **funktionelle Stimmstörungen** ist es ganz typisch, dass die Stimme **nach Belastung schlechter** wird. Im ausgeruhten Zustand hat sich die für die Phonation zuständige Muskulatur, vor allem die inneren Kehlkopfmuskeln, beispielsweise über Nacht erholt. Die Stimme kann zunächst in einem besser eutonen System starten, als sie am Ende des letzten Tages endete. Die Kompensationsmechanismen sind noch nicht in vollem Umfang negativ wirksam. Mit zunehmender Verwendung der Stimme, vor allem wenn eine erhöhte Anforderung zum Beispiel durch lauteres Sprechen in einer Unterrichtssituation gefordert ist, kann die Stimme nicht lange von ihrer nächtlichen Erholung profitieren, da die funktionell falschen Muster wieder angewendet werden. Schnell wird die Stimme wieder schlechter. Je länger die funktionelle Dysphonie besteht, desto schneller verschlechtert sich der Stimmklang im Laufe des Tages bei Belastung und desto schlechter wird der Stimmklang insgesamt. Bei funktionellen Dysphonien ist die Stimme meist vormittags besser als im Laufe des Tages oder Abends. Unmittelbar nach dem Aufstehen ist die Stimme zwar erholt, aber oft noch kratzig, rau, belegt und die Patienten beschreiben, sie müssten sich morgens stimmlich muss erst »warm laufen«.

Bei **organischen Stimmstörungen** wie zum Beispiel einem Stimmlippenpolypen, einem Reinke-Ödem oder einer Stimmlippenlähmung ist die Stimme **gleichbleibend schlecht**. Der typische Funktionsmechanismus »morgens gut – dann schlechter« ist nicht so deutlich zu beobachten. Vor allem ist die Stimme nie völlig symptomfrei, was bei leichten funktionellen Dysphonien durchaus der Fall sein kann. Stimmbelastung verändert die Stimme, im Gegensatz zu den funktionellen Stimmstörungen, nicht zwangsläufig. Liegt keine übermäßig hohe Stimmbelastung vor, bleibt die Stimmqualität gleich schlecht.

Bei **psychogenen Stimmstörungen** wird die Stimme im Verlauf des Tages nicht schlechter, sondern eher **besser**. Stimmbelastung führt nicht zu Stimmverschlechterung. Psychogene Stimmstörungen beginnen häufig weniger schleichend wie funktionelle Stimmstörungen. Sie treten oft plötzlich auf oder führen zumindest deutlich schneller von einem unauffälligen zu einem auffälligen Stimmklang als funktionelle Störungen. Man sollte aber nie aus den Augen verlieren, dass 90% aller Stimmstörungen eine psychogene Komponente unterschiedlichen Ausmaßes haben und die »reine« psychogene Stimmstörung sehr selten ist.

Typisch für **refluxasoziierte Stimmstörungen** ist, dass die Stimme **morgens schlechter** ist. Sie klingt rau, belegt, kratzig, springt schwerer an. Im Laufe des Tages wird die Stimme besser und bleibt gut, wenn noch keine funktionelle Kompensation stattgefunden hat.

> ❯ Die Menge der Stimmbelastung, die im Laufe des Tages zu einer Veränderung der Stimme führt, gibt eine Aussage über die

aktuelle Belastungsfähigkeit der Stimme und somit auch über die Ausprägung der Störung.

Wie reagiert Ihre Umwelt auf Ihre veränderte Stimme?

Es macht für die Motivation der eventuell auf die Diagnostik folgenden logopädischen Stimmtherapie einen entscheidenden Unterschied, ob der Patient aus **eigenem Antrieb** den Weg zum Phoniater und Logopäden gewählt hat, oder ob er sich dorthin auf den Weg macht, weil die Partnerin, der Partner, die Kollegen oder der Chef den Betroffenen schicken. Sicherlich kann aus einer **Fremdmotivation** auch eine Eigenmotivation werden, aber der erste Antrieb hat zunächst ganz unterschiedliche Wurzeln. Neben der Frage der Motivation für das In-Angriff-nehmen der Untersuchung gibt die Antwort des Patienten auf diese Frage auch einen Hinweis auf den **Schweregrad** der Stimmstörung im Alltag. Im Allgemeinen hören die ungeübteren Ohren der Umwelt eines Patienten wesentlich später und erst bei einem viel stärker ausgeprägten Störungsgrad Stimmstörungen als die »Stimmtherapieohren« einer Logopädin, die in dem Thema Stimme »drin« ist.

Aussagen wie »Du klingst ja ständig heiser!«, »Mach mal was gegen deinen ständigen Frosch im Hals.« oder »Du klingst in letzter Zeit ja ganz furchtbar!« erzeugen bei den Betroffenen häufig einen Leidensdruck, der sie das Thema Stimme in Angriff nehmen lässt. Im Rahmen dieser Frage sollten sich die oben genannten Fragestellungen nach **Motivation** und **Umgebungsdruck** für die Untersucherin klären lassen.

Wie bewerten Sie Ihre Stimme heute?

Der Patient soll auf einer Skala von 1 bis 10 recht spontan, ohne allzu viel darüber nachzudenken, seinen aktuellen, heutigen Stimmklang subjektiv bewerten. Dabei bezeichnet 10 die schlechteste Stimmqualität und die 1 eine für den Patienten völlig zufriedenstellende Stimme. Die Frage ist wichtig, um einen Eindruck von der **Eigenwahrnehmung** des Patienten, des Grades der subjektiven Beeinträchtigung durch die Stimmstörung und der subjektiven aktuellen Befindlichkeit zu bekommen. Die Antwort gibt der Untersucherin einen Hinweis darauf, ob die Stimme noch schlechter sein kann als sie heute ist und inwieweit die Einschätzung bezüglich des Schweregrades zwischen Untersucherin und Patient eventuell differiert. Man sollte sich als Untersucherin davor hüten, seine eigene Einschätzung bezüglich des Schweregrades dem Patienten aufzudrängen. Die Stimme ist so eng mit der Person verbunden, dass eine von der Untersucherin als geringgradig eingeschätzte Stimmstörung für den Patienten enorm belastend sein kann. Dies trifft in verstärktem Maß für Berufssängerinnen und –sänger und Berufssprecherinnen und -sprecher zu.

Stimmgebrauch
In welcher Art und Weise benötigen Sie Ihre Stimme in Ihrem beruflichen Alltag?
Für Menschen in **Sprechberufen** sind Störungen des Stimmklanges und der Leistungsfähigkeit der Stimme in besonderem Maße problematisch. Je nach Ausprägung kann die Berufsausübung selbst sehr anstrengend oder unmöglich werden oder die Karriere darunter leiden. Die Frage nach der Art und Weise gibt einen Hinweis auf die Art und die Höhe der Stimmbelastung. Eine gesunde, belastungsfähige Stimme verspürt nach etwa sechs Stunden physiologische Ermüdungserscheinungen.

Der Beruf an sich lässt erkennen, welche Anforderungen an die Leistungsfähigkeit gestellt werden. Dieses **berufsimmanente Anforderungsprofil** ergänzt sich durch die individuellen Ansprüche, die der Sprecher selbst an sich stellt. Wie viele Stunden täglich muss gesprochen werden? Mehr oder weniger am Stück oder mit Pausen? In welcher Lautstärke? Ist viel Telefonieren erforderlich? Wird unterrichtet und wenn ja, welche Fächer und in welchen Klassenstufen? Erfahrungsgemäß ist es stimmlich anstrengender, Sport zu unterrichten und in oft lauteren Klassenstufen, vor allem Grundschule und Unterstufe. Auch die Tätigkeit als Erzieherin ist stimmlich enorm anstrengend, da ein andauernder, hoher Geräuschpegel herrscht und viel außerhalb der Stimmlage eines Erwachsenen gesungen wird. Muss der Patient größere Meetings halten und wie ist der Grad seiner psychischen Anspannung in den beruflichen Sprechsituationen? Für Musiklehrer und Gesangslehrer gilt, dass der ständige Wechsel zwischen Singstimme und (evtl. sogar recht lauter) Sprechstimme sehr stimmbelastend ist.

Wie intensiv verwenden Sie Ihre Stimme zu Hause?
Zu der beruflichen Belastung der Stimme kommt der häusliche Gebrauch noch hinzu. Hier sollte erfragt werden, ob es auch zu Hause noch Faktoren gibt, die stimmbelastend sind oder ob das häusliche Umfeld eher zur **Stimmerholung** nach der beruflichen Tätigkeit genutzt werden kann. Eventuell ist auch gar nicht der berufliche Kontext der stimmschädigende Part, sondern die Stimmverwendung zu Hause. Muss viel laut gesprochen werden? Handelt es sich um eine Familie, in der im Allgemeinen viel und laut gesprochen wird? Gibt es Angehörige, mit denen oft lauter gesprochen werden muss aufgrund zum Beispiel einer Hörstörung?

Wie lange sprechen Sie täglich zu Hause?
Die Addition der Sprechphasen im Beruf und zu Hause ergibt die gesamte **tägliche Stimmbelastung**. Welcher Art ist die Stimmbelastung zu Hause? Die Untersucherin möchte herausfinden, ob die Ursache für die Stimmstörung eventuell im häuslichen Bereich zu finden ist, was aber in der Regel eher selten der Fall ist.

Den meisten Patienten fällt es schwer einzuschätzen, wie lange die Dauer des häuslichen Sprechens ist. Es geht hier auch nicht unbedingt um eine Angabe auf die Minute genau, sondern um eine Einschätzung. Wird zu Hause noch zusätzlich viel gesprochen, so können wir von einer Dauer von etwa eineinhalb Stunden nach einem Arbeitstag ausgehen. Wird eher wenig gesprochen, so addiert sich die Zeit auf eventuell nur noch eine weitere halbe bis dreiviertel Stunde.

Wie und mit welcher zeitlichen Dauer verwenden Sie Ihre Stimme in Freizeit und Hobby? (Stimmintensive Hobbies?)
Diese Frage ist im Hinblick auf die verursachenden und aufrecht erhaltenden Faktoren der Stimmstörung von großer Bedeutung. Immer wieder sind Patienten anzutreffen, die in der Anamnese bis dato keine große Stimmbelastung angegeben haben, weder im beruflichen Kontext noch zu Hause. Hier darf der Bereich der Hobbies nicht außer Acht gelassen werden, der so manches Mal den »Stimmkiller« zutage führt. Zu den stimmlich belastenden Hobbies gehört der regelmäßige Besuch

beispielsweise des Fußballstadions als eingefleischter Fan genauso dazu wie der wöchentliche Besuch der Disco, wo unter enormem Umgebungslärm gesprochen wird. Weitere stimmintensive Hobbies sind natürlich das Singen im Chor oder solistisch, das bei mangelnder Ausbildung oder mäßiger Stimmbildung und Stimmhygiene z. B. im Chor die Stimme stark schädigen kann, und nicht nur die Singstimme, sondern auch die Sprechstimme. Beispielhaft für **stimmintensive Hobbies** seien noch genannt

- das Theaterspielen,
- Leitung Kinderturnen,
- Kinderbetreuung,
- Trainer,
- häufiges Feiern und »Grölen«,
- Rockkonzertbesuche und noch viele andere.

An dieser Stelle wäre zu fragen, wie häufig der Patient das sogenannte »**Party-Syndrom**« hat. Durch den Einfluss von langem, lautem Sprechen im Umgebungslärm bei Veranstaltungen/Partys und zusätzlichem Konsum von Alkohol und Nikotin kommt es am folgenden Tag zum stimmlichen Party-Syndrom. Durch die Reizung und Überbelastung der Stimmlippen klingt die Stimme rau, belegt, kratzig, das Ansprechverhalten ist reduziert, teilweise gibt es aphone Anteile. Eine gesunde Stimme erholt sich im Laufe eines Tages vom Party-Syndrom; ein zu häufiges Auftreten eines Party-Syndroms ist hochgradig stimmschädigend.

Singen Sie in einem Chor und wenn ja, weit wann? Musikrichtung des Chores?

Das Singen in einem Chor kann gesund und/oder heilend für eine Stimme sein, wenn wichtige Grundbedingungen eingehalten werden.

Dem Chorleiter kommt eine große Verantwortung für die **Stimmhygiene** und **Stimmentwicklung** seiner Sängerinnen und Sänger zu. Ebenso sind eine realistische Selbsteinschätzung der Sängerinnen und Sänger hinsichtlich ihres stimmlichen Leistungsvermögens und deren Eigenwahrnehmung in Bezug auf ihre stimmliche Leistung und das Können gefragt.

Die Frage nach der Dauer des Singens gibt Aufschluss darüber, wie lange das Thema Singstimme

bereits auf das Gesamtsystem Stimme einwirkt – sei es positiv oder negativ!

Die **Musikrichtung** sagt, je nach Leitung des Chores, etwas über die Anforderungen an die Stimme aus. So tendieren Chöre, die viel aus dem Bereich Musical und/oder Pop singen dazu, das Brustregister (über) zu betonen und ggf. über die natürliche Registergrenze nach oben zu ziehen. Klassisch ausgerichtete Chöre laufen Gefahr mit der ausgewählten Literatur die zumeist nicht professionell ausgebildeten Stimmen durch zu große Intervalle vor allem nach oben der ausgewählten Literatur zu überfordern und damit auf Dauer zu schädigen.

Oft besteht auch die Gefahr, dass die Stimme viel **zu laut** eingesetzt wird, das Singen in Schreien übergeht. Nicht umsonst ist das tragfähige piano eine der schwierigsten Stimmleistungen und jeder Chorleiter kann »ein Lied davon singen«, wie schwer es ist, einen Chor in einem wirklichen Piano zu führen! Gerät die Singstimme in ein zu häufiges zu lautes Singen, so ist das sehr schädigend, denn Lautheit ist der Stimme zwar möglich, bedarf aber einer guten Technik und einer Menge Training. Lautheit erfordert eine erhöhte mediale Kompression und einen erhöhten Anblasedruck, und beides muss vom Gewebe der Stimmlippen erst mal »verkraftet« werden. Ein lauter, hoher Ton fordert am meisten: hohe mediale Kompression, hohe Spannung der Stimmlippen, hoher Anblasedruck.

Haben Sie Gesangsunterricht und wenn ja, seit wann? Nach welcher Methode werden Sie unterrichtet?

Die Frage nach dem Gesangsunterricht sagt etwas über den **Ausbildungsgrad der Stimme**. Eine ausgebildete Stimme sollte (!) belastungsfähiger als eine unausgebildete Stimme sein. Die Muskulatur ist durch den höheren Grad an Training robuster und leistungsfähiger ist. Zum anderen sollte die Wahrnehmungsfähigkeit des Patienten im Hinblick auf sein Tun mit seiner Stimme differenzierter sein.

Für den Gesangsunterricht gilt aber ähnliches wie für den Chorgesang:

- die positive Wirkung auf die Stimmfunktion steht und fällt mit der Qualität des Unterrichts,
- der Eignung hierfür durch den Schüler und

- die Fähigkeit zur Eigen- und Fremdwahrnehmung des Gesangsschülers.

Somit bedeutet die Aussage: »Ich habe seit drei Jahren Gesangsunterricht.« nicht automatisch, dass die Stimme ohne Probleme sein muss aber, natürlich, kann.

Die Frage nach der **Methode** hilft dann einzuschätzen, wenn die Untersucherin selbst zumindest einen kleinen Einblick in die Methodenvielfalt der Gesangspädagogik hat.

Wie häufig proben Sie und wie lange?

Frequenz und Dauer der Proben sind natürlich entscheidend in Bezug auf die Stimmbelastung. Ausreichende **Erholungszeiträume** für die Stimme nach intensiver Probentätigkeit sind unverzichtbar. Wie lange die Proben- und Erholungsphasen für eine Stimme sein können und sein dürfen ist individuell sehr unterschiedlich. Der Sänger ist aufgefordert, dies für sich selbst herauszufinden. Letztlich gilt immer die differenzierte und ehrliche Eigenwahrnehmung des Sängers, wie lange die einzelnen Phasen dauern dürfen. Die Phasenlänge wird immer auch intraindividuell abhängig von verschiedenen Faktoren unterschiedlich lang sein. Es bedarf einige Zeit der Übung, bis jeder Sänger gut in der Lage ist, seine eigenen, gesunden Grenzen zu kennen. Weiterhin bedarf es eines guten Selbstbewusstseins, diese auch gegenüber einem Chorleiter, Gesangslehrer oder Ensemble durchzusetzen.

Findet vor Ihren Chorproben ein Einsingen/ Stimmbildung/Warming-up für die Stimme statt? Wie lange und in welcher Form?

Es gehört zu den grundlegenden Punkten der Stimmhygiene, die Stimme niemals intensiv zu nutzen, ohne sie darauf vorzubereiten. Dies gilt für hohe Leistungsansprüche an die Sprechstimme wie Unterrichten, Reden halten, Schauspielern genauso wie, und umso mehr, für die Anforderungen an die stimmliche Höchstleistung Singstimme. Als Untersucherin sollte man einen Eindruck davon bekommen, wie ein solch stimmliches Warming-up aussieht und wie lange es dauert. Übungen aus der Körperarbeit zu den Aspekten Haltung und Ansatzrohr und ein bis zwei Aktivierungsübungen

zur Gesangsatmung gehören in dieses Programm sinnvollerweise mit hinein. Der Patient soll ein paar Beispiele aus dem Einsingen benennen, berichten und eventuell vormachen. Eine gute Dauer für ein effizientes Einsingen liegt nicht unter zehn Minuten! Eine Viertelstunde bis 20 Minuten wären ideal.

In welcher Stimmgattung singen Sie?

Das Singen in einer falschen Stimmgattung schädigt auf lange Sicht auf jeden Fall die Stimme nachhaltig. Begabte Sängerinnen und Sänger in Laienchören, die über einen großen Stimmumfang verfügen, werden gar nicht so selten in eine andere Stimme gesteckt, »Weil wir sonst zu wenig Altstimmen haben.« Dies sollte auf Dauer unbedingt vermieden werden. Die **Einordnung** in eine Stimmgattung ist nicht immer einfach, nicht immer eindeutig und kann sich im Laufe einer sängerischen Karriere ändern, z. B. bei Frauen in den Wechseljahren.

Logopädische Therapie
Hatten Sie bereits logopädische Behandlung wegen Ihrer stimmlichen Einschränkungen?

Hatte der Patient bereits eine Therapie, und sei es auch vor längerer Zeit, so kann man in der folgenden logopädischen Behandlung auf **Vorerfahrungen** aus dieser Behandlung zurückgreifen. Vielleicht kann der Patient berichten, welche Übungen, welches Vorgehen in der Therapie gewählt wurde, so dass die Logopädin ggf. einschätzen kann, nach welcher Behandlungsmethode schwerpunktmäßig behandelt wurde. Im Idealfall gibt es noch einen Bericht der behandelnden Logopädin über die Inhalte und den Verlauf der Behandlung. Falls der Patient solche Berichte noch hat, sollte er sie mitbringen oder bei seinem (damals) behandelnden Arzt anfordern.

Wo? (Praxis/Einrichtung)

Die folgenden Fragen dienen der Vorbereitung zur Kontaktaufnahme mit der Logopädin, die den Patienten bereits behandelt hatte. Die untersuchende Logopädin darf nicht vergessen, sich eine **Schweigepflichtsentbindung** unterschreiben zu lassen, wenn Sie zu den vorher behandelnden Therapeuten Kontakt aufnehmen möchte. Dies gilt natürlich auch für die Kontaktaufnahme zu allen anderen

Stellen und/oder Personen, die zu dem Patienten befragt werden sollen. Ein Muster für eine Schweigepflichtsentbindung findet sich unter http://extras.springer.com.

Name der Logopädin

Wenn man den Namen der behandelnden Logopädin weiß, kommt man in seiner Recherche bezüglich der Therapie, die vorher stattgefunden hat, wesentlich schneller weiter.

Zeitraum

Von wann bis wann hat die Therapie zumindest in etwa stattgefunden? Wahrscheinlich hat eine Therapie, die vor einem halben Jahr stattgefunden hat, eine größere **Bedeutung**, als eine Therapie von vor 15 Jahren. Es ist davon auszugehen, dass der Patient die Inhalte von einer kürzlich abgeschlossenen Therapie noch präsent hat und diese in die aktuelle Therapie mit einbezogen werden können.

Anzahl und Dauer der Therapieeinheiten

Wenn der Patient noch weiß, wie viele Therapien insgesamt in etwa stattgefunden haben, kann dies ein wichtiger Hinweis auf die **Intensität** der vergangenen Therapie sein. Fünf Therapieeinheiten werden aller Wahrscheinlichkeit nach weniger in Bezug auf eine Gesundung der Stimmfunktion bewirkt haben können, als wenn dreißig Therapieeinheiten à 45 Minuten stattgefunden haben.

Erkrankungen

Welche HNO-Erkrankungen und HNO-Operationen liegen bei Ihnen vor?

Eine Reihe von Erkrankungen und Operationen im Bereich HNO können **Auswirkungen** auf die Stimmfunktion haben. Falls es solche eventuell mit verursachenden oder aufrechterhaltenden Erkrankungen und Operationen gibt, sollten diese in der Anamnese herausgefunden werden. Ein paar **Beispiele** hierzu:

- Verletzungen, Lähmungen, Verkürzung, Funktionsstörungen des Gaumensegels führen zu einer Rhinophonie, im Sinne einer Rhinophonia clausa, - aperta oder – mixta.
- Behinderung der Nasenatmung aufgrund unterschiedlicher Ursachen beeinflusst den Stimmklang und die Ruheatmung.

- Verletzungen des Kehlkopfes in der Vorgeschichte.
- Schwerhörigkeit. Bei Schwerhörigkeiten nicht nur geringen Ausmaßes leidet die Qualität der auditiven Eigenkontrolle der Stimme. In der Folge wird die Stimme lauter und fester und somit stimmphysiologisch ungünstiger eingesetzt. Eine audiologische Untersuchung ist Bestandteil jeder phoniatrischen Diagnostik bei Stimmstörungen.
- Erfolgte eine Entfernung von Rachenmandel, Gaumenmandeln oder eine Septum-OP?
- Gibt es chronisch rezidivierende HNO-Erkrankungen der Nase, der Nebenhöhlen, des Kehlkopfes oder des Rachens?
- Bestehen angeborene oder erworbene Fehlbildungen des Kehlkopfes?

Welche orthopädischen Erkrankungen haben Sie?

Die Stimme funktioniert nicht losgelöst von allen anderen körperlichen Gegebenheiten und ist vor allem durch Körperhaltung und Tonus beeinflusst. Durch den engen funktionellen Zusammenhang von Haltung und Tonus in allen Bereichen des Körpers und der Stimmfunktion wird deutlich, wie wichtig die Frage nach orthopädischen Erkrankungen ist. Ein paar **Beispiele** zur Verdeutlichung:

- Erkrankungen und/oder Verspannungen im Bereich der HWS führen sowohl zu Bewegungseinschränkungen des Kehlkopfes als auch eventuell zu Störungen der nervalen Versorgung. Ein Kiefergelenk, das von einer **craniomandibulären Dysfunktion** (CMD, Cranium = Schädel, Mandibula = Unterkiefer) betroffen ist, kann zu Niveaudifferenzen der Stimmlippen und zu phasenverschobenen Schwingungen der Stimmlippen führen. Ein erhöhter Kraftaufwand zur Phonation und stärkere Beanspruchung des Stimmlippenrandes sind die Folge. Die enge funktionelle Verbindung von Kiefer-, Kopf- und Ileosacralgelenken wird durch das propriozeptive System gesteuert, das zur Orientierung der Haltung und des Bewegungsapparates im Raum dient. Eine Fehlfunktion des Kiefergelenkes führt zu ebenfalls pathologischen Mustern in anderen Gelenken, im Rahmen der Stimmfunktion sind die sich in unmittelbarer Nähe befindlichen Gelenke des Kehlkopfes mit betroffen. Eine CMD gehört diagnostisch in erfahrene Hände eines Zahnarztes, Orthopäden oder Osteopathen.

— Die oberflächliche Nackenmuskulatur liegt oberhalb der tiefer gelegenen Gruppe der Rachenkonstriktoren. Diese drei Muskeln (M. constrictor pharyngis superior, medius und inferior) sind in der Hauptsache am Schluckakt beteiligt und ziehen den Kehlkopf nach hinten oben. Ist die oberflächliche Muskulatur des Nackens, z. B. der M. trapezius pars descendens, verspannt, so wirkt sich dies auch auf die Schlundschnürer aus, die den Kehlkopf dauerhaft leicht nach hinten oben ziehen. Die Stimme wird enger, fester, die mittlere Sprechstimmlage erhöht sich eventuell.

❯ **Wenn der Nacken nicht frei ist, kann es die Stimme auch nicht sein.**

— Neben Beschwerden im Bereich der HWS und des Kopfes sind **Fehlstellungen des Beckens** ebenfalls von Bedeutung, da sie die Funktion des Zwerchfells und damit die Atmung als Grundlage der Stimmfunktion in Mitleidenschaft ziehen.

Haben Sie Verletzungen oder Unfälle im Bereich der Halswirbelsäule erlitten? Wann?

Die Frage nach Unfällen oder Verletzungen im Bereich der HWS stellt die Bedeutung der HWS in Bezug auf die Stimmfunktion in den Vordergrund. Die Wirbelsäule wird von oben nach unten in fünf Abschnitte unterteilt. Die Halswirbelsäule setzt sich aus **sieben Halswirbeln** zusammen, die cervikalen Wirbel C1 bis C7.

Der erste Halswirbel ist der Atlas und besitzt keinen massiven Wirbelkörper sondern nur einen knöchernen Ring, dessen zum Kopf hin liegende Gelenkflächen den Atlas mit dem Schädel verbinden. Die Beweglichkeit des Kopfes ergibt sich, weil der Atlas mit dem 2. Halswirbel, dem Axis, eine besondere Verbindung eingeht. Aus dem Axis ragt ein Knochenvorsprung, der Dens, hervor, der sich in den Ring des Atlas einfügt und somit Drehbewegungen des Kopfes möglich macht. Aus C1 bis C4 entspringen auf jeder Seite **vier Nervenstränge**,

die das Halsnervengeflecht bilden und Hals, Halsmuskulatur und das Zwerchfell innervieren. Haben wir in diesem Bereich eine Störung, kann diese mit ein **Grund für eine Stimmstörung** sein und sollte ggf. dahingehend noch weitergehend untersucht werden.

Gab es einen Unfall mit einer Beeinträchtigung der HWS und verspürt der Patient seitdem eine Veränderung seiner Stimme?

Knirschen Sie mit den Zähnen oder haben Sie sonstige Kiefergelenksbeschwerden?

Bruxismus (Zähneknirschen) ist ein **Leitsymptom** der bereits beschriebenen craniomandibulären Dysfunktion (▶ Kap. »Welche orthopädischen Erkrankungen haben Sie?«). Die CMD wirkt sich auf die Stimmfunktion aus, da die suprahyoidale Muskulatur einen großen Einfluss auf die Spannung der Stimmlippen hat. Bei einer vor allem hyperfunktionellen Dysphonie, die nur sehr schlecht auf eine logopädische Therapie anspricht, sollte man an eine mögliche Beteiligung durch die Kopfgelenke und das Kiefergelenk denken.

Leiden Sie unter Allergien? Welche? Wie schwer?

Allergien führen zu Schwellungen der Schleimhaut, auch im Bereich des Kehlkopfes und der Stimmlippen. Die angemessene **Befeuchtung der Schleimhaut** ist nicht mehr gewährleistet. Beide Faktoren führen dazu, dass die Struktur der Stimmlippen sich verändert, die Stimmlippen geschwollener, »plumper« werden. Die geschwollenen Stimmlippen schwingen deutlich schlechter, so dass die Stimmproduktion von Patienten mit deutlichen Allergien häufig mit viel mehr Kraft betrieben wird und damit die bekannten Auswirkungen dieses »Zuviel« an Kraft auftreten. Daher sollte in der Anamnese genau nach Allergien und deren Behandlung gefragt werden.

Patienten in **Sprechberufen** müssen bestehende Allergien behandeln, da diese ein hohes Potenzial haben, Stimmstörungen mit auszulösen. Kann eine Allergie nicht befriedigend behandelt werden, sollte ein Patient in einem Sprechberuf in den Phasen des Jahres, in denen seine Allergie besonders ‚aktiv' ist, mit seiner Stimme deutlich bewusster und schonender umgehen, um eine Überanstren-

1

gung oder bleibende Schädigung der Stimmlippen zu vermeiden.

Liegen bei Ihnen akute Erkrankungen vor?

Akute Erkrankungen unterschiedlichster Art können dazu führen, dass

- man sich unwohl fühlt,
- die körperliche und psychische Leistungsfähigkeit eingeschränkt ist oder
- eine allgemeine Schonhaltung eingenommen wird.

Akute oder gerade eben abgeklungene Erkrankungen können Einfluss auf die Stimmfunktion haben oder die Diagnostik verfälschen und sollten daher notiert werden. Ein akuter, schwerer Husten beispielsweise ist für die Stimmlippen durch die hohe Kraft, die beim Hustenstoß auf das Gewebe wirkt, sehr belastend und kann die Ergebnisse der Stimmuntersuchung verändern.

Liegen bei Ihnen chronische Erkrankungen vor?

Chronische Erkrankungen können aus den unterschiedlichsten Gründen auf die Stimme Auswirkungen haben. Im Rahmen der Anamnese sollten chronische Erkrankungen erfragt und notiert werden. Bei einigen sind die Wirkungen auf die Stimme bekannt, bei weniger bekannten Erkrankungen sollte die Untersucherin sich nicht scheuen, in der Fachliteratur nachzulesen.

Unerkannte Schilddrüsenerkrankungen oder medikamentös nur unzureichend eingestellte Erkrankungen der Schilddrüse können zu Stimmveränderungen führen. M. Parkinson ist ebenfalls eine schwere, chronische Erkrankung, die den Stimmklang verändert.

Welche allgemeinen Operationen haben Sie hinter sich?

Bei der Frage nach den Operationen stehen in der Anamnese zu den Stimmstörungen vor allem Überlegungen zu eventuell **unerkannt gebliebenen Stimmlippenlähmungen** oder, bei Langzeitintubation, von Intubationsgranulomen oder sonstigen Verletzungen des Kehlkopfes im Vordergrund. Es geht aber auch um eine allgemeine Schwächung des Körpers oder erlittene **Funktionsdefizite**, die stimmliche Auswirkungen haben können. Gab es vielleicht schon einfach zahlreiche OPs, so dass der Kehlkopf schon häufig mit einer Intubation belastet wurde?

Welche Medikamente nehmen Sie ein? (Name? Grund der Verordnung? Wie häufig? Seit wann? Dosierung? Wahrgenommene Nebenwirkungen?)

Medikamente haben bekanntlich häufig auch Nebenwirkungen. Nebenwirkungen, die die Stimme betreffen können, sind **selten** im Beipackzettel **aufgeführt**. Die Wirkungen auf die Stimme sind selten sehr stark ausgeprägt und von daher nicht unbedingt alleinige Ursache einer Vorstellung beim HNO-Arzt oder Phoniater, sollten aber im Rahmen der Anamnese mit bedacht werden.

Angemerkt sei hier vielleicht die stark schleimhautschädigende Wirkung von **Cortison**, das per Spray vor allem bei Asthma eingenommen wird. Patienten mit Asthma, die Cortison sprühen müssen, können darüber ihre Stimmfunktion im Sinne einer empfundenen und hörbaren Heiserkeit in Mitleidenschaft ziehen.

Weitere Nebenwirkungen von Arzneien auf die Stimme sind in einer Übersicht unter http://extras. springer.com zu finden.

Bei Frauen: Ist Ihre Menstruation regelmäßig?

Störungen des weiblichen Zyklus können einen Einfluss auf die Stimmfunktion haben. Jedoch ist die Wirkung auf die Stimme oft nur so **subtil**, dass die Veränderung in der Sprechstimme wenig bis gar nicht wahrgenommen wird. In der Sängerinnenstimme kann sich die Stimmveränderung als Dysodie bemerkbar machen.

Gegebenenfalls: Haben die Wechseljahre bei Ihnen zu Veränderungen Ihrer Stimme geführt?

Während der Wechseljahre, etwa zwischen 45 und 55, verschiebt sich das Gleichgewicht der Hormone bei Frauen durch das Versiegen der Produktion von weiblichen Sexualhormonen durch die Eierstöcke hin zu den männlichen Sexualhormonen. Die **Folgen** für die Stimme sind

- ein rauerer Klang,
- ein Tieferwerden der mittleren Sprechstimmlage,

- Verlust der Höhe in der Gesangsstimme und oft auch der Tragfähigkeit,
- größere Behauchtheit.

Der Stimmumfang erweitert sich nach unten.

Sind Sie äußeren Einflüssen wie Stäuben, Dämpfen, Klimaanlage oder Lärm ausgesetzt?

All diese Faktoren wirken auf die **Schleimhäute**, insbesondere auch auf die Schleimhaut der Stimmlippen, die feinste Schwingungen herstellen muss. Durch den Einfluss dieser Noxen verliert die Schleimhaut eventuell (einen Teil) ihrer hohen Schwingungsfähigkeit, die Struktur der Schleimhaut ändert sich, sie wird ggf. trockener und schwingt schlechter.

Ist der Patient starkem Lärm ausgesetzt, ist er gezwungen, dauerhaft laut zu sprechen. Dauerhaftes lautes Sprechen ist eine **dauerhafte stimmliche Überforderung**. Unsere Stimme ist nicht dazu ausgelegt, einen Schallpegel über 60 dB bis 65 dB dauerhaft zu überschreiten, da höhere Lautstärke mit höherer medialer Kompression einhergeht.

Leiden Sie unter einem Reflux?

Der Refluxerkrankung oder englisch **GERD** (Gastroesophageal Reflux Disease) ist eine Erkrankung, die unbedingt behandelt werden muss. Auch die Sonderform **LPR**, der laryngopharyngeale Reflux, muss im Rahmen der Diagnostik und Behandlung von Stimmstörungen unbedingt beachtet und behandelt werden.

Was passiert beim Reflux?

Der Magen enthält Magensäure, die Salzsäure enthält. Der pH-Wert der Magensäure liegt bei etwa 2, also stark sauer. Die Schleimhaut des Magens kommt mit diesem pH-Wert hervorragend zurecht, nicht so die Speiseröhre. Fließt durch einen mangelhaften Verschluss des unteren Ösophagussphinkters Magensäure zurück in die Speiseröhre, so führt dies zu Schädigungen und Verätzungen unterschiedlichen Schweregrades der Speiseröhrenschleimhaut. Ein zeitweises Rückfließen von Speisebrei in die Speiseröhre ist durchaus normal, man spricht von einem Reflux, wenn ein pH-Wert von 4 der Speiseröhre über einen Zeitraum von über 30 Minuten unterschritten wird.

Das Symptom, das die Patienten bei einem GERD eventuell doch zum Arzt gehen lässt, ist das **Sodbrennen**. Es tritt aber nicht immer auf und beim reinen LPR gar nicht. Etwa 70% der Patienten mit GERD oder LPR wissen nichts von ihrer Erkrankung, weil sie keine oder nur sehr unspezifische Symptome haben. Diese können sein:

- Oberbauchbeschwerden,
- Druckgefühl hinter dem Brustbein,
- diskrete Heiserkeit,
- Schluckbeschwerden und
- ab und zu Sodbrennen.

Kommt eine Störung des Verschlusses des oberen Ösophagussphinkters hinzu, so läuft Magensäure in den Hypopharynx und den Larynx. Man spricht von einem **laryngopharyngealen Reflux**, LPR. Vor allem der LPR macht Symptome, die von den Betroffenen oft kaum wahrgenommen werden. Der LPR kann eine ganze Reihe von Erkrankungen im HNO-Bereich bedingen. Im Rahmen der Untersuchung von Stimmstörungen ist die Refluxlaryngitis oder auch Laryngitis posterior oder Laryngits gastrica von Bedeutung.

Im laryngoskopischen Befund findet der untersuchende Phoniater oder HNO-Arzt typische **Schleimhautveränderungen** im Bereich des Hypopharynx, des Ringknorpels und zwischen und hinter den Aryknorpeln, der Interaryteanoidregion. Die Schleimhaut ist verdickt, geschwollen, oft ödematös aufgelockert, gerötet, häufiger aber noch weißlich und blass – eben wie verätzt. Eine Vorwölbung der Taschenfalten ist häufig ein weiterer Befund. Zur weiteren Sicherung der Diagnose sollte eine 24 Stunden Mehrkanal pH-Metrie durchgeführt und ausgewertet werden, um die Anzahl, Dauer und Schwere der Refluxereignisse zu bestimmen. Die Therapie eines LPR ist, neben der Änderung der Lebensumstände und des Ernährungsverhaltens, zumeist die Gabe von Protonenpumpeninhibitoren, PPI.

Patienten mit LPR berichten von nächtlichem und vor allem gegen Morgen verstärktem Reizhusten und einem Aufwachen morgens mit einem sauren Geschmack im Mund. Die **stimmlichen Symptome eines LPR** sind

- ein erschwertes, verlängertes morgendliches Anspringen der Stimme,

1

- eine verringerte Belastungsfähigkeit,
- häufiges Räuspern,
- eine Veränderung des Stimmklangs, hin zu kratzig, belegt, behaucht, tendenziell tiefer
- Brennen im Hals.

Subtile Stimmleistungen der Gesangsstimme werden schwerer, etwa das Piano, die Höhe, das Vibrato, die Stimme wird eventuell behauchter, der Klang verliert an Dichte und Brillanz. Nicht selten kommt ein mehr oder weniger dezentes Globusgefühl dazu.

Da sehr viele Patienten, die an einem LPR leiden, von diesem nichts wissen, ist es wichtig, nach den oben genannten Symptomen zu fragen, ohne natürlich einem Patienten einen LPR »andichten« zu wollen. Berichtet der Patient aber in der Anamnese von den genannten Symptomen, sollte in der **Laryngoskopie** gezielt auch die hintere Kommissur betrachtet werden. Liegt die Ursache einer vermeintlich funktionellen Dysphonie in der Hauptsache oder auch nur mit bedingt an einem LPR, wird die logopädische Therapie allein nicht zu einer vollständigen Wiederherstellung der Stimmfunktion führen.

Wenn ja: Welche Symptome treten bei Ihnen auf?

Ist bei dem Patienten ein Reflux bekannt, sollte er benennen, welche der oben genannten Symptome er bei sich beobachtet. Eventuell sollte die Untersucherin nochmals gezielt nachfragen.

Welche Medikamente müssen Sie wie häufig in welcher Dosierung aufgrund des Reflux einnehmen? (Beratung zum Reflux durchgeführt?)

Eine vollständige Anamnese beinhaltet immer auch das Erfassen der aktuellen Medikation. Die Schwere der Störung bestimmt die Dosierung der Medikamente. Die Höhe der Dosierung und die Länge der Einnahme vermitteln einen Eindruck über die Schwere der Störung. Der Patient sollte berichten, ob er durch die Medikation eine Verbesserung seiner Symptome verspürt. Folgende Beratungspunkte finden Sie auch zum Ausdrucken unter http://extras.springer.com.

Eine **Beratung zum Reflux** sollte folgende Punkte umfassen:
- Rauchen Sie nicht.

- Trinken Sie wenig bis keinen Alkohol, vor allem keine »scharfen Sachen«.
- Vermeiden Sie ein Zuviel an Kaffee oder schwarzem Tee.
- Die Produktion von Magensäure wird angeregt durch fette, scharfe, saure und süße Speisen. Meiden Sie diese.
- Essen Sie nur wenige saure Südfrüchte und vor allem nur wenige Tomaten, da sie sehr viel Säure enthalten.
- Unmittelbar nach dem Essen wird besonders viel Magensäure produziert und die Magensäure steigt besonders leicht in die Speiseröhre. Die letzte Mahlzeit sollten Sie daher mindestens drei Stunden vor dem Schlafengehen einnehmen und sich nach dem Mittagessen nicht zu einem Mittagsschläfchen hinlegen, sondern sich maximal in einen Sessel setzen, aber nicht legen.
- Bedenken Sie: direkt nach den Mahlzeiten nicht hinlegen.
- Die Magensäure kann schlechter in die Speiseröhre fließen, wenn Sie nachts mit einem erhöhtem Kopfteil schlafen.
- Engen Sie Ihren Bauch nicht durch (zu) enge Kleidungsstücke ein.
- Vermeiden Sie, an Verstopfung zu leiden.
- Wenn Sie übergewichtig sind, hilft eine Reduktion Ihres Körpergewichtes dem Magen enorm, die Säure bei sich zu behalten.
- Bewegen Sie sich ausreichend und gönnen Sie sich Entspannung und Erholung – auch Ihre Psyche kann einen Reflux beeinflussen!

Trinken Sie regelmäßig Alkohol? Wie viel und was?

Alkohol **schädigt** die **Schleimhaut** und macht sie anfälliger gegenüber schädigenden Einflüssen. Die Frage nach dem Alkoholkonsum kann einen Anhaltspunkt geben, ob die vorliegende Stimmstörung eventuell durch ein Zuviel an Alkohol mit ausgelöst sein könnte.

Rauchen Sie? Wie viel rauchen Sie täglich? Seit wann?

Ähnliches wie für den Alkohol gilt für das Rauchen. Bei beiden Fragen ist zu beachten, dass Patienten die Menge an Alkohol und Zigaretten, vor allem wenn die Menge im kritischen Bereich liegt, gern »nach unten korrigieren«.

Gibt es berufliche oder private Belastungen, die Ihres Erachtens Einfluss auf die Stimme haben?

Der Zusammenhang zwischen Stimme und psychischer Belastung steht außer Frage. Jedoch ist die Grenze und Art der psychischen Belastung, die zu spürbaren und hörbaren Veränderungen der Stimme führt, individuell sehr, sehr unterschiedlich. Nicht jeder Patient somatisiert seine emotionalen Belastungen über die Stimme, ganz andere Organe können hier **Symptomträger** werden, jedoch ist häufig die Stimme der erste Ort, an dem sich Überlastungen zeigen.

Die Frage ist im Rahmen der Anamnese von großer Wichtigkeit und darf nicht vergessen werden. Die Antwort auf die Frage sollte die Untersucherin hellhörig werden lassen, ob es Hinweise auf eine **primär psychogene Stimmstörung** gibt. Oftmals ist den Betroffenen ein Zusammenhang zwischen ihren Stimmproblemen und den akuten oder chronischen Belastungssituationen, in denen sie stecken, bekannt und es führt zu Erleichterung, diese Frage gestellt zu bekommen. Anderen Patienten wird durch ein empathisches Nachfragen nach Belastungen, Sorgen oder Konflikten eventuell erst bewusst, dass sich ihre Stimme eventuell in diesem Kontext verändert hat.

Die Untersucherin sollte die Antwort auf diese Frage sehr ernst nehmen und ggf. im Laufe der Therapie wieder aufnehmen und/oder nach Rücksprache mit dem überweisenden Arzt die Möglichkeit einer **psychotherapeutische Unterstützung** oder Behandlung mit dem Patienten offen besprechen. Bei dieser Frage »in die Tiefe« zu gehen übersteigt die primären beruflichen Qualifikationen und Kompetenzen einer Logopädin. Es geht lediglich darum, ohne allzu intensives Nachfragen die psychische Belastung des Patienten im Ansatz zu erfassen. Im Rahmen eines verantwortlichen therapeutischen Handelns und interdisziplinärer Zusammenarbeit mit Ärzten und Psychologen ist es wichtig, die Patienten ggf. weiterzuleiten.

Im Rahmen der Befundung wird der **Dysphonie-Index nach Friedrich** erhoben (▶ 1.2.18 »Dysphonie-Index nach Friedrich«). Hierzu ist die Frage nach der kommunikativen Beeinträchtigung durch die Stimmstörung zu stellen.

An dieser Stelle der Anamnese sollte der Patient nach seiner subjektiv empfundenen Beeinträchtigung der alltäglichen Kommunikation gefragt und die Bewertung für die Erhebung des Dysphonie-Index nach Friedrich erstellt werden.

Sind oder waren Sie in psychotherapeutischer Behandlung? Wann? Wie lange?

Anschließend an die vorherige Frage sollte hier notiert werden, ob bereits eine psychotherapeutische Behandlung stattgefunden hat, eventuell sogar im Zusammenhang mit der Dysphonie.

1.2 Stimmbefund

Die funktionelle Stimmprüfung ist der zweite Teil der logopädischen Untersuchung bei Stimmstörungen. Anders als die Anamnese erhebt die funktionelle Stimmprüfung weitgehend objektiv Befunde im Rahmen der Leistungen, die die Stimme des Patienten zum Zeitpunkt der Untersuchung erbringen kann. Im Hinblick darauf, dass es wünschenswert ist, die Diagnostik bei Stimmstörungen in Zukunft zu standardisieren und mehr und mehr zu objektivieren, haben wir uns beim Entwurf des folgenden Befundbogens (siehe Ende des Kapitels, ▶ Abschn. 1.4.2 und unter http:/extras.springer.com) an den Vorschlägen des standardisierten Basisprotokolls für die Stimmdiagnostik der European Laryngological Society (ELS, siehe auch unter http://extras.springer.com) von 2001 orientiert (Friedrich 2006). Verfolgt man die Veröffentlichungen in Büchern, wissenschaftlichen Artikeln und Studien der letzten Jahre, so zeigt sich, dass sich das Basisprotokoll als »State of the Art« zur Stimmdiagnostik etabliert hat. Das sollte die untersuchenden Logopädinnen verpflichten, sich dieses Standards in ihrer Untersuchung zu bedienen.

Das Basisprotokoll der ELS beinhaltet fünf Kriterien der Bewertung:
1. Perzeption
2. Videolaryngostroboskopie
3. aerodynamische Messungen
4. akustische Messungen
5. subjektive Selbstevaluation des Patienten

1

Eine komplette Stimmuntersuchung analog zum Basisprotokoll erfordert eine Zusammenarbeit zwischen einer Phoniaterin und einer Logopädin. Der Bereich »Videolaryngostroboskopie« kann nicht von Logopädinnen durchgeführt werden, alle anderen Bereiche können aber durch uns abgedeckt werden.

Im Folgenden sollen die einzelnen zu erhebenden Befunde des Bogens erläutert werden.

1.2.1 Stimmqualitäten/RBH-Skalierung

Zur Bewertung der Stimmqualitäten ist nach wie vor das geschulte Ohr der Untersucherin das beste Instrument. Neben der Beschreibung des Stimmklangs über spezielle, definierte Adjektive kommt die Bewertung der **Perzeption** nach der RBH-Skalierung als standardisierte Bewertung zur Anwendung. Trotzdem sollte man auf die **Beschreibung der Stimmqualitäten** ergänzend nicht verzichten, weil diese zusammen mit der RBH-Skalierung eine bessere Aussage über den Stimmklang abgeben.

Im deutschsprachigen Raum verwendet man im Allgemeinen die RBH-Klassifikation nach Wendler (Nawka et al. 1994). 1981 wurde auf Vorschlag von Hirano eine perzeptive Beurteilung des Stimmklangs eingeführt, die GRBAS-Skala (G ist grade/Gesamtgrad, R ist roughness/Rauigkeit, B ist breathiness/Behauchtheit, A ist asthenic/Schwachheit und S ist strained qualities/Gepresstheit). 1996 erweiterte Dejockere die Skala um I (instability/Instabilität). Seither kommt die Skala auch als GIRBAS-Skala zur Anwendung. Wendler hat eine verkürzte Version der GIRBAS-Skala veröffentlicht, die im deutschen Sprachraum zumeist verwendet wird, die RBH-Skalierung. Bewertet wird auf einer Vier-Punkte-Skala, wobei
- 0 = nicht vorhanden,
- 1 = geringgradig,
- 2 = mittelgradig und
- 3 = hochgradig

bedeutet. Hierbei ist R Rauigkeit, B Behauchtheit und H der Gesamtgrad der Heiserkeit, wobei H so hoch ist wie der höchste Einzelwert bei R oder B.

Heiserkeit selbst ist ein unspezifisches Symptom einer Stimmstörung und setzt sich zusammen aus den Parametern Rauigkeit und Behauchtheit. Skalierungsbeispiel: R0B0H0, R3B2 H3; R0B0H0 ist eine gesunde, klare, trag- und belastungsfähige Stimme, R3B3H3 ist eine hochgradig gestörte Stimme.

Rauigkeit wird akustisch deutlich durch Geräuschanteile in der Stimme. Diese entstehen durch Unregelmäßigkeiten der Stimmlippenschwingung oder durch mitschwingende Strukturen, wie zum Beispiel ein Reinke-Ödem oder einen Polyp. Sie ergeben Unregelmäßigkeiten der Grundschwingung auf glottaler Ebene oder eine Überlagerung der Grundschwingung durch Geräusche, die durch zusätzliche, pathologische Strukturen entstehen. Auf Stimmlippenebene findet man in der Laryngostroboskopie unregelmäßig schwingende Stimmlippen und/oder zusätzliche Strukturen und/oder Veränderungen, die mitschwingen bzw. eine regelmäßige Schwingung behindern.

Zur **Bewertung des Parameters Rauigkeit** sollte sich die Untersucherin auf die Vokale im Text konzentrieren und hinhören, ob diese klar im Klang sind oder Geräusche beinhalten. Der nächste Schritt ist dann, die Intensität des Geräuschs zwischen 0 und 3 zu skalieren und im Rahmen der Stimmklanganalyse die passenden Adjektive zur Beschreibung des Stimmklangs zu finden und mit eventuell einem weiteren Adjektiv zur Häufigkeit (stark rau, etwas krächzend, zeitweise knarrend, …) genauer zu bestimmen.

Behauchtheit wird akustisch deutlich durch ein Zuviel an Luft in der Stimme: Zu viel der ausströmenden Ausatmungsluft wird nicht in Stimme umgewandelt. Auf Stimmlippenebene findet man in der Laryngostroboskopie einen unvollständigen Stimmlippenschluss, der unterschiedliche Formen und Intensitäten haben kann. Je größer der unvollständige Schluss, desto höher ist der Grad der Behauchtheit.

Zur **Bewertung des Parameters Behauchtheit** sollte sich die Untersucherin wiederum auf die Vokale des gesprochenen Textes konzentrieren und heraushören, wie hoch der Anteil an ausströmender Luft ist, die nicht in Stimme umgewandelt wird. Der Grad der Behauchtheit, d. h. die Menge an nicht in Stimme umgewandelter Luft, wird zwischen 0 und 3 skaliert. Bei der Beschreibung des Stimmklangs müssen analog zur Skalierung von B

Begriffe wie »leicht«, »mittelgradig« oder »stark behaucht« verwendet werden.

Die **Beurteilung eines Stimmklangs** nach der RBH-Skalierung bedarf der Übung anhand von einer ganzen Reihe von Stimmklangbeispielen. Ohne vorherige Hörübungen wird eine RBH-Skalierung fehlerhaft sein. Es gibt mittlerweile verschiedene Autoren, die Übungs-CDs mit Stimmklangbeispielen und Skalierungsbeispielen anbieten, anhand derer die Skalierung geübt werden kann.

> **Tipp**
>
> Eine **Aphonie** wird skaliert mit R-B3H3 und nicht mit R3B3H3. Rauigkeit kann nur bewertet werden, wenn noch harmonische Teiltöne in der Stimme hörbar sind. Bei einer Aphonie sind nur noch unharmonische Geräusche vorhanden, so dass R nicht benannt werden kann, denn Voraussetzung für Rauigkeit ist zumindest ein geringes Maß an harmonischen Teiltönen im Sinne der Akustik.

Die Stimmklanganalyse mit **Beschreibung des Stimmklangs** mittels beschriebener Adjektive zur Stimmklanganalyse erfolgt, je nach Untersucherin, vor, nach oder parallel zur RBH-Skalierung und wird für das freie Sprechen, das Lesen und die Berufsstimme durchgeführt. Die größte Bedeutung kommt der Beschreibung des freien Sprechens zu. Pragmatisch gesehen ist der Klang des freien Sprechens für die Bewertung und spätere Behandlung der gestörten Stimme am wichtigsten. Der Patient, der mit einem Stimmproblem zur Untersuchung kommt, verwendet im freien Sprechen seine Stimme sowohl privat als auch beruflich. Daher haben in diesem Bereich Einschränkungen das größte Gewicht.

Zur **Stimmklanganalyse** gibt es eine unübersichtlich große Anzahl an Adjektiven, die zur Beschreibung des Stimmklangs herangezogen werden. Bekannt sind die 49 Heiserkeitsformen nach Nessel von 1960 (Nawka und Wirth 2008), die exemplarisch zeigen sollen, wie viele unterschiedliche Beschreibungen auf Stimmklänge angewendet werden können:

> krächzend/piepsend/halsig/stumpf/
> kratzend/pfeifend/kehlig/hart/knarrend/
> röchelnd/flatternd/kalt/rasselnd/brummend/
> schwebend/klangarm/prasselnd/blechern/
> wacklig/dünn/schmirgelnd/gellend/zittrig/
> muffig/fauchend/kreischend/matt/schwer/
> hauchig/tonlos/grell/belegt/verhaucht/
> gepresst/flach/schneidend/scheppernd/
> abgeschnürt/hohl/verschleiert/scherbelnd/
> gestopft/fädig/gesprungen/kloßig/rau/
> nasal/gaumig/scharf

In der Praxis sind dies viel zu viele Begriffe. Es bietet sich an, eine geringere Anzahl an Adjektiven herauszunehmen, die dann jedoch definiert und somit von verschiedenen Untersucherinnen zumindest weitgehend ähnlich verwendet werden können.

Hammer (2009) stellt Erläuterungen zu Parametern der Stimmklanganalyse dar, die sich in der Praxis gut anwenden lassen. Anhand ihrer Einteilung können sowohl euphone als auch dysphone Stimmen in Bezug auf ihren Klang beschrieben werden. Um die Intensität des jeweiligen Parameters darzustellen, sollte man zusätzlich noch mit Begriffen wie »stark«, »wenig«, »sehr«, »zeitweise«, »überwiegend«, »durchgängig«, »vor allem«, »etwas« etc. arbeiten. Hier sei auf das Buch von Sabine S. Hammer ›Stimmtherapie‹ mit Erwachsenen' verwiesen (2009), in dem sich eine Übersicht über die zu verwenden den Begriffe mitsamt Definition findet.. Ansonsten sei hier auf »Stimmtherapie mit Erwachsenen« von Hammer (2009) verwiesen.

Die Logopädin nutzt die Untersuchung neben der Beurteilung des Stimmklangs im freien Sprechen, beim Lesen und in der Berufsstimme auch um herauszufinden, ob über die Zeit beispielsweise eine **Stimmermüdung** oder eine Verbesserung des Klangs durch »**Warmsprechen**« erkennbar ist. Die **Beurteilung im freien Sprechen** hat die größte Relevanz, da das freie Sprechen den Alltag des Patienten betrifft und den Stimmklang transportiert, um den es in der Untersuchung zumeist geht.

Die **Beurteilung des Lesens** erlaubt der Untersucherin anhand eines standardisierten Textes ein konzentriertes Hinhören auf den Stimmklang. Unter http://extras.springer.com sind die Standardtexte »Der Nordwind und die Sonne« und »Unser Garten«. Dieses Vorgehen hat den Vorteil, dass sich weder Patient noch Untersucherin auf den Inhalt konzentrieren müssen.

Der standardisierte Text ermöglicht ein Vergleichen mit anderen Stimmen, wenn die Untersucherin schon eine Reihe von Untersuchungen »im Ohr« hat. Die RBH-Skalierung, die Stimmklanganalyse, die Bewertung von Stimmeinsatz, -absatz, -ansatz, Prosodie, Tempo, Atmung und Artikulation ist häufig ebenfalls leichter.

Trotzdem sollte die Untersucherin sich darüber im Klaren sein, dass die beim Textlesen gehörte Stimme nicht die Alltagsstimme ist, da lautes Lesen für die meisten Patienten ungewohnt und damit unnatürlich ist. Klingt die Stimme hierbei beispielsweise wesentlich besser, lassen sich Ansätze für die **Rückmeldung** an den Patienten finden. (»Sehr positiv zu bemerken ist, dass ich beim Lesen einen deutlich besseren Stimmklang bei Ihnen hören konnte. Das zeigt mir und Ihnen, dass Ihre Stimme zu einem gesunden Stimmklang in der Lage ist und das ist doch eine gute Ausgangsbasis für die Behandlung Ihres Stimmproblems.«)

Die **Beurteilung der Berufsstimme** ist vor allem bei Patienten mit Sprechberufen unerlässlich und führt so manches Mal zu sehr überraschenden Ergebnissen. Zur Durchführung sollte man dem Patienten erklären, dass es zur Bewertung der Leistungen seiner Stimme im Berufsleben wichtig ist, einen Eindruck vom Stimmklang zu bekommen, wie er im beruflichen Alltag zu hören ist. Dazu bittet man den Patienten, sich auf ein kurzes Rollenspiel einzulassen.

Eine Lehrerin als Patientin soll sich vorstellen, die Untersucherin sei jetzt die Kinder der Klasse 3a. Sie soll den Kindern erklären, was gerade aktuell in ihrem Unterricht an der Tagesordnung ist. Die Patientin soll so eng wie möglich an ihren Unterricht in der Schule angelehnt der Untersucherin das Thema erklären, im Stehen wie in der Schule. Die Untersucherin nimmt die Rolle der Kinder ein; fragt nach, meldet sich, macht Blödsinn usw.

Eine Erzieherin wird eventuell die Situation ihrer Rolle während des Freispiels wählen, der Manager seine Präsentation vor 20 Zuhörern beim Jour fixe.

Die Beurteilung der Berufsstimme ist deshalb so wichtig, weil sich gar nicht so selten deutliche Unterschiede zwischen der Stimme im freien Sprechen und der Berufsstimme ergeben. Häufiger klingt die Stimme im freien Sprechen (noch) gar nicht so auffällig, während die Berufsstimme unter dem Druck des beruflichen Alltags und Anspruchs bereits hochgradig gestört ist. Dort muss dann der Ansatz der Therapie liegen.

Der Patient sollte zu allen Beurteilungen im Bereich der Stimmklanganalyse eine **Rückmeldung** in Bezug auf seinen Stimmklang bekommen, um ihm die Ergebnisse der Untersuchung transparent zu machen.

1.2.2   Atmung

Der nächste Bereich, den es sich im Rahmen der funktionellen Stimmprüfung anzuschauen gilt, ist der der **Ruhe- und Sprechatmung**. Die Ruheatmung lässt sich nur orientierend beurteilen, da man den Patienten nicht wirklich in Phasen der Ruhe beobachten kann.

Die **Bedeutung der Atmung** für die Stimmfunktion wird für Diagnostik und Therapie von Stimmstörungen sehr kontrovers diskutiert. Wir halten aus eigener, langer therapeutischer Erfahrung eine physiologische Atemfunktion im Rahmen der individuellen Möglichkeiten des Patienten für eine wichtige Voraussetzung für eine physiologische Stimmfunktion. Von daher hat das Thema Atmung in Diagnostik und Therapie einen deutlichen Stellenwert.

Physiologie

Physiologisch für die Ruhe- und die Sprechatmung ist die **kosto-abdominale Atmung**. Die sichtbaren und fühlbaren Atembewegungen finden am stärksten an der Bauchdecke (= abdominal/Abdomen bedeutet Bauch), weiterhin im Bereich der unteren Rippenbögen und der Flanken zum unteren Rücken hin statt (= kosto-/Costa bedeutet Rippe). Der Brustkorb kann sich begleitend leicht mitbewegen. Es ist aber sicht- und fühlbar, dass der Schwerpunkt der Atmung, der Bereich der hauptsächlichen Atemarbeit, nicht thorakal stattfindet. Nur eine weitgehend kosto-abdominale Sprechatmung, bei der das Zwerchfell seine tatsächliche Aufgabe als Haupteinatemmuskel erfüllt, schafft die Voraussetzungen für einen optimalen subglottischen Anblasedruck und einen über den Trachealzug zur Phonation hin relativ tief stehenden und eutonen Kehlkopf, der funktional gesehen im Unterdrucksystem arbeiten kann. Die Aufrechterhaltung der Einatmungstendenz bei Phonation, die den Kehlkopf physiologisch im Bereich der Atemfunktion hält und ihn nicht in die Funktion des Schließens »rutschen« lässt, kann nur einhergehen mit einer zwerchfelldominanten Atmung. Eine Hochatmung führt zu einem Kehlkopf, der

- weit oben steht,
- im Überdruck arbeitet,
- auf dem Weg zum Schließen im Rahmen seiner primären Schutzfunktion ist und
- somit die optimale glottische Funktion verlässt.

Pathologie

Pathologisch ist die **thorakale** (Thorax = Brustkorb) **Atmung**, bei der der Schwerpunkt der Atemarbeit durch die äußeren Zwischenrippenmuskeln ausgeführt wird. Diese sind eigentlich nur Atemhilfsmuskeln. Der größte Teil der Atemluft, die aufgenommen wird, wird in den oberen zwei Dritteln der Lunge aufgenommen, die Lungenspitzen bleiben »unbeatmet«. Die Atembewegungen sind im Bereich des Brustkorbes deutlich sicht- und fühlbar, das Brustbein hebt sich deutlich.

Eine Steigerung der thorakalen Atmung ist die **klavikulare Atmung** (Klavicula = Schlüsselbein), bei der sich auch die Schultern und das Schlüsselbein heben.

Neben pathologischen Atembewegungen kann auch ein regelrechtes Schnappen nach Luft auftreten (**Schnappatmung**) oder ein auffällig schnelles erneutes Einatmen während des Sprechens, so dass nur wenige Silben auf einen Atem gesprochen werden können. Dies ist bei Stimmlippenlähmungen häufig der Fall.

Als Auffälligkeit ist ein **Stridor** zu notieren; ein Geräusch, zumeist sehr hochfrequent, das auf glottaler Ebene während der Einatmung entsteht. Bei Stimmlippenlähmungen mit einem engen Glottisspalt ist dies häufiger zu beobachten, vor allem nach Anstrengung, wenn der Luftbedarf größer ist.

Auch ein **Überziehen** der Atembögen ist unphysiologisch und sollte im Befundbogen notiert werden. Der Stimmklang wird im Verlauf einer überlangen Phonationsphase zum Schluss hin immer angestrengter, klangärmer bis schließlich die Einatmung mit einem regelrechten Ziehen nach Luft erfolgt. Die Einatmung wird dann zumeist auch thorakal, weil die Atemmittellage verlassen wurde.

Durchführung

Die Atmung des Patienten wird hinsichtlich der oben beschriebenen Kriterien in Ruhe, während des freien Sprechens und des Lesens beobachtet.

Zur **orientierenden Beurteilung** schaut sich die Untersucherin die Atmung des Patienten an, während sie z. B. Daten in den Bogen einträgt oder während der Patient ihr zuhört. Sollte man nicht gerade eine deutliche Hebung des Brustbeins und/oder der Schultern erkennen können, ist es für die Untersuchungssituation ausreichend, die Ruheatmung als »dem Anschein nach physiologisch« zu bewerten. Steht der Patient, kann man eventuell eine sanfte Bewegung des Bauches und im Bereich der unteren Rippenbögen erkennen, was auf eine physiologische costo-abdominale Atmung schließen lässt. Im Sitzen ist dies oft schwerer zu beurteilen. Die genaue Untersuchung der Ruheatmung, auch mit Hilfe der Hände der Untersucherin, lässt sich auf die Therapie verschieben und sprengt den Rahmen der funktionellen Stimmprüfung.

1.2.3 Stimmsitz

┌─ **Definition** ─────────────────────
│
│ Unter Stimmsitz versteht man den
│ akustischen Eindruck, der beim Zuhörer in
│ Bezug auf den Entstehungsort der Stimme
│ entsteht.
│
└──────────────────────────────────

Natürlich entsteht die Stimme immer auf glottaler Ebene, sofern keine Taschenfaltenstimme oder sonstige Ersatzphonation besteht, aber bei der Beschreibung des Stimmsitzes geht es um den akustischen Eindruck. Entsteht die Stimme vorn, in der Mitte oder hinten? Ist der Stimmsitz also rückverlagert?

Physiologie

Der Eindruck eines guten, vorderen Stimmsitzes entsteht durch eine optimale Einstellung des Ansatzrohres mit einem entspannt relativ tief stehenden Kehlkopf, einem weiten Mundraum, lockerer Zunge und Lippen, einer plastischen Artikulation ohne Breitspannung, sondern mit einer Rundspannung des Mundes. Ein vorderer Stimmsitz ist die Voraussetzung für eine tragfähige Stimme. Die Singstimme muss einen Vordersitz haben, für die Sprechstimme »reicht« ein Stimmsitz zwischen vorn und mittig; natürlich ist auch für die Sprechstimme der vordere Stimmsitz ideal.

Pathologie

Der hintere Stimmsitz ist pathologisch. Er entsteht durch eine nachlässige, enge Artikulation, Breitspannung der Lippen, einen engen Mundraum, geringe Kieferöffnung und einen Kehlkopfhochstand. Diese Parameter führen zu einer unterschiedlich ausgeprägten Rückverlagerung des Stimmsitzes.

Durchführung

Genaues Hinhören beim freien Sprechen und beim Lesen eines Textes ist hier von der Untersucherin gefordert. Welchen auditiven Eindruck des »Entstehungsortes« der Stimme gewinnt man beim Zuhören? Wo in der Mundhöhle scheint die Stimme zu entstehen, ihre Klangquelle zu haben?

1.2.4   Stimmeinsatz

Definition

Der Begriff Stimmeinsatz bezeichnet den akustischen Eindruck, der sich aus der Art und Qualität des Stimmlippenschlusses, des Schwingungsverhalten und des Umgangs mit der Atemluft zu Beginn der Phonation ergibt.

Der Phonationsbeginn wird nur durch das neuromuskuläre Kontrollsystem reguliert, nicht durch die audio-phonatorische Kontrolle. Die Qualität des Stimmeinsatzes sagt auch etwas über die Belastung des Stimmlippengewebes, in der Hauptsache des Stimmlippenrandes.

Man unterscheidet **sechs Arten**: be- oder verhauchten, weichen (bis festen), harten, knarrenden und gepressten Stimmeinsatz.

Physiologie

Behauchter Stimmeinsatz. Die Luftströmung beginnt bereits vor dem Glottisschluss. Die Luft strömt schon, während die Stimmlippen von Respirationsin Phonationsstellung gehen. Dies ist physiologisch für einen Wortbeginn mit /h/, pathologisch für alle anderen Laute. Er kommt pathologisch bei Vokalen und Klingern v. a. bei hypofunktionellen Dysphonien und Stimmlippenlähmungen vor.

Weicher Stimmeinsatz. Die Stimmlippen liegen bei Beginn der Phonation weich und ohne Druck aneinander, es besteht ein kleiner elliptischer Spalt. Aus der präphonatorischen Phase entstehen durch Schließen der Stimmlippen und Steigerung des Anblasedrucks gleichmäßig zunehmende Stimmlippenschwingungen. Der weiche Stimmeinsatz ist **im Gesang** physiologisch und erwünscht. **Beim Sprechen** ist der weich bis feste Stimmeinsatz physiologisch. Charakteristisch ist, dass Luft nicht verschwendet wird wie beim behauchten Einsatz und keine Kraft aufgewendet wird wie beim harten Einsatz. Physiologisch ist der weiche Einsatz beim Wortanfang mit Klingern.

Fester Stimmeinsatz. Der feste Stimmeinsatz ist auch unter dem Glottisschlag bekannt. Er ist eine stimmhygienisch in der Sprechstimme noch akzeptable, physiologisch kräftigere Form des weichen Stimmeinsatzes. Die Stimmlippen liegen vor Beginn der Stimmlippenschwingung mit leichter Anspannung aneinander und werden durch einen leichten subglottischen Druckanstieg geöffnet. Bei Vokalen ist der feste Stimmeinsatz oder Glottisschlag physiologisch.

Pathologie

Harter Stimmeinsatz. Die Stimmlippen sind in der präphonatorischen Phase aneinander gepresst und der (erforderliche) starke subglottische Anblasedruck sprengt die Stimmlippen bei Vokalen im Anlaut schlagartig auseinander. Hörbar wird ein knallendes Geräusch, dem die Stimmlippenschwingungen folgen. Die Stimme ermüdet mit einem harten Einsatz schnell, er ist belastend für die Stimmlippenränder. Es besteht eine erhöhte Gefahr für Stimmlippenknötchen oder sogar Einblutungen. Der überwiegend harte Stimmeinsatz ist bei hyperfunktionellen Dysphonien oft zu hören.

Gepresster Stimmeinsatz. Der gepresste Stimmeinsatz ist eine Steigerung des harten Einsatzes. Die Stimmlippen werden extrem fest aneinander gepresst, der Kehlkopf steht sehr hoch, die Epiglottis senkt sich, der subglottische Druck ist enorm hoch. Die Stimme klingt gequetscht. Es dauert länger als beim harten Einsatz, bis die Stimmlippenschwingungen einsetzen. Er tritt z. B. bei hyperfunktionellen Dysphonien mit starker Ausprägung auf, bei denen die Stimme bereits dauerhaft ermüdet ist.

Geknarrter Stimmeinsatz. Bei einem geknarrten Stimmeinsatz erfolgt der Einstieg in die Vokale mit einem knarrenden Geräusch. Dieser Einsatz ist eine weitere Steigerung des harten Einsatzes bei bereits ermüdeten Stimmen, um die Leistungsschwäche, die durch Überanstrengung erreicht wurde, zu kompensieren. Ein geknarrter Einsatz ist stimmtechnisch ein schnelles Aufeinanderfolgen von Glottisschlägen.

Durchführung

Die Stimmeinsätze werden im freien Sprechen, beim Lesen eines Textes und bei speziell konstruierten Testsätzen beurteilt, bei denen alle Wörter eines Satzes mit dem gleichen Vokal, dem gleichen Klinger oder einem /h/ anfangen. Beispielsätze hierzu finden sich unter http://extras.springer.com.

1.2.5 Stimmabsatz

— Definition —————————————

Als Stimmabsatz bezeichnet man den akustischen Eindruck, der entsteht, wenn der Sprecher aus der Stimme herausgeht, die Phonation beendet.

Am Ende der Phonation gelangt noch Luft durch die Glottis. In welcher Form dies geschieht, bestimmt die Form des Stimmabsatzes.

Man unterscheidet auch hier **sechs Arten**: gehauchten, weichen, festen, harten, ächzenden und knarrenden Absatz.

Physiologie

Weicher Absatz. Der Atemstrom und die Stimmlippenschwingung hören gleichzeitig und allmählich auf, ohne dass ein Geräusch entsteht. Ganz fein wahrnehmbar ist ein »Nachklingen« der Stimme. Dieser Absatz ist für die Stimmlippen die schonendste Form des Phonationsendes und für den Zuhörer die angenehmste.

Fester Absatz. Beim festen Absatz bleibt die Glottis am Ende der Stimmlippenschwingung noch kurz verschlossen, bevor sie sich für die Einatmung öffnet. Beim festen Absatz ist die Kraft des Verschließens nur sanft. Der Absatz ist klar definiert, es gibt kein »Nachklingen« wie beim weichen Absatz, es ist aber auch kein Knacken zu hören.

Pathologie

Harter Absatz. Der harte Absatz ist die Steigerung des festen Absatzes und nicht mehr physiologisch. Die Glottis wird nach dem Ende der Stimmlippenschwingungen mit Druck verschlossen. Es wird ein Knacklaut hörbar. Der harte Absatz ist ein akustisches Zeichen für eine glottische Überfunktion.

Ächzender Absatz. Das »Nachächzen«, vor allem bei gehaltenen Tönen, entsteht dadurch, dass die vorher subglottisch gestaute Atemluft nicht schnell genug gebremst werden kann. Durch hohe Geschwindigkeit, mit der diese durch die Glottis strömt, werden die Stimmlippen erneut in Schwingung versetzt. Dabei entsteht das ächzende Geräusch, der ächzende Laut. Das Nachächzen ist ein Zeichen für einen viel zu hohen Atemdruck und eine sehr ausgeprägte glottische Überfunktion.

Knarrender Absatz: Der knarrende Absatz entsteht durch mehrere harte Absätze, die ganz schnell nacheinander erfolgen. Es besteht ein hoher

1

Atemdruck bei einer wiederum ausgeprägten glottischen Überfunktion.

Gehauchter Absatz. Nachdem die Stimmlippenschwingungen beendet sind, strömt Luft durch die sich öffnende Glottis und erzeugt das hauchartige Geräusch. Der gehauchte, behauchte oder auch verhauchte Absatz ist das Zeichen einer glottischen Unterfunktion.

Durchführung

Die Stimmabsätze werden im freien Sprechen, beim Lesen eines Textes und bei speziell konstruierten Testsätzen beurteilt, bei denen alle Wörter eines Satzes auf einem Vokal oder einem Klinger enden. Beispielsätze hierzu finden sich unter http://extras.springer.com.

1.2.6 Sprechtempo

> **Definition**
>
> Das Sprechtempo hängt eng mit der Artikulation, der Kieferöffnungsweite und der Spannungsrichtung der Lippen (Breitspannung? Rundspannung?) zusammen.

Je höher das Sprechtempo wird, desto eher leidet die Verständlichkeit des Gesprochenen. Ein **hohes Tempo** geht zwangsläufig mit einer tendenziellen Verengung des Ansatzrohres einher, denn beim schnellen Sprechen ist keine Zeit, um
- den Unterkiefer weit zu öffnen,
- den Mund rund zu machen und
- plastisch und vorn zu artikulieren.

Diese genannten Parameter verengen das Ansatzrohr und ein enges Ansatzrohr verschlechtert den Stimmklang, da der Resonator kleiner wird. Ein enges Ansatzrohr bringt einen höheren Stand des Kehlkopfes mit sich, was zu einer höheren Spannung auf glottaler Ebene führt. Wer schnell spricht, überzieht zumeist die Atembögen und behindert somit eine zwerchfellgestützte Phonationsatmung; ein weiterer Aspekt hin zur Stimmstörung. Kurz zusammengefasst: je schneller das Sprechtempo,

desto mehr leidet der Stimmklang und die physiologische Stimmproduktion.

Von einem hohen Sprechtempo abzugrenzen ist das Störungsbild des **Polterns**, bei dem die hohe Geschwindigkeit ein Symptom ist. Die Auffälligkeit vieler phonetischer Merkmale kommt hinzu: Es werden Laute ausgelassen, miteinander verbunden, gedehnt, verändert und teilweise ersetzt. Oftmals kommen Iterationen vor. Polterer sind oft nur schwer zu verstehen.

Physiologie

Ein normales Sprechtempo liegt bei etwa 350 Silben pro Minute, wobei die **Sprechpausen nicht mitgerechnet** werden. Bei der Bewertung des Sprechtempos im Rahmen einer funktionellen Stimmprüfung würde es den Rahmen sprengen, eine Analyse der Silbenanzahl pro Minute durchzuführen. Im Laufe der Zeit wird die Untersucherin ein Gespür und Übung für die Bewertung des Sprechtempos entwickeln, wobei die Bewertung zwischen »langsam« und »schnell« oft auch durch das eigene Sprechtempo beeinflusst ist.

Pathologie

Als langsam gilt ein Sprechtempo von etwa 200 Silben pro Minute, von einem schnellen Sprechtempo spricht man ab etwa 500 Silben pro Minute, wobei wiederum die Sprechpausen nicht mitgerechnet werden.

Durchführung

Das Sprechtempo wird während des freien Sprechens und des Lesens überprüft.

Bewertung/Rückmeldung

Für die Untersuchung der Stimmfunktion reicht es im Allgemeinen aus, das Sprechtempo mit
- sehr schnell,
- schnell,
- normal,
- eher langsam,
- langsam,
- sehr langsam

zu beschreiben. Sollte der Verdacht auf ein Poltern bestehen, muss dieses gesondert untersucht werden.

1.2.7 Prosodie

> **Definition**
>
> Der Begriff Prosodie beschreibt alles, was über das wörtlich Gesprochene hinausgeht.

Prosodische Elemente sind beispielsweise
- die Sprechmelodie,
- der Sprechrhythmus,
- das Tempo,
- der Stimmklang,
- Lautstärke,
- Pausen,
- Intonation.

Prosodische Merkmale, die akustisch **objektiviert** werden können, sind Inhalt der akustischen Phonetik. Andere Parameter können **subjektiv** beurteilt werden und sind Bestandteil der Stimmdiagnostik, zum Beispiel das Tempo und der Stimmklang. Während des Sprechens ist eine auf- und absteigende Melodie des Sprechens typisch. Diese Sprechmelodie umfasst Betonungen sowohl im Verlauf eines Wortes als auch Betonungen, die über den Verlauf eines Satzes zu beschreiben sind. Im Rahmen der Stimmdiagnostik soll im Bereich Prosodie dieser dynamische und melodische Akzent näher beleuchtet werden.

Physiologie

Man unterscheidet zwischen dem melodischen und dem dynamischen Akzent.

> **Definition**
>
> Der **melodische Akzent** benennt den Abstand zwischen der höchsten und tiefsten erreichten Frequenz, die im Verlauf des Sprechens verwendet wird.

Der melodische Akzent wird in Halbtönen angegeben. Er bewegt sich etwa 6 bis 12 Halbtöne um die mittlere Sprechstimmlage, also eine halbe bis eine ganze Oktave. Der melodische Akzent kann stark variieren, sollte aber nicht zu klein werden, sonst klingt das Sprechen monoton. Ist der melodische Akzent sehr groß, erscheint das Sprechen manieriert, unecht, pathetisch. Man bewertet ihn im freien Sprechen nach Höreindruck oder aus den

Werten des Sprechstimmfeldes im Rahmen der Messung des normal lauten Sprechens.

> **Definition**
>
> Der **dynamische Akzent** benennt den Abstand zwischen dem höchsten und dem geringsten Schalldruckpegel, der beim Sprechen verwendet wurde.

Die Lautstärke der Umgangssprache liegt bei etwa 65 bis 75 dB (A). Der dynamische Akzent wird in dB (A) angegeben. Die physiologische Dynamikbreite der normal lauten Umgangssprache beträgt mindestens +/- 5 dB (A) um den Intensitätsmittelwert. In der Literatur wird ein Wert von 30 dB (A) angegeben, dies entspricht dem Abstand von leiser Sprechstimme zur lauten Sprechstimme. Der dynamische Akzent wird beim freien Sprechen herausgehört, wobei natürlich keine genaue Beurteilung der Stimmdynamik in Bezug auf den dB-Wert möglich ist, sondern nur eine Einschätzung. Genau ablesen lässt sich der dynamische Akzent sowohl der normalen Umgangslautstärke als auch der Akzent zwischen leiser Sprechstimme und lauter Sprechstimme aus dem Sprechstimmfeld. Innerhalb des Bereiches der Messwerte für die normal laute Sprechstimme wird die Differenz zwischen dem lautesten gemessenen Wert und dem leisesten gemessenen Wert ermittelt.

Neben einem angenehmen dynamischen Akzent der Sprechstimme ist eine gute **Steigerungsfähigkeit** aus einem entspannten Sprechen hinein in eine Stimme, die so laut wie möglich sprechen soll, ein wichtiger Indikator für eine gesunde und leistungsfähige Stimme. Die Bewertung der Steigerungsfähigkeit erfolgt zumeist auditiv und ist subjektiv. Die Fähigkeit einer Stimme, die Lautstärke zu steigern, ist ein Ausdruck ihrer Leistungsfähigkeit. Sie ist wichtig zu bedenken bei Patienten in Sprechberufen oder geplanten Sprechberufen. Wer noch deutlich lauter werden kann, hat größere stimmliche Reserven als jemand, der kaum lauter werden kann. Jemand mit stimmlichen Reserven ist den Anforderungen eines Sprechberufes eher gewachsen als jemand, der schnell an seine Grenzen kommt.

Zur Beurteilung der Steigerungsfähigkeit und damit auch der Leistungsfähigkeit ist es wichtig, sich den Verlauf der forte-Kurve im Singstimmfeld anzuschauen. Eine Stimme, die genug Leistungsreserven für einen Sprechberuf hat, muss über den gesamten Verlauf der Kurve zumindest an der unteren Standardabweichung entlang führen. Je größer der Frequenzbereich ist, in dem keine ausreichenden Schalldruckpegel erreicht werden können, desto eher stellt sich die Frage nach einer schwach angelegten Stimme. Handelt es sich nur um einen Einbruch im Bereich des Registerwechsels, so ist dies eine andere Voraussetzung, da man davon ausgehen kann, dass ein Registerbruch stimmtherapeutisch bearbeitet werden kann.

Pathologie

Pathologisch sind alle Werte, die von den oben genannten Werten abweichen. Ein zu geringer melodischer oder dynamischer Akzent lässt das Sprechen monoton erscheinen, ein zu großer hinterlässt einen Eindruck von Unnatürlichkeit.

Durchführung

Beide Akzente werden im freien Sprechen bewertet und zudem aus dem Sprechstimmfeld im Rahmen der Messung der normal lauten Stimme genau ermittelt und notiert.

Bewertung/Rückmeldung

Eine zu wenig ausgeprägte oder auch zu starke Prosodie, bewertet anhand der Merkmale dynamischer und melodischer Akzent, sollte im Rahmen des Befundberichtes beschrieben werden und wird ein Bestandteil der logopädischen Therapie sein.

1.2.8   Artikulation

Die Artikulation geht, wie bereits beim Sprechtempo beschrieben, unter anderem mit dem Tempo des Sprechens eng einher. Zwangsläufig wird es zu einer engeren, weniger plastischen Artikulation kommen, wenn das Sprechtempo sehr hoch ist.

> **Definition**
>
> Die Artikulation ist die Beeinflussung und Lenkung des Luftstromes im Ansatzrohr, reguliert durch die Artikulationsorgane.

Da das Ansatzrohr eng mit der Stimmfunktion zusammenhängt, ergibt sich dadurch die Verbindung von Artikulation und Stimmfunktion. Eine **weite, lockere, plastische, vordere Artikulation** unterstützt die Stimme in ihrer Klangentwicklung und sorgt, neben der besseren Verständlichkeit, für eine bessere Tragfähigkeit und reduziert Fehlspannungen auf glottaler Ebene.

Physiologie

Die Artikulation ist physiologisch, wenn die Artikulationsorgane sich ungehindert bewegen und die Artikulationsstellen erreichen können. Die Artikulation sollte weit, locker, deutlich, eher nach vorn orientiert stattfinden und plastisch, aber keinesfalls übertrieben sein. Sie sollte von der Mundöffnung eher rund- als breitgespannt sein.

Pathologie

Eine Breitspannung der Lippen führt zu einer engen Artikulation mit Einschränkungen in der Verständlichkeit. Der Unterkiefer ist dabei eher fest und blockiert so das Zungenbein und damit den Kehlkopf, der bei einer Breitspannung der Lippen zwangsläufig höher steht, mit den bekannten Auswirkungen auf die Stimme. Ist die Artikulation eng, sehr nachlässig oder werden Laute verschluckt, so leidet auch der Stimmklang hierunter. Pathologisch ist ebenso eine übertriebene Artikulation, die man in der Praxis aber seltener findet. Am häufigsten findet sich eine enge, eher nachlässige Artikulation mit breitgespannten Lippen.

Durchführung

Die Artikulation ist vor allem im freien Sprechen zu beurteilen, da dies deren pragmatische Verwendung ist. Man kann die Artikulation auch noch anhand der Standardtexte wie »Der Nordwind und die Sonne« (http://extras.springer.com) bewerten, um zu beschreiben, wie diese ggf. im Vergleich zum freien Sprechen besser oder schlechter ist.

Bewertung/Rückmeldung

Man sollte dem Patienten rückmelden, wenn die Untersucherin zu der Einschätzung gekommen ist, dass die Artikulation einen Aspekt der Stimmstörung darstellt.

1.2.9 Nasalität/Näseln

Man muss unterscheiden zwischen Nasalität und Näseln.

Physiologie

> **Definition**
>
> **Nasalität** ist ein physiologisches Phänomen. Sie beschreibt die physiologische Nasenresonanz im Deutschen bei den Lauten /m/, /n/ und /ng/ und den erwünschten nasalen Beiklang, der als ästhetisch empfunden wird.

Im Rahmen der Stimmbildung erhöht eine angemessene Nasalität die Tragfähigkeit der Stimme und entlastet ganz deutlich die glottale Ebene, weil durch Zulassen einer angemessenen Nasenresonanz größere Resonanzräume eröffnet werden und die mediale Kompression der Stimmlippen spürbar reduziert wird. Gerade Patienten mit hyperfunktionellen Dysphonien profitieren deutlich von Übungen zur angemessenen Erhöhung der Nasalität und spüren schnell die reduzierte erforderliche Kraft auf glottaler Ebene.

Pathologie

> **Definition**
>
> **Näseln** ist eine pathologische Veränderung des Stimmschalls, wobei die Stimme durch ein Zuviel oder Zuwenig an nasalem Klang auffällig wird.

Man unterscheidet zwischen der
- Rhinophonia clausa = **geschlossenes Näseln**. Dem Stimmklang fehlt der nasale Beiklang. Es klingt nach »verstopfter Nase«. Ein geschlossenes Näseln kann sowohl funktionell als auch organisch bedingt sein.
- Rhinophonia aperta = **offenes Näseln**. Dem Stimmklang ist zu viel nasaler Beiklang beigemischt. Es tritt zu viel Luft durch die Nase aus. Der Stimmklang klingt zu weit offen, überlüftet. Ein offenes Näseln, das durch eine wie auch immer geartete Schlussinsuffizienz des Gaumensegels entsteht, ist nicht zu verwechseln mit einem behauchten Stimmklang, der auf Stimmlippenebene entsteht. Es handelt sich hierbei um klanglich völlig verschiedene Phänomene. Das offene Näseln kann sowohl funktionell als auch organisch bedingt sein.
- Rhinophonia mixta = **gemischtes Näseln**. Sowohl ein Zuviel als auch ein Zuwenig an nasalem Beiklang ist hörbar. Diese Form des Näselns entsteht durch das gleichzeitige Vorhandensein von Komponenten des geschlossenen und des offenen Näselns, z. B. durch eine Verlegung der Nasenhöhlen und einen mangelnden velopharyngealen Abschluss.

Durchführung

Beim Verdacht auf ein Näseln sollte die entsprechende Überprüfung mit Hilfe der Czermak'schen Anhauchplatte erfolgen.

Bewertung/Rückmeldung

Liegt ein offenes oder geschlossenes Näseln vor, sollte die Ursache auf jeden Fall phoniatrisch untersucht und entschieden werden, wie eine Therapie erfolgen kann. Je nach Form und Ursache ist eine logopädische Therapie der Rhinophonie notwendig.

Ist der nasale Beiklang zu gering, ohne schon pathologisch zu sein, können Übungen zur Nasalität innerhalb der Stimmtherapie erfolgen. Vor allem Patienten mit hyperfunktionellen Dysphonien können hier stark profitieren.

1.2.10 Lombard-Reflex

Das **phonatorische Kontrollsystem** besteht aus der audio-phonatorischen Phonationskontrolle und der neuro-muskulären Phonationskontrolle. Dieser Regelmechanismus ist ein sekundärer, da die Muskelgruppen, die hierbei kontrolliert werden, ursprünglich ganz andere primäre Aufgaben haben, wie z. B. die Nahrungsaufnahme oder den Schutz der Lunge.

Von beiden Systemen ist das audio-phonatorische System das führende, d. h. die Stimme wird primär über die auditive Rückkopplung kontrolliert. Erst dann erfolgt die taktil kinästhetische Wahrnehmung der neuro-muskulären Kontrolle, das »Körpergefühl« für die Stimme. Ausgebildete Sänger mit hochdifferenzierten Stimmen verfügen über ein wesentlich ausgeprägteres, feiner ausdifferenziertes »Körpergefühl« für ihre Stimme als Menschen mit unausgebildeten Stimmen. Im Laufe einer Stimmtherapie sollte aber jeder Stimmpatient lernen, ein Körpergefühl für seine Stimme zu entwickeln und sie nicht nur über die Ohren zu kontrollieren. Denn eine differenzierte neuro-muskuläre Kontrolle reguliert die Stimmfunktion wesentlich genauer und in Bezug auf die Entstehungsbedingungen der Stimme physiologischer als die audio-phonatorische Kontrolle.

> ### Phonationskontrolle: wenig bekanntes Zusatzwissen:
>
> Die Ausbildung der phonatorischen Kontrollsysteme ist sowohl von der individuellen Veranlagung als auch von deren Förderung in jungen Jahren, z. B. durch Singen, Gesangsunterricht, musikalische Erziehung im Allgemeinen, abhängig. Dieses System ist nicht angeboren, sondern entwickelt sich erst im Laufe der Sprach-und Stimmentwicklung.
> Patienten mit einem reduzierten Diskriminationsvermögen für auditive Stimuli oder einer wenig ausgeprägten neuro-muskulären Koordinationsfähigkeit haben häufiger Stimmstörungen und gleichzeitig schlechtere Ausgangsbedingungen zur Bearbeitung der Dysphonie im Rahmen einer Stimmtherapie.

Physiologie

In diesem Zusammenhang wird der **Lombard-Reflex** im Rahmen der funktionellen Stimmprüfung bedeutsam: Bei erzwungener Reduzierung der auditiven Rückkopplung der Stimme durch z. B. Umweltgeräusche (Sprechen im Umgebungslärm, z. B. bei Partys, in Restaurants, im Arbeitsalltag) kommt es zu einer unfreiwilligen, reflektorischen Steigerung der Lautstärke der Stimme um etwa 8 dB (A), in den meisten Fällen verbunden mit einer Erhöhung der mittleren Sprechstimmlage (bis etwa 4 HT, eine große Terz). Dieses Phänomen wird als Lombard-Reflex bezeichnet, entdeckt 1911 von Étienne Lombard. Neben dem **Lauter- und Höherwerden der Stimme**

- finden u. a. Verlängerungen und Intensivierungen der Vokale statt,

- werden Inhaltswörter verlängert,
- wird die Mimik ausgeprägter.

Der Lombard-Reflex eignet sich zur Abgrenzung von funktionellen und psychogenen Stimmstörungen. Bei **psychogenen Stimmstörungen** findet man unter Vertäubung einen wesentlich verbesserten, eventuell sogar unauffälligen Stimmklang. Bei funktionellen und organischen Stimmstörungen dagegen tritt der »normale« Lombard-Reflex auf.

> **Tipp**
>
> Personen, die häufig in **Umgebungslärm** sprechen müssen, sollten den Lombard-Reflex kennen und regulieren lernen, da ein ständiges Verwenden der Stimme mit höheren Schalldruckpegeln und noch dazu einer überhöhten mittleren Sprechstimmlage stimmlich sehr anstrengend und unphysiologisch ist. Muss tatsächlich lauter gesprochen werden, so sollte dies sehr bewusst geschehen und auf keinen Fall mit einer erhöhten mittleren Sprechstimmlage. Die mittlere Lage sollte beibehalten oder sogar um einen oder zwei Halbtöne tiefer liegen, um die glottale Spannung zu reduzieren, da die Glottis für eine höhere Lautstärke einem höheren subglottischen Druck standhalten muss.

Pathologie

Pathologisch ist ein zu starkes Lauter- (>8 dB (A)) und Höherwerden (>4 HT) der Stimme. Ist die Veränderung wesentlich größer, stellt sich die Frage nach der Funktion der neuro-muskulären Phonationskontrolle.

Die Stimmqualität variiert ggf. auch sekundär etwas, wenn glottische Verhältnisse durch Erhöhung der Lautstärke und der Tonhöhe verändert sind.

Bei primär psychogenen Dysphonien verändert sich der pathologische Stimmklang durch den Verlust der audio-phonatorischen Kontrolle hin zu einem physiologischeren Stimmklang. Stimmen, die nahezu aphon waren, werden unter Vertäubung wieder tonal.

Durchführung

Der Patient soll den Standardtext »Der Nordwind und die Sonne« oder »Unser Garten« (http://extras. springer.com) im Sitzen lesen. Die Untersucherin weist den Patienten vorher darauf hin, dass sie sich während seines Lesens hinter ihn stellen und immer mal wieder unmittelbar neben seinen Ohren mit dünnem Papier rascheln wird. Er solle dies nicht weiter beachten und einfach weiterlesen. Den Zweck der Untersuchung sollte man vorher nicht benennen, um eine Beeinflussung des Ergebnisses zu vermeiden. Manche Patienten mit einer guten neuro-muskulären Kontrolle können den Lombard-Reflex bewusst vermeiden.

Zur Durchführung benötigt man zwei etwa DIN A7 große Blätter aus dünnem, raschelnden Papier (z. B. Transparentpapier zum Basteln von Laternen). Man lässt den Patienten einige Sätze des bekannten Textes lesen, um danach einige Sätze lang sehr nah an beiden Ohren mit den Blättern zu rascheln und damit die auditive Rückkopplung auszuschalten.

> **Tipp**
>
> Wichtig ist, nah am Eingang zum äußeren Gehörgang zu rascheln, die Ohren selbst aber nicht zu berühren.

Die Untersucherin hört darauf, ob und wie sich die Stimme unter der Vertäubung verändert. Danach sollte nochmals eine Phase des unvertäubten Lesens erfolgen, eine Phase vertäubten Lesens und zum Abschluss eine Phase unvertäubten Lesens.

Bewertung/Rückmeldung

Wird die Stimme ein wenig lauter und höher, so spricht dies für einen normalen Lombard-Reflex und sollte dem Patienten auch so rückgemeldet werden

Wird aus einer hochgradig pathologischen Stimme ein weitgehend gesunder Stimmklang, so sollte man dem Patienten zurückmelden, dass seine Stimme ganz offensichtlich erfreulicherweise noch in der Lage ist, einen gesunden Stimmklang herzustellen. Dies gelänge aber momentan nur, wenn die Ohren die Stimme nicht kontrollieren. Die Ursache hierfür müsse man noch gemeinsam und vielleicht

auch noch mit Hilfe anderer Fachdisziplinen suchen.

> **Tipp**
>
> Mit der **Diagnose »psychogene Dysphonie oder Aphonie«** wie mit der Tür ins Haus zu fallen, wäre völlig übereilt, für den Patienten nicht angemessen und wenig hilfreich. Die Veränderung des Stimmklangs hin zu physiologisch unter Vertäubung ist ein Hinweis auf eine psychogene Dysphonie. Zur Diagnosestellung gehören aber das Gesamtbild, besondere Empathie im Umgang mit den betroffenen Patienten und die interdisziplinäre Zusammenarbeit mit Phoniatern und Psychologen.

1.2.11 Mittlere Sprechstimmlage (mSsl)

Physiologie

Man muss unterscheiden zwischen mittlerer Sprechstimmlage und Indifferenzlage.

> **Definition**
>
> Die **Indifferenzlage** ist der statistisch definierte Normbereich, in dem sich Männer- und Frauenstimmen mit ihrer mittleren Sprechstimmlage bewegen.

Werte einer mittleren Sprechstimmlage, die oberhalb oder unterhalb der statistisch definierten Grenzen liegen, sollten überprüft werden und weisen auf eine Stimmstörung hin. Die häufigsten ermittelten Werte bei Frauen sind g/gis/a, bei Männern analog eine Oktave tiefer.

Die Indifferenzlage für Männer liegt zwischen F (87 Hz) und H (123 Hz), für Frauen eine Oktave höher zwischen f (175 Hz) und h (247 Hz). In der Literatur findet man für Männer und Frauen häufig die Angabe einer Indifferenzlage bis zu c (131 Hz) bzw. c′ (262 Hz); aus der klinischen Erfahrung erscheint das c bzw. c′ aber schon als zu hoch. Patienten und Patientinnen mit einer mSsl um diesen Wert sind zumeist schon im Bereich der dysphonen Stimmen zu finden.

1

> **Definition**
>
> Die **mittlere Sprechstimmlage** ist der
> mittlere Tonhöhenwert, um den herum sich
> das freie Sprechen bewegt.

Dieser Tonhöhenwert sollte im Bereich der oben beschriebenen Indifferenzlage liegen und liegt im unteren Drittel des jeweiligen Stimmumfangs, etwa bis zu einer Quinte (sieben Halbtöne) über dem tiefsten zu erreichenden Ton.

Man unterscheidet zwischen gespannter und ungespannter mittlerer Sprechstimmlage. Die **gespannte mittlere Sprechstimmlage** ist hörbar im freien Sprechen, beim Halten eines Vortrages, beim Berichten von einem Ereignis. Die **ungespannte mittlere Sprechstimmlage** beim gelangweilten, sehr entspannten, wie fast vor dem Einschlafen gehaltenen Reihensprechen von Zahlen ab 21, den Monaten oder Wochentagen. Auch eine entspannte, intentionale Kauphonation findet im Bereich der ungespannten mittleren Sprechstimmlage statt. Die ungespannte mSsl liegt bis zu einer großen Terz (4 HT) unter der gespannten Lage.

Die Erfahrung zeigt, je näher gespannte und ungespannte Lage dem Abstand von 4 Halbtönen kommen, desto unproblematischer ist die zu untersuchende Stimme. Ein bestehender Abstand zwischen gespannter und ungespannter Lage zeigt, dass die Stimme noch in der Lage ist, verschiedene Spannungszustände herzustellen. Liegen zwischen den beiden Lagen nur noch 1 bis 2 Halbtöne oder fallen gespannte und entspannte Lage gar auf einen Ton, so ist die Stimme erfahrungsgemäß zu wenig entspannt und ausbalanciert.

Pathologie

Ein dauerhaftes Verlassen der gespannten mittleren Sprechstimmlage im freien Sprechen sowohl nach oben als auch nach unten ist auf Dauer immer stimmschädigend. Häufig existiert ein Anheben der mSsl durch ein dauerhaftes Sprechen im Umgebungslärm, zum Beispiel bei Lehrern. Da die mSsl auch abhängig ist von Faktoren wie zum Beispiel psychischer Verfassung, situativem Kontext, stimmlichem Anspruch innerhalb der Situation, sind ungeübte Sprecher gefährdet, die mSsl zu verlassen. Ein häufig beobachtetes Phänomen ist,

dass mit steigendem Anspruch, Nervosität usw. die Stimme gesteigert werden soll. Dies geschieht dann aber nicht durch Herstellen einer größeren stimmlichen Präsenz mit größerer Tragfähigkeit und bewusstem Ausnutzen stimmphysiologischer Parameter, sondern im Gegenteil durch höheren subglottischen Druck, größere Laustärke, steigenden Kehlkopf und in diesem Zusammenhang einer erhöhten mittleren Sprechstimmlage. Ein Schritt hinein in die Dysphonie.

Durchführung
Gespannte mittlere Sprechstimmlage

Die gespannte mittlere Sprechstimmlage ist der wichtigere der beiden Werte für die mittlere Sprechstimmlage, da dieser am ehesten die Alltagsstimme abbildet. Der Patient wird aufgefordert, in alltäglicher, normaler Stimmlage etwas zu erzählen (z. B. wie er heute hergekommen ist, von seinem letzten oder dem geplanten Urlaub, von seinen Aufgaben im Beruf, von seinem Hobby). Die Untersucherin sucht währenddessen am Klavier den Ton, um den sich die Sprechstimme einpendelt. Den Ton leise anspielen, stehen lassen, evtl. mit dem rechten Pedal (Fortepedal) die Dämpfung des Tones aufheben, dann klingt er noch länger nach.

Tipp

Man sollte darauf achten, dass der Patient nicht zu nah am Klavier steht, damit man einen gleichmäßigen Klangeindruck der Stimme bekommt und sich nicht vom Patienten bedrängt fühlt.

Hilfreich kann auch sein, den Ton selbst mitzusummen und dann am Klavier zu suchen/ zu bestätigen.

Am einfachsten ist es, beim G (Männer) oder g (Frauen) mit dem Ermitteln zu beginnen, da g – gis – a und bei Frauen (bzw. G – Gis – A bei Männern) die häufigsten Werte sind. Der gefundene Wert wird im Untersuchungsbogen notiert und im Befundbericht wird die Hz-Zahl (▶ Liste unter http:// extras.springer.com) in Klammern hinter den Notennamen angegeben. Beispiel: g (196 Hz) oder A (110 Hz). Hat die Untersucherin die Möglichkeit, eine Stimmfeldmessung durchzuführen, kann der am Klavier ermittelte Wert im Rahmen der Stimmfeldmessung überprüft werden.

Man kann zumeist wirklich einen einzelnen Ton als mSsl bestimmen, bei sehr ausgeprägter Prosodie oder Instabilität der Stimme kann man auch eine Spanne bis zu 3 oder 4 Halbtönen angeben.

Entspannte mittlere Sprechstimmlage

Der Patient wird aufgefordert, ganz gelangweilt, leiernd, wie kurz vorm Einschlafen oder als ob er resigniert jemandem zum x-ten Mal etwas erklärt, von zwanzig aufwärts zu zählen. Es sind auch andere Reihen möglich, zum Beispiel die Wochentage oder Monate. Auch hierbei wieder den Ton am Klavier bestimmen. Falls der Patient nicht in eine entspannte Lage kommt, weil er nicht in der Lage ist, die Anweisung richtig umzusetzen, kann man die entspannte Lage auch vormachen. Wichtig dabei ist, den eigenen Ton mit dem Klavier wieder zu löschen, bevor der Patient beginnt, damit dieser nicht den Ton der Untersucherin übernimmt.

> **Tipp**
>
> Kauphonation mit viel Intention (»Kauen Sie ganz genüsslich auf einem Ton.«) oder das zustimmende »mmh« innerhalb eines Gespräches liefern ebenfalls die entspannte mittlere Sprechstimmlage eines Patienten.

Über die Aufforderung zum stimmhaften, genüsslichen, knatschigen Kauen mit geschlossenem Mund gelangt man ebenfalls zur entspannten mittleren Sprechstimmlage.

Bewertung/Rückmeldung

Eine entspannte mittlere Sprechstimmlage mit bis zu etwa 4 Halbtönen, einer großen Terz, unterhalb der gespannten mittleren Sprechstimmlage, ist ein gesunder Wert. Erfahrungsgemäß spricht ein Abstand zwischen gespannter und ungespannter Lage, der den 4 Halbtönen sehr nahe kommt, für eine physiologischere Stimme als ein Abstand von nur noch einem Halbton oder gar ein Zusammenfallen von gespannter und ungespannter Lage.

1.2.12 Stimmumfang

Physiologie

> — Definition —
>
> Als Stimmumfang bezeichnet man das Intervall zwischen dem tiefsten und dem höchsten Ton, den eine menschliche Stimme in der Lage ist zu produzieren.

Der Stimmumfang, teilweise in der Literatur auch als Tonhöhenumfang bezeichnet, liegt zwischen 2 und 4 Oktaven und wird in Halbtönen (HT) angegeben. Eine Durchschnittsstimme erreicht etwa 2 Oktaven (also 24 HT), eine gut ausgebildete Stimme kann auch mal über 3 Oktaven verfügen, 4 Oktaven sind relativ selten.

Man unterscheidet zwischen dem absoluten oder physiologischen Stimmumfang und dem musikalischen Stimmumfang.

> — Definition —
>
> Der **absolute Stimmumfang** beschreibt den Abstand zwischen dem höchsten und dem tiefsten zu erreichenden Ton, also »vom tiefsten Brummen bis zum höchsten Quietschen«.

Die Spitzentöne an beiden Enden des Umfangs sind nicht mehr »schön«, sondern ertönen so gerade noch. Den absoluten Stimmumfang zu bestimmen ist stimmlich sehr anstrengend und sollte mit Bedacht durchgeführt und nicht übertrieben werden. Bei Patienten mit akuten Erkrankungen des Kehlkopfes, z. B. einer Laryngitis, muss die Überprüfung des Stimmumfanges auf einen späteren Zeitpunkt verschoben werden, wenn die Laryngitis abgeheilt ist. Bei funktionellen Dysphonien ausgeprägter Natur oder dem in der Untersuchung entstehenden Verdacht auf Stimmlippenknötchen oder Ödeme sollte man ebenfalls mit der Durchführung der Stimmumfangsbestimmung vorsichtig umgehen. Der physiologische Stimmumfang sollte, wie im Basisprotokoll der ELS festgelegt, mindestens 24 Halbtöne umfassen.

1

> **Definition**
>
> Der **musikalische Stimmumfang** beschreibt das Intervall vom tiefsten bis zum höchsten Ton des Stimmumfangs, der jeweils noch musikalisch verwertbar ist.

Das heißt, der Ton muss eine entsprechende Klangqualität haben und muss mindestens zwei Sekunden gehalten werden können. Der musikalische Stimmumfang ist immer kleiner als der absolute Stimmumfang. Es macht einen Unterschied, ob die Spitzentöne in der Höhe beim Aufwärtssingen in Halbtonschritten erreicht wurden, oder im »Schwung« einer Vokalise; dort sind Spitzentöne durch den Zusammenhang leichter zu erreichen.

Physiologie/Pathologie

Pathologisch ist ein absoluter Stimmumfang unter 24 Halbtönen. Hier gelten laut Basisprotokoll der ELS folgende Abstufungen:
- physiologisch: >24 HT
- geringgradig eingeschränkt: 24 – 18 HT
- mittelgradig eingeschränkt: 17 – 12 HT
- hochgradig eingeschränkt: <12 HT.

Durchführung

Der Patient wird von der Untersucherin aufgefordert, die am Klavier in Halbtonschritten nicht zu laut vorgegebenen Töne nachzusingen. Man beginnt zumeist im Bereich der mittleren Sprechstimmlage. Sollte ein spontanes Nachsingen schwierig sein, kann man auch 2 bis 4 Halbtöne höher anfangen. Die höhere Stimmlippenspannung des höheren Tones ermöglicht es musikalisch ungeübten Patienten eher, den geforderten Ton nachzusingen. Gelingt auch dies dem Patienten nicht, singt die Untersucherin zunächst die Töne mit, geht dann aber aus dem Ton raus, so dass nur der Ton des Patienten zu hören ist. Falls der Ton des Patienten falsch wird, sobald die Untersucherin »rausgeht«, bleibt sie beim Mitsingen. Sollte dies auch nicht gehen, ist die letzte Möglichkeit bei völlig unmusikalischen Patienten, sie den höchsten und den tiefsten Ton »irgendwie« singen zu lassen. Diese Töne müssen dann am Klavier gesucht werden.

Die Überprüfung des Stimmumfangs wird in aller Regel zunächst in die Tiefe durchgeführt.

Dann erfolgt ein erneuter Start im Bereich der mSsl und die Überprüfung des Umfangs in die Höhe.

> **Tipp**
>
> Bei der **Untersuchung in die Höhe** ist es wichtig, mit steigender Tonhöhe die Töne mit einigermaßen »Schwung« am Klavier vorzugeben, das macht ein Mitsingen leichter. Steigt ein Patient beim Mitsingen aus und ist die obere Grenze noch nicht erreicht, muss man unbedingt ein paar Halbtöne unterhalb des zuletzt gesungenen Tones wieder einsteigen.

Je höher der Ton, desto schwieriger ist ein Wiedereinsteigen exakt auf dem letzten Ton. Daher ist ein erneuter Beginn in tieferer Lage mit entsprechendem Schwung erfolgversprechender. Für viele Patienten ist Singen ungewohnt, mit Scheu behaftet, peinlich. Umso mehr ist die Untersucherin gefordert, den Patienten zu motivieren und zu unterstützen, ggf. teilweise mitzusingen. Wichtig ist, dass die Überprüfung des Stimmumfangs nicht zu lange dauert, sonst wird es mühsam und die Konzentration wird zu groß, was eine lockere Stimmgebung behindern kann.

Bewertung/Rückmeldung

Dem Patienten sollte nach der Überprüfung mitgeteilt werden, über welche Anzahl von Halbtönen seine Stimme verfügt und wie dies, anlog zur oben beschriebenen Einteilung durch das Basisprotokoll der ELS, zu bewerten ist.

Um den Umfang auszurechnen und später im Befundbericht zu dokumentieren, braucht man wiederum die unter http://extras.springer.com vorhandene Übersicht über die Klavierfrequenzen und Halbtonstufen. Die Berechnung des Stimmumfangs erfolgt so:

Stimmumfang für eine Frauenstimme

Stimmumfang ermittelt von H (123 Hz), Halbtonstufe 27, bis b" (932 Hz), Halbtonstufe 62. 62 minus 27 gleich 35. Die Patientin verfügt über einen Stimmumfang von 35 Halbtönen; dieser ist deutlich größer als die physiologische Mindestanforderung. Erfreulich!
Im Befund steht dann:
Stimmumfang: H (123 Hz) bis b" (932 Hz), entspricht 35 Halbtönen.

1.2.13 Tonhaltedauer

┌─ **Definition** ─────────────────

Unter Tonhaltedauer versteht man die Zeitspanne, die eine Person einen Ton nach tiefer Einatmung auf Vokal /a/ im Bereich der mittleren Sprechstimmlage und normaler Sprechlaustärke halten kann.

Mit ihrer Hilfe kann man in Ansätzen einen Rückschluss auf die Qualität und Quantität des Glottisschlusses während der Phonation ziehen. Grundvoraussetzung ist, dass eine physiologische Vitalkapazität vorliegt, die den Schluss zulässt, dass das Problem im Bereich des Larynx liegen muss. Bei pathologischer, reduzierter Vitalkapazität kann die verkürzte Tonhaltedauer ihre Ursache auch in der Lungen- und nicht der Larynxfunktion haben.

Die Tonhaltedauer gilt als ein Hinweis auf die Leistungsfähigkeit der Stimme und als ein Maß für die Qualität des Glottisschlusses. Sie ist jedoch von so vielen verschiedenen Faktoren abhängig, dass sie dadurch keine absolute Vergleichsgröße darstellen kann. **Faktoren**, die auf die Tonhaltedauer einwirken sind z. B.

- die Lautstärke,
- die Fähigkeit des Patienten, dosiert Luft abgeben zu können,
- seine gesangliche Geübtheit,
- die psychische Verfassung,
- die Luftmenge, die von der Lunge zur Verfügung gestellt werden kann,
- die dosierte Luftabgabe mit Hilfe der Aufrechterhaltung der Einatemtendenz,
- Körperhaltung,

- subglottischer Druck,
- Qualität des Stimmlippenschlusses,
- Engagement beim Ausführen der Aufgabe.

Physiologie

In der Literatur gehen die Angaben über eine physiologische Tonhaltedauer auseinander. Manchmal wird zwischen Werten für Männern und Frauen unterschieden, zusammenfassend finden sich aber überall Werte zwischen 20 und 30 Sekunden für stimmlich Gesunde. Die ELS hat in ihrem Basisprotokoll den physiologischen Wert für die Tonhaltedauer bei Erwachsenen bei 15 Sekunden festgelegt.

Pathologie

Werte unter 10 Sekunden gelten als ganz sicher pathologisch. Laut Basisprotokoll der ELS (http://extras.springer.com) gilt folgende Einteilung:

- physiologisch: >15 Sekunden
- geringgradig eingeschränkt: 15 – 11 Sekunden
- mittelgradig eingeschränkt: 10 – 7 Sekunden
- hochgradig eingeschränkt: < 7 Sekunden.

Durchführung

Die Tonhaltedauer wird immer im Stehen durchgeführt. Der Patient wird aufgefordert, sich möglichst aufrecht hinzustellen, ohne übertrieben gerade zu stehen. Ziel ist eine möglichst physiologische Aufrichtung im Rahmen der individuellen Möglichkeiten des Patienten zum Zeitpunkt der Untersuchung. Im Stehen ist die beste Koordination von Atmung und Phonation möglich. Der Patient soll gut einatmen und dann auf den Vokal /a/ in mittlerer Lautstärke im Bereich der mSsl möglichst lange halten. Viele Patienten werden nach der Aufforderung, tief einzuatmen, in eine pathologische Hochatmung geraten, deshalb versucht man die Formulierung »gut einatmen«, um die Atmung ggf. etwas weniger zu forcieren. Gerät der Patient trotzdem in eine thorakale Atmung, muss dies für die Untersuchung akzeptiert werden. Das Erarbeiten einer costo-abdominalen Phonationsatmung muss in der Therapie stattfinden. Ohne die Aufforderung zum tiefen Einatmen bleiben die meisten Patienten unter der ihnen möglichen Tonhaltedauer. Der Patient soll sich einen Punkt in der Ferne suchen, eventuell aus dem Fenster schauen, während der Ton zu halten ist. Den Beginn des Tones bestimmt der Patient, auf Kommando der Untersucherin zu singen wäre ergebnisverfälschend. Die Untersucherin während des Tones anzuschauen ist für einige irritierend. Ein weit schweifender Blick in die Ferne macht das Tonhalten leichter, da dies eine ungewohnte Aufgabe ist, außer für gesanglich geübte Patienten oder Sänger.

Die Untersucherin stoppt die Dauer des Tones mit einer Stoppuhr. Es müssen nach ELS drei Messungen durchgeführt werden, die Tonhaltedauer steigert sich oft innerhalb der drei Versuche aufgrund eines minimalen Trainingseffektes auf glottaler Ebene und einer sich verbessernden dosierten Luftabgabe. Da zur Berechnung des Phonationsquotienten die Tonhaltedauer vonnöten ist, ist ein möglichst guter Wert Ausganspunkt für einen realistischen Phonationsquotienten.

Bewertung/Rückmeldung

Dem Patienten sollte die Untersucherin rückmelden, wie die Tonhaltedauer in Bezug auf die Werte nach dem Basisprotokoll zu beurteilen ist. Eine kurze Erläuterung, was die Tonhaltedauer aussagt (siehe Physiologie), ist sicher auch für den Patienten hilfreich. Im Befundbericht werden alle drei gemessenen Werte angegeben.

1.2.14 Glissando

Physiologie

> **Definition**
>
> Ein Glissando ist ein gleichmäßiges Auf- oder Abwärtsgleiten der Stimme über eine Anzahl von Tönen, idealerweise ohne einen hörbaren Bruch.

Das Glissando überprüft die Fähigkeit der inneren und äußeren Kehlkopfmuskulatur, sich gut aufeinander abzustimmen und ineinandergreifend zu arbeiten. Das betrifft vor allem die Koordination von der Funktion des M. vocalis und M. cricothyreoideus (CT) am Übergang vom Brust- zum Kopfregister.

Ein Glissando darf bei unausgebildeten Stimmen nicht überbewertet werden, gibt aber einen Eindruck davon, wie die muskuläre Koordination etwa einzuschätzen ist. Gerade Patienten mit funktionellen Stimmstörungen, die unter einem Zuviel an Kraft und Spannung leiden, fällt es oft schwer, mit der Stimme aus der Höhe wieder zurück in die Tiefe zu gleiten, da der CT nicht mehr loslässt, die Stimme das Kopfregister nur schwer wieder verlassen kann.

Bei unausgebildeten Stimmen sollte ausgehend von der mittleren Sprechstimmlage ein Gleiten nach oben über eine große Terz (4 HT) oder Quarte (5 HT) ohne Bruch oder »Leerstellen«, also aphonen Bereichen, möglich sein. Bei ausgebildeten Stimmen muss ein Glissando über den gesamten Stimmumfang ohne Bruch möglich sein.

Pathologie

Als pathologisch ist zu bewerten, wenn ein auffälliger Bruch, Sprung oder Kippen der Stimme beim Gleiten bereits über eine Terz hörbar wird. Ein Glissando, das kleiner ist als 4 Halbtöne, liegt ebenfalls unter den Mindestanforderungen für eine gesunde Stimme.

Durchführung

Der Patient wird aufgefordert, ein Glissando aus der Tiefe in die Höhe ohne Lautstärkeschwankungen zu produzieren. Es kann hilfreich sein, wenn die Untersucherin ein Glissando vormacht. Eine begleitende Handbewegung, die die Stimmfunktion unterstützt, ist ein Aufwärtsrutschen mit der Hand, als ob »Berg rauf« beschrieben würde. Dann beim Gleiten zurück in die Tiefe erfolgt die gleiche Handbewegung abwärts.

Bewertung/Rückmeldung

Dem Patienten sollte man mitteilen, wie das Glissando zu bewerten ist, ob zumindest die große Terz, in den allermeisten Fällen aber ein deutlich größeres Intervall, möglich und ohne Bruch möglich ist.

1.2.15 Schwellton (messa di voce)

Definition

Ein Schwellton ist ein gesungener Ton, der leise (pianissimo oder piano) beginnt, sich langsam (piano – mezzoforte – forte) auf gleicher Tonhöhe (!) bis zu seinem Intensitätsmaximum (fortissimo) steigert. und dann wieder langsam zum piano (oder pianissimo) zurückkehrt.

Physiologie

Ein Schwellton, der perfekt ohne Tonhöhenschwankung, ohne Brüche und langsam und gleichmäßig ausgeführt wird, gilt als die gesangstechnisch am schwierigsten zu erbringende Leistung überhaupt. Dementsprechend darf er bei unausgebildeten Stimmen, die evtl. -über keinerlei Gesangserfahrung verfügen, nicht überbewertet werden. Trotzdem kann man ihn im Rahmen der Überprüfung der stimmlichen Leistungsfähigkeit testen, denn das Schwelltonvermögen sagt etwas über die feinste Differenzierungsfähigkeit der inneren Kehlkopfmuskulatur und des M. cricothyreoideus (CT) aus. In der Mittellage beispielsweise muss der M. vocalis bei stärkerem Anblasedruck beim Lauterwerden langsam und kontinuierlich seine Masse vergrößern, um ein Anschwellen möglich zu machen. Die Taschenfalten sollten kompensatorisch nicht einspringen. Beim Abschwellen wird deutlich, ob auch bei geringerem Anblasedruck und geringerer schwingender Masse ein kompletter Schluss der Glottis möglich ist, ansonsten entsteht ein behauchter Klangeindruck. Das Schwelltonvermögen ist stark abhängig von der Lage, in der der Schwellton ausgeführt wird und dem verwendeten Vokal. Atmung, subglottischer Druck und Stimmlippenspannung müssen in genaue Koordination gebracht werden. Bei nicht ausgebildeten Stimmen sollte

- eine Dynamikbreite von etwa 20 dB(A) möglich sein,
- der Ton sollte stabil bleiben,
- es sollte kein Bruch hörbar werden und
- die Klangfarbe weitgehend ähnlich bleiben.

Bei ungeübten Stimmen oder unmusikalischen Patienten kommt es häufig vor, dass die Stimme

aufgrund der Kraftsteigerung beim Anschwellen höher wird.

Pathologie

Pathologisch sind ein deutliches Wegkippen der Stimme, aphone Bereiche oder ein deutlich hörbarer Bruch. Der Ton sollte beim Anschwellen nicht ansteigen, wobei ein Ansteigen bis zu einer Quarte (5 HT) bei ungeübten Stimmen noch nicht pathologisch ist. Oft hilft dann ein zweiter Versuch nach einem Vormachen durch die Untersucherin. Ist die Dynamikbreite geringer als 20 dB, weist das auf eine wenig steigerungsfähige Stimme hin. Verminderte Steigerungsfähigkeit ist immer ein Hinweis auf eine pathologische Stimme oder auf eine anlagebedingte schwache Stimme. Gesunde Stimmen haben immer eine deutliche Steigerungsfähigkeit. Ist kein Decrescendo hin zum Piano mehr möglich, weist dies darauf hin, dass die Stimme oft mit zu viel Kraft und Druck geführt wird und daher nur schlecht in der Lage ist, das Mehr an Intensität, das für ein physiologisches Forte nötig ist, wieder loszulassen und zurückzuführen. Als Folge kommt die Stimme beim Abschwellen nur bis zum Mezzoforte oder Mezzopiano, nicht mehr zum Piano. Ein Decrescendo ist immer schwieriger als ein Crescendo. Zur Verdeutlichung der Begriffe aus der Musik: siehe Darstellung unter http://extras.springer.com.

> Bei hypofunktionellen Dysphonien nimmt der Hauch bei abnehmender Lautstärke häufig zu.
> Bei hyperfunktionellen Dysphonien kann die Stimme knarren, wenn sie leiser wird.

Durchführung

Der Patient wird aufgefordert, einen Ton in mittlerer, bequemer Stimmlage auf /o/ oder /u/ ganz leise anzusetzen, ihn dann gleichmäßig lauter und wieder leiser werden zu lassen. Eine Handbewegung parallel zum Ton kann hilfreich sein: Beginnend mit beiden aneinander liegenden Händen auf Bauchhöhe, langsam Hände auseinanderbewegen, parallel zur Lautstärkensteigerung. Wird der Ton wieder leiser, bewegen sich die Hände wieder aufeinander zu.

> **Tipp**
>
> Es kann hilfreich sein, dem Patienten einen Schwellton vorzumachen. Ein zweiter oder dritter Versuch sind möglich.

Bewertung/Rückmeldung

Ein perfekter Schwellton ist eine sängerische Höchstleistung. Daher darf das Schwelltonvermögen nicht überbewertet werden, gibt aber einen Hinweis auf die stimmliche Leistungsfähigkeit, Musikalität und stimmliche Reserven. Für die Rückmeldung an den Patienten sollte man die vorab beschriebenen Beurteilungskriterien kennen und einbeziehen.

1.2.16 Piano

Ein gutes, ruhiges, nicht behauchtes und ausreichend leises Piano ist eine stimmlich hohe Leistung, da die Stimmlippen ohne große Masse und geringen Anblasedruck einen klaren Ton ohne Behauchung produzieren müssen. Eine gute Atemtechnik hilft hierbei. Wie leicht springt die Stimme an? Bei ausgeglichenen glottalen Tonusverhältnissen ohne organische Befunde springt eine Stimme hörbar leicht, ohne Kraftaufwand, ohne hörbaren Glottisschlag und vor allem ohne Behauchung an. Ein verzögertes Anspringen der Stimme spricht immer für ein Problem: mit dem Tonus oder mit der Schleimhaut.

Physiologie

Ein leiser Ton erfordert einen geringen Anblasedruck und relativ dünne Stimmlippen. Die Spannung der Stimmlippen ist relativ gering, es bedarf nur einer geringen medialen Kompression. Von der ELS ist im Basisprotokoll für eine gesunde Stimme ein Intensitätsminimum von <55 dB (A) gefordert. Bei einem guten Piano bleibt der Ton auf einer Tonhöhe, er bleibt stabil im Klang, hat keine Abbrüche oder Aussetzer, ist nicht behaucht und hat eine weitgehend gleichbleibende Klangfarbe. Der Ton sollte gleich anspringen, es gibt keine Einschränkungen oder Verzögerungen im Ansprechverhalten.

Pathologie

Ein verzögertes Anspringen spricht für eine zu hohe glottale Spannung: Es muss zu viel Tonus überwunden werden, um eine Stimmlippenschwingung auszulösen. Ein Problem der obersten Schicht der Stimmlippen, der Schleimhaut, kann hierfür auch ursächlich sein, beispielsweise bei einer Entzündung oder einem sogar nur leichten Ödem. Ein hörbarer Luftvorschub ohne Ton zeigt, dass die Stimmlippen nicht sofort von der ausströmenden Luft in Schwingung versetzt werden können. Ein Kippen oder eine Behauchung ist ebenso pathologisch, wobei bei unausgebildeten Frauenstimmen in der Mittellage ein geringer Hauch physiologisch ist, in der laryngoskopischen Untersuchung ist in diesem Bereich ein kleines, offenes hinteres Dreieck (Schlussinsuffizienz des M. arytaenoideus transversus und obliquus) sichtbar und stellt keinen pathologischen Befund dar. Aus der Erfahrung ist ein Piano ohne Hauch und Bruch vor allem bei Patienten mit zu stark kraftorientierten Stimmen nur noch schwer möglich. Auch organische Befunde (Stimmlippenknötchen, Ödeme, Polypen) machen ein Piano sehr, sehr schwer.

Durchführung

Der Patient wird aufgefordert, einen Ton in mittlerer, bequemer Stimmlage auf /u/ (oder /o/) ganz leise anzusetzen und ihn zu halten. Währenddessen misst die Untersucherin mit dem Schallpegelmesser die Lautstärke in dB (A).

> **Tipp**
>
> Es muss gewährleistet sein, dass der Mund-Mikrofon-Abstand genau 30 cm beträgt, schon kleine Abweichungen führen zu einer Verfälschung des Ergebnisses. Das Mikrofon muss waagerecht, genau in Mundhöhe des Patienten gehalten werden.

Vor allem bei der Überprüfung des Piano muss darauf geachtet werden, dass die Umgebungsgeräusche 40 dB (A) nicht überschreiten. Eventuell muss die Untersucherin dem Patienten ein Piano vormachen.

Bewertung/Rückmeldung

Man sollte dem Patienten eine Rückmeldung über seine Leistung in Bezug auf die Anforderungen der ELS (<55 dB (A)) geben und ihm ggf. erläutern, was es bedeutet, wenn eine Stimme nicht mehr leise werden kann.

1.2.17 Rufstimme

Physiologie

Eine gesunde Stimme verfügt über eine gute Steigerungsfähigkeit, ohne dabei abzubrechen, zu fest zu werden oder wesentlich in der mittleren Sprechstimmlage zu steigen. Das gilt für das lautere Sprechen und für das Rufen. Die maximale Steigerung der Stimme hin zum Rufen ist anstrengend und dieser Teil der funktionellen Stimmprüfung sollte ganz am Ende der zu überprüfenden Stimmleistungen stehen, auf jeden Fall aber nach dem Piano, weil ein vorheriges Rufen die Untersuchungsergebnisse hinsichtlich der Minimalleistung der Stimme im Bereich Lautstärke verfälschen kann.

Auf die Überprüfung Rufstimme verzichten sollte man auf jeden Fall bei
- akuten Entzündungsprozessen,
- bekannten organischen Befunden,
- postoperativ und
- bei Stimmen, die vom Höreindruck bereits »am Anschlag sind«,

um keine bleibenden Schädigungen oder Einblutungen in den Stimmlippen zu produzieren.

Zur Erinnerung: »Lauter Ton« bedeutet große Amplitude, hoher Anblasedruck, relativ dicke Stimmlippen, hohe Stimmlippenspannung, hohe mediale Kompression.

Eine gesunde Stimme sollte beim Rufen eine Lautstärke von einem Intensitätsmaximum von >90 dB (A) erreichen. Das heißt, eine gesunde Stimme wird beim Rufen ausreichend laut und ist deutlich steigerungsfähig, ohne ins Kreischen zu geraten.

Die Stimme darf höher werden. In der Literatur finden sich Angaben von einem Tonhöhenanstieg von einer Quinte (7 HT) bis einer Oktave (12 HT). Eine Oktave ist allerdings schon sehr viel. Stimmtechnisch ideal wäre es, und das Bedarf der Übung, wenn die Rufstimme tendenziell leicht tiefer wird.

Dann bleibt die Stimmlippenspannung geringer und die hohe mediale Kompression verbunden mit dem notwendigen hohen Anblasedruck ist glottal nicht so anstrengend und stimmschonender.

Normal ist die sogenannte »Rufterz«, das heißt, der zweite Ton bei zum Beispiel einem gerufenen »Hal - lo« liegt eine Terz unter dem ersten Ton.

Pathologie

Pathologisch sind
- ein Wegkippen der Stimme,
- eine Tonhöhensteigerung mehr als eine Oktave und
- vor allem eine reduzierte Steigerungsfähigkeit.

Eine Stimme, die die geforderten 90 dB (A) nicht annähernd erreichen kann, ist beispielsweise einem Sprechberuf nicht gewachsen, da sie nicht über ausreichende stimmliche Reserven verfügt.

Durchführung

Der Patient wird aufgefordert, so laut wie möglich zu rufen. Leichter geht es, wenn er dabei zum Beispiel aus dem Fenster schauen kann (das Fenster darf ruhig zu bleiben!) und sich vorstellt, jemanden zu rufen, der sehr weit entfernt steht. Ein oder zwei Worte zu rufen reicht nicht, es sollte schon ein kurzer Satz sein, zum Beispiel »Paul, komm mal rüber, das Essen ist fertig, sonst wird es kalt!« oder auch »Anna, pass auf, da kommt ein Auto!«

> **Tipp**
>
> Absolut wichtig ist es, den Patienten anzuleiten zu **rufen**, und nicht zu **kreischen** oder zu **brüllen**!

Kreischen oder Brüllen provozieren eine Stimmproduktion jenseits aller gesunden Grenzen, ein Überschlagen der Stimme und damit Kräfte auf glottaler Ebene, die Verletzungen herbeiführen können. Während der Patient ruft, misst die Untersucherin wieder mit dem Schallpegelmesser die Lautstärke in dB (A). Wiederum sollte man darauf achten, den 30 cm Abstand genau einzuhalten. Das Ermitteln der Ruflautstärke sollte man, da es so anstrengend ist, nach Möglichkeit schon beim ersten oder zweiten Versuch hinbekommen haben. Ist der erste Versuch des Patienten zu leise oder die Untersucherin hat den Eindruck, dass es ohne Probleme noch lauter gehen könnte, sollte sie ein Rufen vormachen. Das nimmt dem Patienten eventuell auch die Hemmungen im Rahmen einer Untersuchung so laut zu rufen und an seine Grenzen zu gehen.

Bewertung/Rückmeldung

Man sollte dem Patienten eine Rückmeldung über seine erreichte Lautstärke in Bezug auf die geforderte Lautstärke von >90 dB (A) geben. Ist die Stimme deutlich leiser und nur wenig steigerungsfähig, sollte man besprechen, dass dies ein Indikator dafür ist, dass es sich um eine nicht voll leistungsfähige Stimme handelt.

1.2.18 Dysphonie-Index nach Friedrich

Prof. Dr. Gerhard Friedrich, u. a. Leiter der Klinischen Abteilung für Phoniatrie der Medizinischen Universität Graz, stellte 1998 seinen Dysphonie-Index vor, der auf der Basis internationaler Literatur und klinischer Erfahrungen beruht.

> **Definition**
>
> Der Dysphonie-Index nach Friedrich ist ein einfach zu handhabendes Instrumentarium, um
> - den Schweregrad einer Stimmstörung zu berechnen,
> - zu Beginn, im Verlauf und am Ende der logopädischen Stimmtherapie vergleichen zu können sowie
> - Qualitätssicherung zu garantieren.

Er kann selbstverständlich nicht allen Dimensionen einer Stimmstörung gerecht werden, aber im Zusammenhang mit weiteren diagnostischen Werten und einer Verlaufsbeschreibung ist er sehr hilfreich. Vor allem wird hier, wie von der ELS gefordert, der subjektiven Selbsteinschätzung des Patienten zur Einschränkung durch die Stimmstörung ein objektives Instrumentarium angewendet.

Der Dysphonie-Index nach Friedrich wird errechnet aus den Merkmalen:
1. Heiserkeit analog RBH-Klassifizierung
2. Stimmumfang der Singstimme in Halbtönen

3. Stimmdynamik in dB (A)
4. Tonhaltedauer auf /a/ in Sekunden
5. Grad der kommunikativen Beeinträchtigung.

Der **Heiserkeitsgrad** ist hier der Wert hinter dem »H« aus der RBH-Skalierung. Den **Stimmumfang** kann man entweder aus der Bestimmung des Stimmumfangs aus der funktionellen Stimmprüfung entnehmen oder aus dem Singstimmfeld, wenn ein solches erstellt wird. Die **Stimmdynamik** in dB (A) ist die Differenz zwischen dem Wert, der bei der Rufstimme ermittelt wurde, und dem Wert des Piano. Die **Tonhaltedauer** wurde im Rahmen der funktionellen Stimmprüfung ermittelt. Der Wert wird hier herangezogen.

Die Bewertung der **kommunikativen Beeinträchtigung** erfolgt analog zur RBH-Klassifikation auf einer vierstufigen Skala. Der Patient wird gefragt, inwieweit er sich durch seine Stimmstörung in seiner alltäglichen Kommunikation und bei größeren Anforderungen an seine Stimme (z. B. im Beruf) beeinträchtigt fühlt.

Die Bewertung erfolgt nach diesem Schema:
- 0 = keine kommunikative Beeinträchtigung
- 1 = keine Beeinträchtigung in der alltäglichen sozialen Kommunikation; geringe Einschränkung bei verstärkter Stimmbelastung bzw. erhöhter Stimmanforderung
- 2 = geringe Beeinträchtigung in der alltäglichen sozialen Kommunikation; starke Einschränkung bei verstärkter Stimmbelastung bzw. erhöhter Stimmanforderung, Stimme nicht belastbar
- 3 = starke Einschränkung auch in der alltäglichen Kommunikation, Sozialkontakte beeinträchtigt

Physiologie und Pathologie

Eine gesunde Stimme hat den Wert von 0, eine maximal gestörte Stimme den Wert 3.

Durchführung

Den Dysphonie-Index nach Friedrich erhält man, indem man die Summe der erreichten Punkte durch fünf teilt. Je höher der Index-Wert, desto stärker ausgeprägt ist die Stimmstörung (◘ Tab 1).

◨ Tab. 1 Dysphonie-Index nach Friedrich		0	1	2	3
Heiserkeit	Index	0	1	2	3
Stimmumfang	in Halbtönen (HT)	> 24	24 – 18	17 – 12	< 12
Stimmdynamik	in dB (A)	> 45	45 – 35	34 – 25	< 25
Tonhaltedauer	in Sekunden	> 15	15 – 11	10 – 7	< 7
Kommunikative Beeinträchtigung	Index	0	1	2	3
Summe : 5 = Dysphonie-Index					

nach: Schneider/Bigenzahn 2007

Bewertung/Rückmeldung

Dem Patienten sollte man in kurzen Zügen den Dysphonie-Index nach Friedrich erläutern und ihm seinen Wert benennen und einordnen.

❯ Der Dysphonie-Index nach Friedrich ist ein Instrumentarium, um die Schwere einer Stimmstörung und ggf. den Verlauf der Behandlung in Zahlen auszudrücken. Mit Hilfe dieses Index, der national und international anerkannt ist, lässt sich der Schweregrad der Stimmstörung darstellen. Die Abgrenzung von euphonen und dysphonen Stimmen wird ggf. deutlicher. Der Index ist aus repräsentativen Einzelparametern einer Stimmuntersuchung zusammengesetzt.

1.2.19 Vitalkapazität

┌─ Definition ──────────────────

Die Vitalkapazität ist die Lungenkapazität, die sich zusammensetzt aus Atemzugvolumen (Luftmenge, die in Ruhe bei normaler Ein- und Ausatmung bewegt wird), inspiratorischem Reservevolumen (Luftmenge, die nach normaler Einatmung noch zusätzlich maximal eingeatmet werden kann) und exspiratorischem Reservevolumen (Luftmenge, die nach normaler Ausatmung noch zusätzlich maximal ausgeatmet werden kann).

Die Vitalkapazität ist ein Faktor, der die Tonhaltedauer mit bedingt. Ihre Bewertung ist abhängig von Alter, Geschlecht und Größe des Patienten.

Ist die Vitalkapazität im Bereich des Physiologischen und liegt eine verkürzte Tonhaltedauer vor, kann man schlussfolgern, dass das Problem auf laryngealer Ebene liegt. Ist die Vitalkapazität jedoch pathologisch, so kann eine verkürzte Tonhaltedauer neben einer laryngealen Ursache auch ihre Ursache in der pathologischen Lungenfunktion haben.

Physiologie

Vitalkapazität Normwerte (◨ Tab 2).

Pathologie

Vitalkapazität und Einschränkungsstufen (◨ Tab 3).

Bis zu 80% vom Sollwert wird die Vitalkapazität pragmatisch als physiologisch eingeschätzt, abweichend von der Tabelle. Berechnung: 100% Wert mal 0,8 ergibt den 80%-Wert.

Durchführung

Die Vitalkapazität wird über eine Spirometrie ermittelt. Der Patient wird aufgefordert, maximal einzuatmen und dann die gesamte Luft (bis nichts mehr ausgeatmet werden kann) in das Spirometer auszuatmen. In diesem Fall darf maximal thorakal eingeatmet werden. Zentral ist, dass die maximale Luftmenge in die Lunge eingeatmet und bei der Ausatmung mit dem Spirometer gemessen werden soll. Damit alle ausströmende Luft vom Spirometer gemessen werden kann, ist es wichtig, dass der Patient das Röhrchen am Spirometer mit seinen Lippen komplett umschlossen hält, damit keine Luft an der

◘ Tab. 2 Vitalkapazität Normwerte

Körpergröße (cm)/Alter (Jahren)	160		170		180		190		200	
	männl.	weibl.	männl.	weibl.	männl.	weibl.	männl.	weibl.	männl.	weibl.
20	4,37	3,97	5,24	4,77	6,23	5,66	7,32	6,66	8,54	7,76
30	4,07	3,70	4,88	4,43	5,79	5,26	6,81	6,19	7,94	7,22
40	3,76	3,42	4,51	4,10	5,35	4,86	6,29	5,72	7,34	6,67
50	3,45	3,14	4,14	3,76	4,91	4,47	5,78	5,25	6,74	6,13
60	3,14	2,86	3,77	3,43	4,48	4,07	5,26	4,79	6,14	5,58
70	2,84	2,58	3,40	3,09	4,04	3,67	4,75	4,32	5,54	5,04
80	2,53	2,30	3,03	2,76	3,60	3,27	4,24	3,85	4,94	4,49

nach Schneider und Bigenzahn 2007

◘ Tab. 3

Vitalkapazität	Einschränkung
>90% vom Soll	Keine
70-90% vom Soll	Leichte
50-70% vom Soll	Mittelgradige
<50% vom Soll	Schwere

nach Schneider und Bigenzahn 2007

Seite entweichen kann. Man kann den Patienten ein bisschen »anfeuern«, um ihn zu motivieren, auch wirklich alles zu geben. Die Nase muss mit einer Nasenklemme oder mit Daumen und Zeigefinger zugehalten werden, damit keine Luft durch die Nase austreten kann, zum Beispiel bei eventuellen Insuffizienzen des Velums. Die Geschwindigkeit, mit der die Luft ins Spirometer gepustet wird, ist unerheblich.

Tipp

Vorsicht bei kreislaufinstabilen Patienten! Kommt der Patient an seine Leistungsgrenze oder droht er sich zu überanstrengen, muss eine Messung reichen oder ggf. ganz auf die Ermittlung der Vitalkapazität verzichtet werden.

Die Messung wird nach Richtlinien der ELS dreimal durchgeführt. Meistens steigert sich der Wert von Versuch zu Versuch. Zur Berechnung des Phonationsquotienten ist die Vitalkapazität nötig. Um einen realistischen Wert berechnen zu können, ist eine optimale Ermittlung der Vitalkapazität wichtig.

Bewertung/Rückmeldung

Anhand der Tabelle sollte die Untersucherin den erreichten Wert des Patienten in Bezug auf die Normwerte berechnen. Bei Patienten von zum Beispiel 35 Jahren und einer Größe von 175 cm muss man die Mittelwerte der Tabelle bestimmen (aus 30 und 40 Jahren und jeweils von 170 und 180 cm) und dann die Werte berechnen. Manche modernen, elektronischen Spirometer haben Referenzwerte eingespeichert, mit deren Hilfe man den Wert des Patienten einordnen kann.

Man sollte dem Patienten eine Rückmeldung geben, in welchem Bereich seine Vitalkapazität liegt. Ist diese deutlich auffällig, was sehr selten der Fall ist, sollte man nochmals genauer nach Lungenerkrankungen fragen und überprüfen, ob die Spirometrie korrekt und mit Engagement durchgeführt wurde. Bei schlechten Werten sollte man dem Patienten diese benennen und ihm anraten, Rücksprache mit seinem behandelnden Arzt zu nehmen.

1.2.20 Phonationsquotient

Definition

Der Phonationsquotient setzt die Tonhaltedauer in Bezug zur Vitalkapazität.

Er berechnet sich wie folgt:

$$\text{Phonationsquotient (PQ)} = \frac{\text{Vitalkapazität (ml)}}{\text{Tonhaltedauer auf /a/ (s)}}$$

Physiologie und Pathologie

Werte zwischen 120 ml/s und 190 ml/s sind bei normaler Vitalkapazität physiologisch, Werte über 190 ml/s lassen bei physiologischer Vitalkapazität den Verdacht auf eine laryngeale Störung aufkommen. Liegt der Wert unter 120 ml/s, so darf man von einem geübten und professionellen Umgang mit glottalen Mechanismen und subglottischem Druck ausgehen.

Durchführung

Zur Berechnung des Phonationsquotienten benötigt man den höchsten Wert aus der dreimaligen Messung der Tonhaltedauer auf /a/ und den höchsten Wert der dreimaligen Messung der Vitalkapazität.

Bewertung/Rückmeldung

Dem Patienten sollte eine Rückmeldung über den Phonationsquotienten gegeben werden, wobei die Werte des Patienten mit den Normwerten in Bezug gesetzt werden.

1.2.21 Geräuschhaltedauer

Die Geräuschhaltedauer gibt einen Eindruck davon, wie gut der Patient möglichst lange auf einen stimmlosen Laut /f/ oder /s/ Luft dosiert abgeben kann und wie lange ihm somit theoretisch Luft auch für die stimmhafte Phonation zur Verfügung steht. Die Geräuschhaltedauer ist aber auch stark von Übung abhängig und somit nicht zu überbewerten.

Physiologie

Nach maximaler Einatmung sollte der Patient ein stimmloses /s/ oder /f/ mindestens 15 Sekunden lang halten können.

Pathologie

Pathologisch sind deutlich geringere Werte als 15 Sekunden, vor allem solche unter 10 Sekunden. Bevor man aber einen Wert als pathologisch bewertet, sollte man hinterfragen, ob der Patient die Geräuschhaltedauer auch korrekt durchgeführt hat. War er möglichst »geizig« mit der Luft? Hat er das Geräusch so lange wie möglich gehalten? Entwich aufgrund eines Sigmatismus zu viel Luft unkontrolliert? Beim Vorliegen eines Sigmatismus sollte man die Geräuschhaltedauer auf /f/ überprüfen. War der Patient einfach nur sehr ungeübt?

Durchführung

Der Patient wird aufgefordert, nach maximaler Einatmung ein stimmloses /s/ oder /f/ so lange wie möglich zu halten. Die Zeit wird mit der Stoppuhr gemessen. Die Geräuschhaltedauer wird, wenn sie grenzwertig sein sollte, dreimal gemessen. Bei einem guten Wert deutlich über 15 Sekunden reicht eine Messung.

Bewertung/Rückmeldung

Die Untersucherin gibt dem Patienten Rückmeldung, wie lange er einen stimmlosen Laut halten konnte. Ist der Wert sehr gering, spricht dies für Ungeübtheit, mangelnde Durchführung, mangelnde Atemstütze oder eine Störung der Lungenfunktion. Liegt der Wert deutlich über dem der Tonhaltedauer, ist dies ein weiterer Hinweis auf eine laryngeale Störung.

1

1.2.22 Haltung und Tonus

Haltung und Tonus sind ein ganz entscheidender Baustein für eine gesunde, belastungsfähige Stimme. Da die Untersucherin aber nicht Physiotherapeutin oder Orthopädin ist, bleibt ihr ohne entsprechende Fortbildungen nur eine orientierende Beurteilung von Haltung und Tonus. Die Haltung des ganzen Körpers hat durch das funktionelle Zusammenspiel der Muskelgruppen entscheidenden Einfluss auf glottale Funktionen oder auch Dysfunktionen und muss in der Therapie einen Stellenwert haben. Das genauere Betrachten von Haltung und Tonus wird in der logopädischen Stimmtherapie stattfinden müssen, im Rahmen der funktionellen Stimmprüfung geht es um einen orientierenden Überblick.

Physiologie
Der physiologische Stand ist im Gleichgewicht, es besteht eine gute Balance zwischen den elastischen und stabilen Bestandteilen des Körpers. Nach längerem Aufrechtstehen besteht auch bei Gesunden die Tendenz, sich an den Muskeln des Rückens gleichsam »reinzuhängen«, so dass das Becken die Tendenz bekommt, nach dorsal verschoben zu werden. Dabei entsteht schnell ein Hohlkreuz und die thorakalen Körperteile bewegen sich nach vorne. Dass sich ein Gesunder in den Bauch »reinhängt« ist seltener, dann verschiebt sich der thorakale Körperanteil nach hinten.

Ein physiologisches Sitzen in Aufrichtung verlangt eine muskuläre, dynamische Balance zwischen Nacken-, Schulter- und Rumpfmuskulatur, um rückenschonend zu sein. Das Becken muss ausbalanciert sein, damit die darauf aufbauende Muskulatur des Haltungs- und Bewegungssystems ein aufrechtes Sitzen möglich macht.

Pathologie
Pathologien zu bewerten übersteigt logopädische Kompetenzen. Beschreibend tätig zu werden, nicht. Ein deutliches Vorschieben des Kopfes, nach vorn fallende Schultern, Schiefhaltung des Kopfes, auffällige Höhendifferenzen der Schultern, ein sichtbar nach vorn oder hinten verschobenes Becken, ein auffällig hoher oder reduzierter Grundtonus, erkennbare Tonusdysbalancen sind nur einige Beispiele an pathologischen Mustern, die beobachtet werden und deskriptiv in den Befund aufgenommen werden können.

Durchführung
Die Untersucherin sollte den Patienten im Verlauf der gesamten Untersuchung im Stehen und Sitzen beobachten und Auffälligkeiten notieren. Mit entsprechender Ausbildung und Übung kann die Palpation verschiedener, relevanter Muskelgruppen (z. B. M. masseter, M. trapezius, thorakale Muskulatur) weiteren Aufschluss über Tonusverhältnisse oder Tonusdysbalancen geben.

Bewertung/Rückmeldung
Deutlich sichtbare Auffälligkeiten sollten benannt und in ihrer möglichen Beziehung als aggravierender oder gar auslösender Faktor der Stimmstörung erläutert werden. Man sollte nachfragen, ob der Patient sich wegen der Haltungs- oder Tonusprobleme eventuell bereits in orthopädischer oder physiotherapeutischer Behandlung befindet.

1.2.23 Kommunikationsverhalten

Der Bereich Kommunikationsverhalten ist ein sehr weites Feld, der im Rahmen einer Stimmuntersuchung nicht völlig abgearbeitet werden kann. Hier geht es, ähnlich wie bei dem Punkt Haltung und Tonus, um orientierende Beobachtung, denn auch das Kommunikationsverhalten eines Menschen »macht« etwas mit seiner Stimme. Zugewandtheit, Blickkontakt sind Faktoren, die die Stimme präsenter machen, leichter »laufen« lassen.

Durchführung
Die Untersucherin beobachtet den Patienten während der Untersuchung in Bezug auf sein Kommunikationsverhalten und macht sich ggf. Notizen über auffällige Parameter. Mögliche Beobachtungskriterien können sein:
- Blickkontakt,
- Mimik,
- Gestik,
- verbale und/oder nonverbale Unterstützer oder Abschwächungen.

Bewertung/Rückmeldung

Hierzu Rückmeldungen zu geben sprengt meines Erachtens den Rahmen und gefährdet das noch nicht so ausgeprägte Vertrauensverhältnis zu einem Patienten, wie es im Rahmen einer Stimmtherapie aufgebaut werden sollte. Eine Klärung eines so persönlichen Aspektes wie dem Kommunikationsverhalten sollte im Rahmen einer späteren Therapie erfolgen.

1.2.24 Voice Handicap Index

Zur Erinnerung: Das Basisprotokoll der ELS enthält fünf Kriterien zur Bewertung der Stimmfunktion. Das fünfte Kriterium ist die **subjektive Selbstevaluation** des Patienten. Es geht um eine Selbsteinschätzung des Patienten in Bezug auf den Schweregrad seiner Stimmstörung. In der Praxis hat sich für uns die Anwendung des Voice Handicap Index (VHI) bewährt, der von Nawka et al. 2003 für den deutschen Sprachraum validiert wurde. Der VHI stammt aus den USA und wurde dort 1997 von B. Jacobson et al. entwickelt. Mittlerweile gibt es die von Nawka et al. vorgestellte, validierte und von der DGPP autorisierte deutsche Fassung des VHI, die sich unter http://extras.springer.com findet.

Der VHI ist unkompliziert in der Anwendung und Auswertung, gleichzeitig liefert er eine zuverlässige Aussage über die Selbsteinschätzung des Patienten in Bezug auf seine Einschränkung durch die Stimmstörung. Er kann sehr gut für eine Verlaufsdokumentation herangezogen werden, wird er vor der Therapie und nach Abschluss der Therapie durchgeführt. Für die Therapieplanung kann es hilfreich sein, sich die Gewichtung der empfundenen Einschränkungen des Patienten in den drei Themenkategorien zu je 10 Aussagen des VHI anzuschauen, die da wären

- F: funktionelle Aspekte der Stimmstörung,
- E: emotionale Aspekte der Stimmstörung,
- P: physische Aspekte der Stimmstörung.

Durchführung

Dem Patienten wird im Anschluss an die Untersuchung, während die Untersucherin z. B. ihre Eintragungen auf den Untersuchungsbögen vervollständigt, der Fragebogen des VHI ausgeteilt. Der VHI enthält 30 Aussagen, die der Patient ohne allzu langes Nachdenken und Abwägen für sich selbst einschätzen soll. Die Aussagen beschreiben, in je zehn Aussagen pro Einzelbereich, welche emotionalen, funktionellen und physischen Folgen die Stimmstörungen für den Betroffenen hat. Die Antworten erfolgen auf einer Skala von 0 (nie) bis 4 (immer). Die maximale Punktzahl beträgt 120 Punkte.

Bewertung/Rückmeldung

Der Grad der Einschränkung durch die Stimme nach dem VHI ist wie folgt definiert:

Handicap	VHI-Bereich
Kein	0 – 14 Punkte
Gering	15 – 28 Punkte
Mittelgradig	29 – 50 Punkte
Hochgradig	51 – 120 Punkte

nach Nawka und Wirth 2008

Die Auswertung wird dem Patienten rückgemeldet und im Befundbericht ausgeführt.

1.3 Befundbericht

Nachdem mit dem Patienten die Anamnese erhoben und die funktionelle Stimmprüfung durchgeführt wurde, im Praxisalltag oft im Rahmen mehrerer Therapieeinheiten, parallel zur bereits beginnenden Stimmtherapie, sollten die Ergebnisse in einem Befundbericht dem überweisenden Arzt mitgeteilt werden, eventuell bereits mit einem Ausblick auf die therapeutischen Inhalte und Ziele für diesen Patienten. Oftmals scheitert ein ausführlicher Befundbericht an der Zeit, die man dafür in der Praxis hat und der geringen bis gar keinen Vergütung, die man dafür erhält.

Nichtsdestotrotz wäre es im Hinblick auf Qualitätssicherung und Transparenz der Stimmtherapie wichtig, einen Weg zu finden, in dem Befundberichte in angemessenem Umfang, über einen Minimalbericht hinaus, geschrieben werden können. Es bietet sich an, die Angaben aus der Anamnese beispielsweise im Fließtext zu verfassen, die Funktionsstörungen und Missempfindungen als Aufzählung und für die funktionelle Stimmprüfung eine

Tabelle zu erstellen, in der die Normwerte bereits festgehalten sind, und die individuellen Untersuchungsergebnisse, ggf. mit ergänzenden Anmerkungen, eingefügt werden können. Mit einem solchen Formular kann ein Stimmbefund relativ zügig und trotzdem ausreichend ausführlich erstellt werden. Ein Beispiel, wie so ein Befundbericht aussehen kann, findet sich unter http://extras.springer.com.

1.4 Anhang: Anamnese- und Befundbogen

1.4.1 Anamnesebogen

Anamnese: Organische und funktionelle Dysphonie

Datum der Untersuchung _____

Untersucherin _____

Name des Patienten _____

Geburtsdatum _____

Adresse

| Praxisstempel |

Telefon privat _____ Telefon dienstlich _____

Telefon mobil _____ E-Mail _____

bei gesetzlich versicherten Patienten

Krankenkasse und Krankenkassennummer _____

Versichertennummer _____

selbstversichert ☐   familienversichert ☐

Name und Geburtsdatum des Versicherten

_____

von der gesetzlichen Zuzahlung befreit?   ja ☐   nein ☐

Kopie des Befreiungsausweises liegt vor?   ja ☐   nein ☐

bei privat versicherten Patienten

Beihilfe ☐   Selbstzahler ☐

Name und Geburtsdatum des Versicherten: _____

Name und ggf. Adresse des Rechnungsempfängers:

_____

_____

überweisender Arzt und Fachrichtung:

_____

Adresse _____

Telefon _____ Fax _____

E-Mail _____

Therapiebeginn _____ Therapieende _____

Anzahl der Therapieeinheiten _____ Therapieberichte verschickt am _____

Logopädische Diagnose:

_____

_____

Beruf _____ im Beruf seit _____ Jahren

1

Vorgeschichte

_____
_____
_____
_____
_____
_____
_____
_____
_____
_____
_____
_____

Vom Patienten vermutete Ursache:

_____
_____
_____

Welche Behandlungen haben bisher aufgrund Ihrer Stimmstörung stattgefunden?

_____

Welche Funktionsstörungen liegen vor?

Ist Ihre Stimme weniger belastungsfähig als früher?

_____

Empfinden Sie Ihre Stimme als heiser? Mit welchen Adjektiven würden Sie Ihre Stimme beschreiben?

_____

Wie schnell ermüdet Ihre Stimme? (Norm: > 6 Stunden) _____

Kippt Ihre Stimme manchmal weg? _____

Versagt die Stimme manchmal völlig? Wie oft? Bei welchen Gelegenheiten? Wie lange?

_____
_____

Empfinden Sie Ihre Stimme als kraftlos? Seit wann? _____

Ist Ihre Stimme instabil? _____

Wird Ihre Stimme durch Stimmbelastung schlechter? _____

Empfinden Sie die Stimmproduktion als anstrengend? Wann ist dies so?

_____
_____

Gibt es weitere Funktionsstörungen, nach denen ich noch nicht gefragt habe? Welche?

_____

Welche Missempfindungen werden beschrieben?

Müssen Sie sich räuspern? Wie häufig? (Beratung zum Räuspern durchgeführt?   ☐ ja   ☐ nein)

_____

Entsteht Ihnen ein Hustenreiz durch das Sprechen? Wann und wie oft tritt dieser Reiz auf?

_____

Haben Sie ein Gefühl von Verschleimung? Wann und wie oft tritt dieser Reiz auf?

_____

Haben Sie ein Gefühl von Trockenheit? Wann und wie oft tritt dieses Gefühl auf?

_____

Haben Sie ein Fremdkörpergefühl? Wann und wie oft tritt dieses Gefühl auf?

_____

Haben Sie ein Engegefühl? Wann und wie oft tritt dieses Gefühl auf?

_____

Haben Sie ein Globusgefühl? Wann und wie oft tritt dieses Gefühl auf?

_____

Besteht bei Ihnen ein Luftmangel beim Sprechen? Seit wann?

_____

Besteht bei Ihnen regelrechte Luftnot beim Sprechen? Seit wann?

_____

Besteht bei Ihnen ein Luftmangel in Ruhe? Seit wann?

_____

Besteht bei Ihnen ein Luftmangel bei Anstrengung, z.B. beim Treppensteigen? Seit wann?

_____

Gibt es eine weitere Mißempfindung, nach der ich noch nicht gefragt habe? Welche?

_____

Stimmliche Anamnese

Wie klang Ihre Stimme vor der Stimmstörung?

_____

Bei Männern: Können Sie sich noch an Ihren Stimmwechsel erinnern? Wie verlief dieser?

_____

Gibt es weitere Mitglieder Ihrer Familie, die unter Stimmstörungen leiden?

_____

Wie verändern sich Ihre Beschwerden im Laufe des Tages?

_____

Wie reagiert Ihre Umwelt auf Ihre veränderte Stimme?

_____

_____

Wie bewerten Sie Ihre Stimme heute?

sehr schlecht	10	9	8	7	6	5	4	3	2	1	sehr gut

Stimmgebrauch

In welcher Art und Weise benötigen Sie Ihre Stimme in Ihrem beruflichen Alltag?

_____

Wie lange sprechen Sie täglich im Rahmen Ihrer beruflichen Tätigkeit?

_____

Wie intensiv verwenden Sie Ihre Stimme zu Hause?

_____

Wie lange sprechen Sie täglich zu Hause?

_____

Wie und mit welcher zeitlichen Dauer verwenden Sie Ihre Stimme in Freizeit und Hobby? (Haben Sie stimmintensive Hobbies?)

_____

_____

Singen Sie in einem Chor und wenn ja, weit wann? Musikrichtung des Chores?

_____

Haben Sie Gesangsunterricht und wenn ja, seit wann? Nach welcher Methode werden Sie unterrichtet?

_____

Wie häufig proben Sie und wie lange?

_____

Findet vor Ihren Chorproben ein Einsingen/Stimmbildung/warming-up für die Stimme statt? Wie lange und in welcher Form?

_____

_____

In welcher Stimmgattung singen Sie?

_____

Logopädische Therapie

Hatten Sie bereits logopädische Behandlung wegen Ihrer stimmlichen Einschränkungen?

_____

Wo? (Praxis/Einrichtung)

_____

Name der Logopädin: _____

Zeitraum: _____

Anzahl und Dauer der Therapieeinheiten: _____

Erkrankungen

Welche HNO-Erkrankungen und HNO-Operationen liegen bei Ihnen vor?

_____

Welche orthopädischen Erkrankungen haben Sie?

_____

Haben Sie Verletzungen oder Unfälle im Bereich der Halswirbelsäule erlitten? Wann?

_____

Knirschen Sie mit den Zähnen oder haben Sie sonstige Kiefergelenksbeschwerden?

_____

Leiden Sie unter Allergien? Welche? Wie schwer?

_____

Liegen bei Ihnen akute Erkrankungen vor?

_____

Liegen bei Ihnen chronische Erkrankungen vor?

_____

Welche allgemeinen Operationen haben Sie hinter sich?

_____

Welche Medikamente nehmen Sie ein? (Name? Grund der Verordnung? Wie häufig? Seit wann?
Dosierung? Wahrgenommene Nebenwirkungen?)

_____

_____

_____

Bei Frauen: Ist Ihre Menstruation regelmäßig?

_____

Gegebenenfalls: Haben die Wechseljahre bei Ihnen zu Veränderungen Ihrer Stimme geführt?

_____

Sind Sie äußeren Einflüssen wie Stäuben, Dämpfen, Klimaanlage oder Lärm ausgesetzt?

_____

Leiden Sie unter einem Reflux?

_____

Wenn ja: Welche Symptome treten bei Ihnen auf?

_____

Welche Medikamente müssen Sie wie häufig in welcher Dosierung aufgrund des Reflux einnehmen?
(Beratung zum Reflux durchgeführt? ☐ ja ☐ nein)

_____

Trinken Sie regelmäßig Alkohol? Wie viel und was?

_____

Rauchen Sie? Wie viel rauchen Sie täglich? Seit wann?

_____

Gibt es berufliche oder private Belastungen, die Ihres Erachtens Einfluss auf Ihre Stimme haben?

_____

_____

Sind oder waren Sie in psychotherapeutischer Behandlung? Wann? Wie lange?

_____

1

1.4.2 Befundbogen zur funktionellen Stimmprüfung

Datum der Untersuchung _____

Untersucherin _____

| Praxisstempel |

funktionelle Stimmprüfung   R __ B __ H __

freies Sprechen

Stimmqualitäten: _____

Atmung: ☐ klavikular   ☐ thorakal   ☐ kosto-abdominal

Artikulation: _____   Stimmsitz: _____

Stimmeinsatz: _____   Stimmabsatz: _____

Sprechtempo: _____   Prosodie: _____

Lesen

Stimmqualitäten: _____

Artikulation: _____   Stimmsitz: _____

Stimmeinsatz: _____   Stimmabsatz: _____

Berufsstimme

Stimmqualitäten: _____

Atmung: ☐ klavikular   ☐ thorakal   ☐ kosto-abdominal

Stimmeinsatz: _____   Stimmsitz: _____

Sprechtempo: _____   Prosodie: _____

Lombard: _____   Nasalität/Näseln: _____

Stimmleistungen

mSsl entspannt: _____ (Hz)   mSsl gespannt: _____ (Hz)

absoluter Stimmumfang: _____ (Hz) bis _____ (Hz): entspricht _____ HT

musikalischer Stimmumfang: _____ (Hz) bis _____ (Hz): entspricht _____ HT

Tonhaltedauer auf /a/: _____s _____ s _____ s

Glissando auf /a/: _____ Registerwechsel: _____

Schwellton auf /o/: _____

Piano: _____ Lautstärke in dB (A): _____

Rufstimme: _____ Lautstärke in dB (A): _____

Stimmdynamik in dB (A): _____

Umgangssprache mittlere Lautstärke in dB (A): _____

Umgangssprache Stimmdynamik in dB (A): _____

Dysphonie-Index nach Friedrich

		0	1	2	3	Wert
Heiserkeit	Index	0	1	2	3	
Stimmumfang	(HT)	> 24	24 – 18	17 – 12	< 12	
Stimmdynamik	dB (A)	> 45	45 – 35	34 – 25	< 25	
Tonhaltedauer	s	> 15	15 – 11	10 – 7	< 7	
Kommunikative Beeinträchtigung	Index	0	1	2	3	
Dysphonie-Index (Σ/5)						

Atmung

Vitalkapazität: _____ ml _____ ml _____ ml

Größe: _____ cm

Alter: _____ Jahre

VK eingeschränkt in Bezug auf Alter / Größe / Geschlecht (bis 80%: o.p.B.) _____

Phonationsquotient: _____ ml/s (VK (ml)/THD auf /a/ (s)) Norm: 120 bis 190 ml/s

Geräuschhaltedauer auf /f/: _____ s _____ s _____ s

Ruheatmung: _____

Haltung und Tonus

Schmerz = Blitz, Tonusauffälligkeiten = +/-

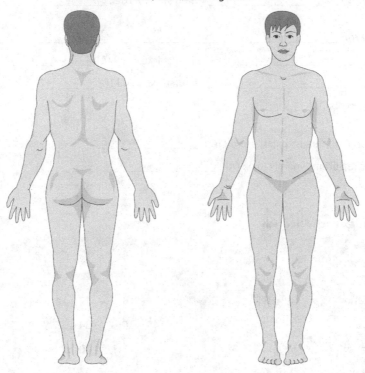

Haltungsauffälligkeiten: _____

Anmerkungen zum Körpertonus: _____

Kommunikationsverhalten

Kommunikationsverhalten: _____

Mimik/Gestik: _____   Blickkontakt: _____

Sonstiges: _____

Logopädische Diagnose: _____

_____

Behandlungsvorschlag: _____

Einführung in die Therapie

© Springer-Verlag GmbH Deutschland, ein Teil von Springer Nature 2018
U. Bergauer, S. Janknecht, *Praxis der Stimmtherapie*
https://doi.org/10.1007/978-3-662-57655-7_2

2.1   Die Rolle des Therapeuten

Nach van Riper stellt die Rolle des Therapeuten die eines Begleiters auf Vereinbarung und nicht die eines Lehrers oder »Predigers« dar.

> » Die Verantwortung für eine gewissenhafte Übungsbehandlung und für die Übernahme der neuen Sprechweise bzw. Stimme in die Alltagssituation trägt der Patient – dies zu vermitteln und den Patienten **dann gehen lassen** ist Aufgabe des Logopäden (Darley in Gundermann 1981). **《**

> » Das wirksamste Medikament ist der Therapeut (Gundermann 1991). **《**

> » Nicht das **Was** der Methode, sondern das **Wie** des Therapeuten entscheidet über den Erfolg (Gundermann 1991). **《**

> » Was aber auch der raffiniertesten Technik erst Glanz verleiht, das ist ein »Schuss« Fantasie und Inspiration (Gundermann 1981). **《**

Die Intuition und Kreativität des Therapeuten sind für eine erfolgreiche Behandlung wichtig.

2.2   Was heißt eigentlich Therapie?

Therapie bedeutet dienen, pflegen, behandeln, heilen, fördern, achten, freundlich sich sorgen, Verordnung, Heilung, Aufmerksamkeit schenken.

Im Fall der **Stimmtherapie** bedeutet dies besonders, Funktionsfehler zu beseitigen, d. h. Defizite, Mängel, Unebenheiten und Angewohnheiten anzugehen, wobei der Therapeut Angaben zur Abhilfe macht und entsprechende Übungen anbietet.

> ❯ Unser grundsätzliches *Ziel* ist der Abbau der Fehlfunktionen und der Aufbau der Vollfunktion der Stimme.

> ❯ Die Stimmtherapie ist ein »Arbeitsvertrag«, d. h., die Verantwortung für die gemeinsame Arbeit und den Erfolg wird zwischen Therapeut und Patient geteilt.

2.3   Therapieverlauf

2.3.1   Einstieg in die Therapie

Die Diagnose einer Stimmstörung stellt der HNO-Arzt oder Phoniater. Wie in Kap. 1 dargestellt, ist die logopädische Stimmuntersuchung auf Grundlage des ELS-Protokolls der erste Teil der gemeinsamen Stimmtherapie.

Danach beginnt die Aufgabe des **Logopäden**, die sich wie folgt gliedert:

- **Logopädische Diagnostik**
  - Anamnese und funktionelle Stimmprüfung wie in ▶ Kap. 1 dargelegt.
  - Erstellung des Stimmstatus.
- **Therapievertrag – Bausteine – physiologische Grundlagen**
  - Erstellen eines Therapievertrages mit Therapiezielen im Rahmen eines Shared-Decsion-Making Prozesses
  - Welche Bausteine umfasst eine Stimmtherapie?
  - Einflussfaktoren auf die Stimme bedingen die Bausteine:
    Anatomie und Physiologie der Stimmfunktion: Kehlkopfanatomie, Doppelventilfunktion, Atemfunktion, Zwerchfell, Ansatzrohrfunktion, Haltung und Tonus, Stimmlippenschwingung
  - Organisation der Therapie: Frequenz? Geplante Dauer?
  - Beratung zur Stimmhygiene
  - Erstellen einer Audioaufnahme, ggf. Videoaufnahme
  - Klären des häuslichen Nachbereitens/ Übens: welche realistischen Möglichkeiten gibt es?
  - Anlegen eines Schnellhefters für die gemeinsamen Arbeitsblätter und Stundenzettel.

2.3.2　Üben – aber wie?

> ⟩ »Übe mäßig, aber regelmäßig.«

Folgende Regeln sollten beachtet werden:
- Es ist besser, regelmäßig kurz zu üben als selten und lang.
- Empfehlung: 3-mal täglich 5–10 min über den Tag verteilt.
- Für die Übungen einen genauen Zeitplan festlegen: z. B. morgens im Bad, in der Mittagspause, vor dem Zubettgehen.
- Man muss an einem Tag nicht alle Übungen durchführen. Eine oder ein paar wenige genügen, der Patient kann auch die gleiche Übung hintereinander – mit Pausen – durchführen.
- Vor und zwischen den Übungen: dehnen – strecken – gähnen – sich recken!
- Im Alltag üben: Manche Übungen können durchaus auch in den Alltag integriert werden, z. B. wenn der Patient an der Straßenbahnhaltestelle oder an der roten Ampel wartet.
- Das Wahrnehmen und Mitteilen des eigenen Befindens ist wichtig. Solche Mitteilungen entlasten und geben Hinweise für die Therapie. Patient und Therapeut sollten gemeinsam über mögliche störende Einflüsse reden, die Ursachen zu ergründen versuchen und sich Lösungsmöglichkeiten überlegen (▶ s. »Patientenbogen zur Beurteilung der eigenen Stimme«, S. 66).

❶ Vorsicht
Werden die Beschwerden im Rahmen der häuslichen Übungen schlimmer, so soll der Patient das Üben sofort beenden und in der nächsten Therapieeinheit mit der Logopädin darüber sprechen.

Im Rahmen der Therapie sollten auch einige allgemeingültige Regeln beachtet werden:
- Was für die körperliche und seelische Gesundheit gut ist, tut auch Ihrer Stimme gut!
- Sorgen Sie für frische Luft, eine gesunde Ernährung, ausreichend Bewegung, genügend Schlaf.
- Vermeiden Sie Rauch(en), Alkohol und möglichst auch scharfe Speisen.
- Trinken Sie ausreichend Flüssigkeit 2–2,5 l Mineralwasser, keine säurehaltigen Säfte. Reduzieren Sie Kaffee, Tee und Colagetränke.

Bei der Stimmtherapie bilden Atmung, Bewegung und Tonus, Stimme, Artikulation und Prosodie eine Einheit. Es sollen weder Über- noch Untersteuerung der gestörten Funktionen erarbeitet und erlernt werden, sondern der **ökonomische Einsatz** der notwendigen, ganzheitlich zu sehenden Maßnahmen, welche für die Qualität und Belastbarkeit der Stimme erforderlich sind. Therapieweg und Erfolg der Behandlung sollten unter diesem Gesichtspunkt beurteilt werden.

2.3.3　Therapieplan

Im Folgenden sollen die Elemente einer Stimmtherapie am Beispiel einer funktionellen Dysphonie aufgezeigt werden:
1. **Atmung**
   - Verbesserung von:
     Atemwahrnehmung, Atemanregung, Atemimpuls,
     Atemführung, Atemeinteilung, Atemrhythmus.
   - Ziele:
     kostoabdominale Atmung, d. h. Tiefatmung oder Vollatmung,
     Erlernen der Zwerchfellstütze bzw. Atemstütze, Erarbeiten der reflektorischen Atemergänzung als Grundlage der Phonationsatmung.
2. **Haltung – Bewegung – Tonus**
   - Verbesserung von:
     Körperwahrnehmung, Körperspannung, Lockerungs- und Lösungsfähigkeit, Haltungsaufbau, Tonusregulation, Spannungsausgleich.
   - Ziele:
     Harmonie und Wohlbefinden, Durchlässigkeit (Eutonus),
     »hygienische Spannung« (eutone Spannung).

3. **Stimme**
   - Inhalte:
     Regulation des Stimmklangs im Rahmen der Ziele und Möglichkeiten des Patienten, Erarbeiten eines weich-festen Stimmeinsatzes, Verbesserung der Tragfähigkeit der Stimme, Regulation des Kraftaufwandes bei der Phonation..
   - Ziele:
     Regulation des Stimmklangs im Rahmen der Ziele und Möglichkeiten des Patienten, Erarbeiten eines weich-festen Stimmeinsatzes, Verbesserung der Tragfähigkeit der Stimme, Regulation des Kraftaufwandes bei der Phonation, ggf. Regulation der Prosodie, Erarbeiten eines physiologischen Musters für die laute Stimme, kritische Betrachtung der mittleren Sprechstimmlage (ist diese physiologisch?), Regulation der glottischen Spannungsverhältnisse.
4. **Artikulation und Ansatzrohr**
   Verbesserung von:
   - Weitung und Lockerung des Mund- und Rachenraumes, somit des Ansatzrohres
   - Lockerung und Lösung vor allem des Unterkiefers
   - Lockerung und Mobilisation der Zunge
   - Lockerung der gesamten mimischen Muskulatur
   - Ziele:
     deutlich vorn liegende, »plastische« Artikulation, Weitung;
     »den Weg frei machen – aufmachen und tönen«.

Die grundlegenden **Voraussetzungen richtiger Stimmbildung** lassen sich in knapper Form in den folgenden Merksätzen zusammenfassen:

> Tief ist tief. *Tiefatmung* muss vor allem auch die Tiefe, die Leibesmitte, das Zwerchfell bewegen.
> Gerade ist gerade. Die gerade *aufrechte Haltung* verlangt ein gerades, nicht ein gekrümmtes Kreuz.
> Weit ist weit. Die Kehlweite füllt und »adelt« den Ton.
> Vorn ist vorn. Der *richtige Stimmsitz*, das »Vorne-Sitzen« der Stimme, wird von den mitklingenden Obertönen bestimmt und durch die Umlaute *ö, ü, ä* in Verbindung mit den Klingern *m, n, l, ng* eingestellt (vgl. Zimmermann 1979).

Die wichtigsten Regeln der Stimmtherapie für den Patienten sind im »Merkblatt für Patienten« zusammengefasst.

Eine **gute Stimme** zeichnet sich durch bestimmte Merkmale aus:

> Eine Stimme lässt sich als »gut« bezeichnen, wenn sie ausschließlich unter Inanspruchnahme der für die jeweilige Leistung nötigen Muskulatur in harmonischem Ausgleich der Atmungs-, Kehlkopf- und Ansatzrohrfunktion gebildet wird. Die »gute Stimme« hört sich frei von Nebengeräuschen, Druck, Dauer- und Fehlüberspannungen an, klingt in jeder Höhe beliebig kräftig oder leise, weittragend; sie fließt resonanzreich, weich und anstrengungslos (nach Habermann 1980).

Zur Eigenbeurteilung kann der **Patientenbogen** (▶ S. 66) verwendet werden. Dieser Bogen wird dem Patienten über einen bestimmten Zeitraum als Kontrolliste mitgegeben, und anschließend werden die Ergebnisse in einer Therapiestunde besprochen. Die ersten vier Beurteilungsparameter gehören in den Bereich der Akupädie. Die anderen Beobachtungen ergeben ein gutes Gesamtbild der Eigenwahrnehmung und zeigen Übereinstimmungen bzw. Unterschiede zum Eindruck des Therapeuten auf.

2.4   Akupädie

Begleitend zur Stimmerziehung erfolgt auch die **Hörerziehung**. Sie ist bei Patienten, deren Musikalität nicht sehr ausgeprägt ist, besonders wichtig. Um stimmliche Gegebenheiten zu erkennen, bedarf es einer gezielten Eigen- und Fremdwahrnehmung. Die Korrektur einer gestörten Stimme beginnt mit dem Hörenlernen (Gundermann 1991).

> **Definition**
>
> Unter Akupädie versteht man Hörarbeit, Hörerziehung, Hörschulung bzw. Hörtraining.

Wege und Ziele in der Hörerziehung

Hörerziehung ist Fitnesstraining für das Gehör. Sie sollte zum festen Bestandteil der Therapie werden (▶ s. »Patientenbogen«, S. 66).

Das generelle **Ziel** der Hörerziehung ist die Verbesserung der Eigen- und Fremdwahrnehmung, d. h. die Verbesserung der Kontrolle über die eigene Stimme. Konkret bedeutet dies:

- Stimmgestörte sollen den Klang der eigenen Stimme und fremder Stimmen einschätzen lernen. Daher gilt es, das Gehör bezüglich folgender Merkmale zu sensibilisieren:
  - Ist die Stimmlage zu hoch oder zu tief (Bezugspunkt: mittlere Sprechstimmlage)?
  - Hält sich die Lautstärke im vorgegebenen räumlichen Rahmen? Die Stimmstärke muss der Raumgröße angepasst sein. Dies ist eine stimmhygienische Regel, an die sich gerade Lehrer oft nicht halten und mit Stentorstimme (laut, dröhnend) versuchen, das Klassenzimmer zu beherrschen.
  - Ist die Sprechmelodie farbig und abwechslungsreich? Monotonie tötet das Leben jeder Stimme. Man kann sich die gewebszerstörenden Folgen leicht vorstellen, wenn eintönig immer auf die gleiche Kerbe eingehämmert wird.
  - Ist der Stimmeinsatz »physiologisch fest«, wie man es in der deutschen Sprache erwartet? Oder ist er pathologisch hart, gepresst und den Vokalen die Klangluft abschnürend (Gundermann 1991)?

Die Akupädie begleitet alle Therapiestunden und beinhaltet vor allem bei den Stimmübungen das Heraushören der eigenen stimmlichen Veränderung und Fortschritte. Ohne diese gleichzeitige Hörerziehung wird die Verbesserung der Stimmqualität sehr schwierig.

2

Merkblatt für Patienten mit Stimmproblemen

Atmung, Bewegung, Stimme, Artikulation sowie körperliche und seelische Haltung bilden eine Einheit!

- *Atmung:*
  - Bauchatmung ist die Voraussetzung für eine belastbare Stimme!
  - Lange Sprechphasen sind anstrengend; teilen Sie Ihren Atem ein, und machen Sie öfter Sprechpausen.
  - Schnappen Sie nicht nach Luft.
  - Hals- und Körpermitte sollten nicht eingeschnürt sein; tragen Sie deshalb bequeme und lockere Kleidung.
  - Es gilt nicht mehr: „Brust raus, Bauch rein!"
- *Haltung und Tonus:*
  - Eine lockere, durchlässige Körperhaltung unterstützt die Stimme!
  - Achten Sie auf Lockerheit des ganzen Körpers, lockere Gesichts-, Hals-, Rumpf- und Beckenmuskulatur sowie Arm- und Beinmuskulatur.
  - Über- oder Unterspannungen wahrnehmen und eine mittlere Spannung (Eutonus) anstreben.
- *Stimme:*
  - Stimme übermittelt Stimmung – Stimmung beeinflusst die Stimme!
  - Für eine klare, belastungsfähige Stimme ist folgendes wichtig:
    Nicht flüstern, nicht schreien!
    Nicht zu hoch, nicht zu tief sprechen und singen; sprechen Sie in passender Lautstärke d. h. raum-, situations- und partnerbezogen.
  - Klang und Resonanz geben der Stimme Fülle und Tragfähigkeit.
  - Ein gesunder Stimmeinsatz ist weich/fest, nicht gehaucht oder gepresst.
  - Vermeiden Sie Räuspern und Husten, besser ist Summen und dabei Abklopfen des Brustbeins, etwas trinken; „sanfte" Bonbons oder Isla-Moos sowie Emser-Salz-Pastillen helfen ebenfalls.
- *Artikulation:*
  - Eine deutliche Artikulation fördert die Verständlichkeit und erleichtert die Stimmgebung!
  - Diese ist erreichbar durch lockeres Zusammenspiel von Lippen, Unterkiefer und Zunge.
  - Gähnen schafft Weitung und Entspannung.
  - Auch hier gilt nicht mehr: „Zähne zusammen und durchhalten".

Patientenbogen zur Beurteilung der eigenen Stimme

Beurteilen Sie Ihre eigene Stimme, Atmung und Haltung beim Sprechen.

Beobachten Sie sie einige Tage lang in bestimmten Situationen.

Lassen Sie sich Zeit! Benutzen Sie Begriffe, die Ihnen spontan einfallen.

Name:

Parameter	Wie würden Sie dies bei sich bezeichnen?
Stimmklang	
Stimmeinsatz	
Lautstärke	
Resonanz	
Sprechtempo	
Sprechpausen	
Sprechmelodie	
Artikulation	
Sprechatmung	
Ruheatmung	
Haltung	
Verspannungen	
Wo?	
Was ist Ihnen noch aufgefallen?	

Atmung

© Springer-Verlag GmbH Deutschland, ein Teil von Springer Nature 2018
U. Bergauer, S. Janknecht, *Praxis der Stimmtherapie*
https://doi.org/10.1007/978-3-662-57655-7_3

3.1   Grundlagen

In vielen Sprachen ist das Wort »Atem« gleichbedeutend mit »Leben«. Der Mensch muss atmen, um zu leben! Der Atem stimuliert lebenswichtige Prozesse im Körper und unterstützt Funktionen wie Stoffwechsel, Kreislauf, Durchblutung, Nervensystem und aktiviert unsere Selbstheilungskräfte.

Die Atmung erfüllt im Körper zwei Funktionen. Sie bietet die **Versorgung des Blutes** mit Sauerstoff und dient als **Energiequelle für das Sprechen** durch die Ausatmung.

Ein- und Ausatmung laufen ohne unser Zutun ab. Je ausgeglichener wir körperlich und seelisch sind, desto leichter erfolgt dieser Vorgang.

Alle Empfindungen zeigen sich in der Atmung: Freude, Ärger, Aufregung, Spannung, Erregung, Stress, Liebe.

Anspannungen und Belastungen blockieren den natürlichen Atemfluss; körperliche und geistige Beweglichkeit hingegen wirken atemanregend.

Ohne Atmung ist weder Sprechen noch Singen möglich, beides wird immer durch die Ausatmung ermöglicht.

Es lassen sich drei Arten der Atmung unterscheiden:
- Ruheatmung,
- Stimmatmung, d. h. Sprech- und Singatmung,
- Leistungsatmung (bei körperlicher Belastung).

Ruheatmung. Bei der Ruheatmung erfolgt die gesamte Ausatmung rein passiv infolge der elastischen Rückstellkräfte der Lunge und der Brustwand. Physiologisch erfolgt eine nach allen Seiten gleichmäßig gerichtete Vergrößerung und Verkleinerung des Brustkorbs und des Bauchraums, d. h. eine kostoabdominale Atmung. Diese Atemart wird besonders bei den verschiedenen Entspannungsmethoden erreicht. Bei der Ruheatmung hat die Nasenatmung Vorrang.

Stimmatmung. Die Stimmatmung, d. h. die Sprech- und Singatmung, ist die zu korrigierende Atemart und ist bei vielen Stimmstörungen auffällig. Die Auffälligkeiten sind unterschiedlich. Aktives Luftholen ist unnatürlich und führt leicht zu Verspannungen und zur Fehlatmung. Es lässt sich häufig – auch bei professionellen Sprechern in

Rundfunk und Fernsehen – als »Schnappen« oder »Ziehen« beobachten.

Leistungsatmung. Die Leistungsatmung setzt bei körperlicher Belastung ein. Hierbei wird die Einatmungsmuskulatur stärker beansprucht, und die Dehnung der Lunge nimmt zu. Für die Stimmtherapie ist diese Atemart nicht von Bedeutung.

Die körperliche Gesamthaltung ist die Basis, auf der sich Atem, Stimme, Haltung, Artikulation, sprachlicher Rhythmus und Ausdruck entfalten können. Diese Funktionen beeinflussen sich wechselseitig und können nicht isoliert gesehen und erarbeitet werden. Bei einer gesunden Stimme arbeiten alle beteiligten Muskeln ökonomisch zusammen, während bei einer gestörten Stimme dieses Gleichgewicht nicht besteht – es muss wiederhergestellt werden. Dies geschieht z. T. durch Abspannen und Federung.

> **Atmung, Federung und Stimme werden im _Zusammenhang_ erarbeitet, d. h., die Kehlkopf- und Zwerchfelltätigkeit werden zusammengeschaltet.**

3.2   Begriffe und Redewendungen: Atem

Es folgen **Begriffe**, die den Wortteil »Atem« enthalten.

Atemluft	Atembewegung
Atemstrom	Atemansatz
Atemzug	Atembalance
Atemvorgang	Atemwurf
Atemvermögen	Atemrhythmus
Atemvolumen	Atemnot
Atemfrequenz	Atemstillstand
Atemwege	Atemspende
Atemzentrum	aufatmen
Atemmuskeln	ausatmen
Atemtyp	einatmen
▼	

Atemholen	atemberaubend
Atempause	atemnehmend
Atemhalten	atemlos
Atemspannung	atembelebend

In den folgenden Beispielen wird der Begriff »Atem« in **Redewendungen** verwendet.

in Atem halten

den Atem anhalten

Mir stockt der Atem

in einem Atemzug

Jetzt kann ich frei atmen

Das hält mich in Atem

nach Atem ringen

atemlose Stille

außer Atem geraten

einen langen Atem haben

3.3   Sprichwörter und Lyrik: Atem

» Das erste ist der Atem« (Buddha).

» So du zerstreut bist, lerne auf den Atem achten (Buddha). «

» Gemeinsamkeit aller Lebewesen ist der Atem« (chinesisches Sprichwort). «

» Der Weise atmet mit den Fersen, der Unwissende mit dem Hals« (chinesisches Sprichwort). «

» Sprich, damit ich dich sehe, atme damit ich dich erkenne« (Sokrates). «

» Gut atmen heißt, den Grund der Kehle öffnen« (italienisches Sprichwort). «

» Die Gesangsschulung und Stimmbildung ist die beste Atemschule, die es gibt, wer viel singt, wird immer eine bessere Atmung haben als ein Nichtsänger« (Surén in Zimmermann 1979). «

» Von Herzen gähnen und lachen erfüllt die Bedingungen einer guten Atem- und Stimmbildung« (Coblenzer 1987). «

Atmung ist Lebensäußerung. So verändert jede Empfindung, jedes Gefühl und jeder Gedanke sofort unseren Atem.

» Solange der Mensch redet,
solange kann er nicht einatmen,
dann opfert er den Atem in die Rede;
und solange ein Mensch einatmet,
solange kann er nicht reden,
da opfert er die Rede in den Atem
(italienisches Sprichwort). «

Im Grunde glaubt zwar jedermann
dies, dass er richtig **atmen** kann.
Jedoch, das geht nicht so bequem:
Gleich bringt der Mensch uns ein System!
Erklärt, dass unserer Atemseele
Der gottgewollte Rhythmus fehle,
Auch hätten wir, so sagt er kühl,
Noch keinen Dunst von Raumgefühl
Und wüssten unsre Atemstützen
In keinster Weise auszunützen.
Er lockert uns und festigt uns,
Kurzum, der Mensch belästigt uns,
Mit dem System, dem überschlauen,
Bis wir uns nicht mehr schnaufen trauen.
(E. Roth 1990)

3.4   Befundung der Atemfunktion

┌─ **Definition** ─────────────────────────┐

- *Physiologische Atmung*
  - Kostoabdominalatmung
    (Bauch-Zwerchfell-Flankenatmung):
    Tiefatmung;
  - Abdominalatmung (Bauchatmung):
    Tiefatmung.
- *Unphysiologische Atmung*
  - Thorakal- oder Kostalatmung (Brust-,
    Rippenatmung):
    Hochatmung.
  - Klavikularatmung (Schulter- oder
    Schlüsselbeinatmung):
    Hochatmung.

└──────────────────────────────────────┘

Prüfung

- **Visuell und auditiv:** Beobachtung der Atmung während des Sprechens sowie in Ruhesituation. Ergänzt wird die Prüfung durch Befragung des Betroffenen bezüglich Atemschwierigkeiten.
- taktil: Auflegen der Hände des Therapeuten auf die verschiedenen Atemräume während des Sprechens sowohl ventral als auch dorsal, um die Atembewegungen zu erspüren.

Beurteilung

- **Sprechatmung**
  - Physiologisch:
    gleichmäßig, mühelos, fließend, regelmäßig, ausgeglichen (Tiefatmung oder Vollatmung)
  - Unphysiologisch:
    schnappen, ziehen, schnell, hastig, flach, schwach, oberflächlich, langsam, unregelmäßig, geräuschvoll;
    flacher, kurzer Atem, Atemschlürfen, Stridor, Stauen des Atems, Luftverschwenden, zuviel Atemschöpfen, inspiratorisches Sprechen, Schulternheben beim Einatmen.
- **Ruheatmung**
  - Physiologisch:
    ruhig, gleichmäßig, ausgeglichen.
  - Unphysiologisch:
    flach, zögernd, angestrengt, gestaut.

Die jeweils angeführten Attribute gelten sowohl für die Sprech- als auch für die Ruheatmung.

3.5   Atemtherapie

Die Korrektur der Atmung (Atemtherapie) bildet die Grundlage für eine erfolgreiche Therapie der Stimme. Sie ist die Basis, auf der sich eine physiologische Stimmgebung aufbaut.

3.5.1   Ziele und Regeln

Im Verlauf der Therapie wird der Abbau einer meist pathologischen Hochatmung angestrebt.
Das **wichtigste Ziel** lautet daher:
- Umstellen der pathologischen Hochatmung auf eine Tiefatmung bzw. Atmung der »Mitte«, d. h. auf die Zwerchfell-Flanken-Atmung oder Bauch-Zwerchfell-Flanken-Atmung (physiologische Phonationsatmung).

Im Sinne einer physiologischen Stimmgebung ergeben sich aus dem Beherrschen der richtigen Atmung **weitere Ziele**; so sollte der Patient außerdem folgende Techniken erlernen:
- die Stützfunktion für ein sauberes, belastbares Sprechen und Singen;
- die atemrhythmisch angepasste Phonation;
- das Sprechen aus der Atemmittellage;
- die reflektorische Atemergänzung (Coblenzer 1976);
- als wichtige **Grundregel der Ruheatmung**: das Einhalten des 3-teiligen Atemrhythmus (Ein – Aus – Pause).

Atembelebend wirken Bewegung, Gähnen, Lachen, Riech- und Schnüffelübungen. Der reflektorische Einatmungsreiz wird durch Lockerheit, Bewegung und Zuwendung auf ein Objekt, eine Handlung oder Person, d. h. durch Intention verstärkt.
Wird die Atemmuskulatur auf diese Weise trainiert, kommt es zu einem Ausgleich der Spannungsverhältnisse an Stimmlippen und Kehlkopfmuskulatur. Zwerchfell und Kehlkopf senken sich gleichzeitig bei der Einatmung, und das Ansatzrohr weitet sich.

Physiologische Zwerchfell-Flanken-Atmung

Das Zwerchfell (Diaphragma) ist der Haupteinatmungsmuskel, der nur aktiviert, aber nicht bewusst trainiert werden kann. Das Zwerchfell lässt sich nur bei der Tiefatmung aktivieren.

Die Ergebnisse einer physiologischen Atmung sind Anregung, Belebung, Aufladung, Durchblutung und innere Ruhe des Körpers. Des weiteren werden durch die verstärkten Atembewegungen Lebendigkeit, Wachheit und Wohlbefinden des Patienten verstärkt.

Die allgemeine Verbesserung des gesundheitlichen Befindens – bessere Durchblutung, Zunahme der Konzentration oder besser funktionierende Verdauung (durch Zwerchfellmassage) – stellt eine wichtige Motivationshilfe für die Übungsprogramme dar. Zu Anfang der Zwerchfell-Flanken-Atmung haben die Patienten zwar oft Muskelkater um die Bauchregion; dies ist jedoch als gutes Zeichen zu werten und verliert sich im Laufe der Zeit wieder.

Die Zwerchfell-Flanken-Atmung »ist offenbar die an Atemleistung wirkungsvollste, weil sie die größtmögliche und uneingeschränkte Erweiterung des unteren Brustkorbes mit der größtmöglichen Abplattung des Zwerchfells vereinigt.« Sie liefert bei geringster Muskelarbeit den größtmöglichen Erfolg, weil »das ganze Organ von der breiten Basis bis zu den feineren Verästelungen an den äußeren Wänden zur Arbeit herangezogen wird« (Habermann 1986).

Stützfunktion

Stütze ist »Sparen« des Atems. Die folgende moderne Definition der Stütze sagt uns, wie dieses »Sparen« vor sich gehen soll.

> ── Definition ───
>
> Stütze ist der Halt, den die Einatmungsmuskulatur dem Zusammensinken des Atembehälters entgegensetzt, d. h., während der tönenden Ausatmung beim Sprechen und Singen bleibt in Rücken und Flanken eine **Einatmungstendenz** erhalten. Diese Stütze dient dazu, den zum Stimmklang nötigen Atemdruck auf den kritischen Druck zu reduzieren (optimaler Betriebsdruck). Fehlt dieses **Gleichgewicht zwischen Atemdruck und Stimmbandschluss**, verarmt das Obertonspektrum der Stimme (aus Bergen, o. J.).

Atemrhythmisch angepasste Phonation

Bei der atemrhythmisch angepassten Phonation geht es um die rhythmische Gliederung der einzelnen Phonationsabschnitte, damit der Bereich der Atemmittellage erhalten bleibt.

Sprechen aus der Atemmittellage

Die Ökonomie der Atmung beim Stimmgebrauch wird durch Sprechen und Singen im Bereich der Atemmittellage und rhythmischer Gliederung der Phonation erreicht. Die Atemmittellage ist die Balance zwischen den Kräften, die jeweils für die Ein- und Ausatmung verantwortlich sind.

Reflektorische Atemergänzung

Die reflektorische Atemergänzung ergibt sich automatisch (reflektorisch) aus den angepassten Phonationsabschnitten, der Atemfrequenz angemessen. Das heißt: rhythmisch abspannen und warten, bis die Luft, dem negativen Druck im Brustkorb folgend, von selbst in die Lungen einströmt.

> ❯ Fehlt das Gleichgewicht zwischen Atemdruck und Stimmlippenschluss, wird die Stimmbildung beeinträchtigt.

Um von einer unphysiologischen Atmung (Dyspnoe) zu einer physiologischen Atmung (Eupnoe) zu gelangen, muss der Patient folgende Übungen aus dem Bereich der Atemtherapie erarbeiten:

3

Atemwahrnehmung	Atemeinteilung
Atembelebung	Atemführung
Atemvertiefung	Atempflege
Atemverlängerung	Atemergänzung
Atemregulation	Atemtiefsetzung

3.5.2 Abspannen und Federung

»Abspannen schenkt Atem, Federung gibt Sitz und Fülle für die Stimme.«

Durch diesen Vorgang kann sich das optimale Zusammenspiel von Atemdruck und Stimmlippenspannung wieder einbalancieren.

Wenn am Ende einer Sprechphase der letzte Laut exakt abgesetzt wird, so federt das Zwerchfell normalerweise nach kurzer Entspannung blitzschnell wieder reflektorisch in die Ausgangsstellung, d. h. wie zu Beginn der Einatmung, zurück.

Der »abgespannte« Laut setzt mit leicht dumpfem Beiklang von der spontan sich entladenden Restluft ab.

Gleichzeitig spürt man im Gürtelbereich eine Bewegung mit rückfedernder Weitung; der Atem schießt wieder ein. Dies wird »reflektorische Atemergänzung« (RAE) genannt (Coblenzer 1976).

Das ungeübte Zwerchfell braucht mehr Zeit, um in die Ausgangsstellung zurückzukehren. Deshalb sollte der Patient abwarten, bis die Weitungsbewegung zu Ende ist. Das Abspannen gelingt mit zunehmender Übung schneller und elastischer.

Bei einer gesunden Stimme setzt bei lautem Rufen unwillkürlich die Federung ein, d. h., die Bauchdecke federt blitzschnell einwärts, bestimmte Kehlkopfmuskeln werden entlastet.

> **Die Federung kann als »Heilgymnastik« wirken und helfen, das gestörte Zusammenspiel stimmbildender Kräfte auszugleichen.**

3.6   Übungen: Atmung

Viele Entspannungsmethoden und Körpertherapien, so z. B. Qigong, Yoga oder Feldenkrais, basieren auf einer physiologischen Atmung. Vorkenntnisse in diesen Methoden erleichtern dem Patienten die Übungen zur Stimmatmung.

> **Atemarbeit ist immer Arbeit mit unserem Körper: spürbar, fühlbar, erlebbar.**

Es gibt **zwei Wege der Atemkorrektur**
- Der »**bewusste Weg**« ist das Hinlenken und Zuwenden auf das Atemgeschehen, die Atembewegung, die Atempause und den Atemrhythmus.
- Der »**indirekte Weg**« führt über Intention und Bewegung.

Die Frage, wie der Zugang leichter und unkomplizierter erfolgt, lässt sich nicht eindeutig beantworten. In jedem einzelnen Fall sollte man diesen Weg individuell auswählen. Eine Änderung ist auch während der Therapie möglich, wenn man feststellt, dass durch die jeweils gewählte Methode keine Korrektur der Atmung zu erreichen ist.

Alle sog. »bewussten« Atemübungen können generell auch durch **Bewegung**, **Gestik** oder passend ausgewähltes **Gymnastikmaterial** unterstützt werden, gleichgültig, ob es sich dabei um Atemwahrnehmung, Atemführung oder Atemeinteilung handelt. Diese Hilfsmittel wirken sowohl führend als auch ablenkend und werden in ▶ Kap. 4, »Haltung – Tonus – Bewegung«, dargestellt.

Jede Therapiestunde sollte mit Atemübungen beginnen, um die Lunge »auszulüften« und die geistige sowie die körperliche Bereitschaft zu erlangen. Hierfür sind in den meisten Fällen 3–5 min ausreichend, wenn die Übungen während der Therapiestunde mehrfach durchgeführt werden. Die Wiederholungen gewährleisten, dass sich beim Patienten der neue Atemablauf langsam »einschleicht«.

> **Selbst die stärksten Stimmbänder verkraften nicht auf Dauer falsche Atemtechnik (Coblenzer 1987).**

3.6.1 Aufbau und Zusammenstellung

Bei den folgenden Übungen zu »der Atem – das Atmen – die Atmung« geht es um den bewussten Umgang mit dem Atem, dem Atmen und der Atmung. Die einzelnen Übungen werden mehr oder weniger als Spots in allen Therapiestunden ausgeführt, um immer wieder das Einschleifen der physiologischen Atmung zu kontrollieren.

Das **Ziel** der einzelnen Übungsgruppen ist in den meisten Fällen mit der jeweiligen Überschrift identisch.

Ausgehend von dem Grundsatz »vom Leichten zum Schweren« bietet sich in der Atemtherapie folgende Reihenfolge an:
- Vitallaute,
- Atemwahrnehmung mit Intention,
- Atemvertiefung, Atemimpulse,
- Atemeinteilung,
- Atemführung und Atemverlängerung,
- Ausatmen im Takt,
- Atemwellen,
- Atem und Stimme im Wechsel,
- Entspannung und Atmung,
- Atmung und Vorstellung.

Vitallaute

Viele der im Folgenden genannten **natürlichen Atemimpulse** sind im Allgemeinen nicht als Ausdruck des Atemgeschehens bekannt (Lodes 1987):
- Gähnen, Stöhnen,
- Niesen, Schnuppern, Riechen, Husten,
- Lachen, Weinen, Schreien,
- Blasen, Pfeifen.

Ziel

Die Übung mit Vitallauten fördert die Wahrnehmung der unbewusst ablaufenden Atmung und wirkt sich auf den Körper des Patienten folgendermaßen aus:
- Atembelebung, -regulation, -verlängerung und -vertiefung;
- Erreichen der physiologischen Atmung;
- Zwerchfellanregung und Zwerchfellschulung;
- Training und Elastizität der Lunge und der Atemmuskeln;
- Verbesserung der Durchblutung sowie der Kreislaufanregung;

- Erhöhung der Konzentration (einer Ermüdung wird so vorgebeugt);
- Abbau von Druck, Spannungen und Problemen im körperlichen und seelischen Bereich;
- Förderung der Durchlässigkeit (dies führt zum Eutonus);
- Möglichkeit einer uneingeschränkten Stimmlippenaktivität.

Im Einzelnen betrachtet, bringen die Atemimpulse folgende positive Wirkungen mit sich:
- **Gähnen:** ▶ Kap. 6, »Artikulation«.
- **Seufzen:** gründliches, druckloses Ausatmen, atem- und kreislaufanregend.
- **Stöhnen:** entspannt, befreit körperlich und seelisch, löst Blockaden, fördert die Durchblutung und die Verlängerung der Ausatmung.
- **Niesen:** reflektorischer Vorgang zur Reinigung der oberen Atemwege, befreit von körperlichem Druck; erfrischt durch tiefe Einatmung, Verschluss und explosionsartige Ausatmung.
- **Schnuppern und Riechen:** Beim Schnuppern werden mehrere kurze Einatmungsimpulse eingesetzt, um einen Geruch zu identifizieren. Das Riechen stellt eher einen langen, tiefen Einatemzug dar, um einen bestimmten Geruch voll aufzunehmen.
  Schnuppern und Riechen können mit Hilfe der heutzutage sehr beliebten in Duftlampen verwendeten ätherischen Öle therapeutisch eingesetzt werden (Werner 1993).
  Folgende Duftstoffe unterstützen die Atmung:
  - Latschenkiefer kräftigt die Atmung.
  - Eukalyptus stärkt die Atmungsorgane.
  - Minze ist für ein befreiendes Atmen geeignet.
  - Grapefruit- und Orangenöl wirken atemvertiefend.
  - Zimtöl (chinesisches) wirkt atemanregend.
  - Lavendel- und Geraniumöl wirken beruhigend und entspannend auf Atmung und Tonus (▶ Kap. 4).
  - Rosmarin- und Zitronenöl wirken anregend und aktivierend.
- **Husten:** Reinigung der unteren Atemorgane durch tiefe Einatmung; dies geschieht durch Glottisschluss, Anspannen der Ausatmungs-

3

muskulatur mit Druckerhöhung und die Explosion als Hustenstoß.

- **Lachen:** kurze Ausatmung mit Stimmbeteiligung. Vertiefung der Ein- und Ausatmung, Training der Zwerchfellelastizität. Wirkt ansteckend, entspannend und kommunikationsfördernd.
- **Schreien:** geschieht meist spontan aus einer emotional bedingten Situation heraus (z. B. Fußball, Karneval); es wird die äußerste Kraft der Stimme eingesetzt. Schreien wirkt oft schädigend auf die Stimmlippen.
- **Blasen und Pfeifen:** Training der Lunge und der Atemmuskulatur, körperlich-seelischer Ausgleich und Lockerung. Tiefatmung stellt sich ein, es kommt zu einer Atemverlängerung.
- **Einfaches Singen:** löst Verkrampfungen, macht Spaß und trainiert die Atmung.

> **Alle natürlichen stimmlichen Äußerungen gehen vom Zwerchfell aus. Wie bereits erwähnt, sind Lachen, Niesen und Husten sog. Vitallaute. Hierbei geschieht das Lachen meist in der Artikulationsstellung wie beim a, das Niesen wie beim i und das Husten wie beim u.**

Atemwahrnehmung durch Intention

Ein nächster Schritt in der Atemtherapie ist die sich unbewusst einstellende Einatmung durch Intention.

Definition

Intention ist eine Leistung des Zentralnervensystems, die in der Aufnahme und Verarbeitung von Sinneseindrücken und in der Reaktion darauf besteht.

Nach Coblenzer (1976) ist Intention somit die gedankliche Einstellung und Vorbereitung auf eine Handlung und/oder Bewegung.

Durch Intention wird die Aufmerksamkeit gesteigert; dies führt zu einer erhöhten Muskelspannung und somit zu einer erhöhten Einatmungstendenz.

> **Alle Übungen mit Intention regen den Atem an!**
> **Intention bewirkt Inspiration.**
> **Zuwendung bringt Atem!**
> **Das Geheimnis ist nicht die Lunge, sondern das bewegliche Zwerchfell (Coblenzer 1987).**

Durchführung

Der Patient konzentriert sich auf eine bestimmte Absicht bzw. Handlung (z. B. eingehendes Betrachten einiger Einzelheiten eines Bildes, Lauschen auf bestimmte Geräusche oder Tasten nach verschiedenen Gegenständen). Besonders hervorzuheben sind in diesem Zusammenhang das Riechen, z. B. an einer Rose, und der aktive Atemeinsatz beim Blasen, z. B. beim Ausblasen einer Kerze.

Die gedankliche Vorbereitung auf solche Handlungen, d. h. die Intention, löst den Einatemreflex aus.

Als Anregung folgen nun einige Übungsbeispiele.

Waldluft atmen
an einer Blume riechen
frisches Heu riechen
Essig schnüffeln
frischen Kaffeeduft riechen
frisch gebackenes Brot riechen
Staub wegblasen
Hühner scheuchen
kalte Hände warm hauchen
Hundehecheln
Küken locken
Frösche quaken

Ziel

Der Patient soll die Erfahrung machen, dass sich bei diesen Übungen die Einatmung reflektorisch ergibt.

Atemvertiefung, Atemimpuls, Atemanregung

Diese Übungen zur Vertiefung und Anregung der Atmung stellen für viele Patienten eine wichtige Erfahrung dar. Es erfolgt eine sehr aktive Zwerchfellatmung, ohne dass ein Hinweis darauf gegeben werden muss.

Durchführung

> ph / pf / ps / psch / kss / ksst / psst
> ph – ph – ph -t / pht
> pf – pf – pf – t / pft
> psch – psch – psch – t / pscht
> phu – phu – phu -t

Atemeinteilung

Im Folgenden werden verschiedene gezielte Atemübungen vorgestellt und jeweils kurz erläutert, die das bewusste Arbeiten mit der Atmung ermöglichen.

Durchführung

> **Blasebalgübung** (Bronchialmassage, Fernau-Horn 1953)
> Ohne Hinweis auf die Einatmung sollte bei dieser Übung die Luft in bewusster Einteilung abgegeben werden. Die Vorstellung der Handhabung eines »Blasebalgs« wirkt dabei unterstützend.
> f – f – f – f – t
> s – s – s – s – t
> sch – sch – sch – sch – t
> ch_1 – ch_1 – ch_1 – ch_1 – t (ch_1 vorderes ch)
> s – sch – f – ch_1 – t

> **Wortebene** (als Erweiterung, wenn es sinnvoll erscheint)
> F – F – Fett   Sch – Sch – Schutt
> F – F – Fund   Sch – Sch – Schock
> F – F – Faust   Sch – Sch – Scheck
> F – F – Fleck   sch – sch – schipp

> **RAE** (reflektorische Atemergänzung, Coblenzer 1987)
> R – P – T – K (stimmlos)

> **»Taubenübung«**
> ru – ke – ti – ku (stimmhaft)

Atemführung und Atemverlängerung

Bei dieser Übung geht es um die gleichmäßige, langsame Ausatmung ohne Abbrechen oder Versiegen des Atemstroms am Ende.

Durchführung

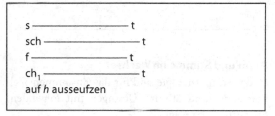

> s ——————— t
> sch ——————— t
> f ——————— t
> ch_1 ——————— t
> auf *h* ausseufzen

Der Atemstrom soll nicht lang, sondern langsam sein (Martienssen in Reusch 1971).

Ausatmen im Takt

Der Umgang mit dem Atem im 3/4- und 4/4-Takt ist eine etwas schwierige Übung. Sie stellt jedoch einen bewussten Umgang mit dem Atem dar und setzt durch die Luftstöße starke Impulse mit Nachdruck auf den ersten Taktteil (Wängler 1976).

Durchführung

> 3/4-Takt: »Walzer«
> *sss sss sss / fff / sch*schsch

3

```
4/4-Takt: »Marsch«
ssss ssss ssss / ch1chchch
```

Atemwellen

Crescendo und **decrescendo** sind dynamische Atembewegungen. Es soll je nach Symbol der Beginn, die Mitte und das Ende der Ausatmung eingehalten werden (stimmlos). Dabei ist auf eine gute Stütze zu achten.

Durchführung

f	langsam anschwellen und langsam wieder abschwellen lassen
s	kräftig einsetzen, langsam wieder abschwellen lassen
sch	langsam einsetzen und anschwellen lassen
ch,ch,	kräftig einsetzen, ab- und wieder anschwellen lassen, so dass sich am Anfang und Ende gleich hohe Gipfel bilden (nach Gundermann 1977)

Atem und Stimme im Wechsel

In der Stimmtherapie sind für das Zusammenspiel von Atem und Stimme Übungen mit folgenden **Lautgruppen** geeignet:

- Strömer und Klinger,
- Strömer und Vokal.

Zuerst erfolgt die reine Atemarbeit auf **Strömer**, danach werden die **Klinger** in die Therapie integriert. Das heißt, es kommt Stimme dazu, wobei aber die Artikulationsstelle der Strömungslaute beibehalten wird; es entsteht eine fließende Verbindung von Atemfluss und Stimmführung.

Die Übungsgruppe **Strömer und Vokale** ist für den Patienten schwieriger, da die Vokale bewusst eingesetzt werden müssen und die Strömer nur einen gewissen »Schutzmantel« darstellen.

Durchführung

Strömer und Klinger
Legato üben (stimmlos/stimmhaft im Wechsel)

```
f ———→ w ———→ f ————
w ————— f ————— w ————
s ————— s ————— s ————
s ————— s ————— s ————
ch₁ ————— j ————— ch₁ ————
j ————— ch₁ ————— j ————
sch ————— sch ————— sch ————
sch ————— sch ————— sch ————
```

Strömer und Vokale
Stakkato üben (stimmlos/stimmhaft im Wechsel)

```
f – o – f – o – f – o – f – o
s – u – s – u – s – u – s – u
sch – i – sch – i – sch – i – sch – i
ch₁ – a – ch₁ – a – ch₁ – a – ch₁ – a
f – o – f – a – f – u
s – e – s – i – s – a
```

Den **Zusammenhang** von Atem und Stimme kann der Patient in folgenden Übungen erspüren:

- Übung nach Nakamura,
- Partnerübung,
- Einzel- oder Partnerübung.

Bei diesen Übungen steht die Atemwahrnehmung im Vordergrund, und zwar nicht nur durch Beobachten und Hören, sondern auch durch Spüren des Atems. Die **Übung nach Nakamura** fördert die Koordination von Atmung, Hand- und Bauchbewegung. Die **Einzel-** bzw. **Partnerübungen** ermöglichen ein Erspüren der Atembewegung. Alle bisher genannten Übungsvorschläge können hier zur Anwendung kommen.

- **Übung nach Nakamura (1984)**
  Diese Übung wird hier »**Übung mit dem Nakamura-Schal**« genannt. Man nimmt ein etwa 30 × 180 cm langes Tuch (Schals können aneinander geknotet werden) und windet es sich um den Bauch. Es wird vorn überkreuzt, und man hält es an beiden Enden fest. Das Tuch sollte

bei jeder Einatmung gelockert und bei jeder Ausatmung zusammengezogen werden.

- **Partnerübung**

  Beim »**Kreuzgriff**« werden die Hände gegenseitig überkreuz gegeben und jeweils der Handrücken des Partners auf der eigenen Körpermitte leicht angedrückt.

- **Einzel- oder Partnerübung**

  Beim »**Sandwichgriff**« werden jeweils eine Handfläche und ein Handrücken auf dem Bauch oder auf dem Rücken platziert.

Entspannung und Atmung, Gefühl der Leichtigkeit

Diese Übungseinheit ist eher für Patienten mit hyperfunktioneller Dysphonie geeignet. Die Übungen reichen schon stark in den Bereich der Tonusregulation bzw. des Abbaus psychischer Blockierungen und Belastungen (▶ Abschn. 4.6.4).

Durchführung

Die Übungen werden liegend auf dem Rücken, in Gedanken – und nicht aktiv – durchgeführt.

Hinweis: Sprechen Sie lautlos mit.

Kopf heben	und dabei *ein*atmen.
Kopf senken	und dabei *aus*atmen.
Rechten Arm heben	und dabei *ein*atmen.
Rechten Arm senken	und dabei *aus*atmen.
Linken Arm heben	und dabei *ein*atmen.
Linken Arm senken	und dabei *aus*atmen.
Rechtes Bein heben	und dabei *ein*atmen.
Rechtes Bein senken	und dabei *aus*atmen.
Linkes Bein heben	und dabei *ein*atmen.
Linkes Bein senken	und dabei *aus*atmen.
Beide Beine heben	und dabei *ein*atmen.
Beide Beine senken	und dabei *aus*atmen.
Arme und Beine heben	und dabei *ein*atmen.
Arme und Beine senken	und dabei *aus*atmen.

Nach Abschluss der Übungen erfolgt die Rücknahme des entspannten Zustands wie beim autogenen Training: tief durchatmen, Fäuste anspannen, Augen auf.

Ziel

Der Patient erreicht ein Gefühl der Leichtigkeit des Körpers und des allgemeinen Spannungszustands. Der Atemrhythmus pendelt sich in der Ruheatmung ein (Cavin 1980).

Atmung und Vorstellung

Wie bei den Übungen zu Entspannung und Atmung reichen auch diese Übungen in den Bereich der Tonusregulation bzw. des Abbaus psychischer Blockierungen und Belastungen (▶ Abschn. 4.6.4).

Durchführung

Während der Übungen liegt der Patient auf dem Rücken. In Gedanken versetzt er sich in unterschiedliche Situationen.

Hinweis: Sprechen Sie lautlos mit.

Positives *Ein*atmen	Negatives *Aus*atmen
Stille	Lärm
Harmonie	Unruhe
Lösung	Verspannung
Ruhe	Hast
Entspannung	Spannung
Gelassenheit	Stress
Freude	Ärger
Friede	Unfriede
Frische	Müdigkeit
Lust	Unlust
Antrieb	Trägheit
Humor	Ernst
Wärme	Kälte
Weite	Enge
Liebe	Hass
Gesundheit	Krankheit
Freundschaft	Feindschaft
Anteilnahme	Gleichgültigkeit
Geborgenheit	Verlassenheit

Ziel

Mit diesen Übungen lässt sich ein ausgeglichener Atemrhythmus erreichen, da liegend fast nie eine Hochatmung auftreten kann. Die Atem- und Entspannungsübungen bilden eine Einheit und einen guten Einstieg für anschließende aktive Atem- oder Stimmübungen.

Haltung – Tonus – Bewegung

© Springer-Verlag GmbH Deutschland, ein Teil von Springer Nature 2018
U. Bergauer, S. Janknecht, *Praxis der Stimmtherapie*
https://doi.org/10.1007/978-3-662-57655-7_4

4.1   Grundlagen

┌─ Definition ──────────────────────┐

»Tonus« bedeutet Körperspannung, d. h.
Spannung des Körpers in seiner umfassenden
Ganzheit. Der Eutonus (Wohlspannung
bzw. ökonomische Gesamtspannung) zeigt
sich in der **Haltung** und umfasst immer
eine ganzheitliche Funktion, die in ihren
Einzelkomponenten übereinstimmen muss.
Darum bedeutet Haltung immer eine der
Situation entsprechende Haltung.

└───────────────────────────────────┘

Wie in allen Kapiteln immer wieder erwähnt wird, gehört die Tonusregulation als fester Bestandteil zu einem ganzheitlichen Therapiekonzept.

Es gibt keine isolierten Fehlspannungen; immer wird sich Fehlspannung als funktionale Kette auswirken. Es kann keine deutliche Artikulation entstehen, wenn die Gesichtsmuskulatur angespannt ist; es entsteht kein resonanzreicher Ton, wenn die Schultern hochgezogen und verspannt sind; es bildet sich keine Durchlässigkeit, wenn die Füße dicht nebeneinander oder im Kreuzbeinstand stehen und die Knie durchgedrückt sind.

Im Sitzen zeigen sich oft ein vorgeschobenes Kinn, ein vorgeneigter Hals, ein eingefallener Brustkorb, übereinandergeschlagene Beine, ein Rundrücken oder ein Hohlkreuz, die den Atemraum und die Tonqualität einschränken.

Allgemeine Beschwerden wie Kopf-, Nacken- und Rückenschmerzen haben ihre Ursachen meist in Haltungsproblemen und Verspannungen. Viele unserer Patienten bräuchten außer einer logopädischen Therapie auch eine krankengymnastische Behandlung oder die Teilnahme an einer Rückenschule bzw. Wirbelsäulengymnastik.

Dies sind nur einige Beispiele für gestörte Tonusverhältnisse, die jegliche Arbeit an Atmung, Artikulation und Stimme beeinträchtigen.

Eine jahrelange Fehlhaltung wird man nicht vollständig beseitigen können. Jedoch lässt sich **Körpergefühl** entwickeln und eine Besserung erreichen. Eine Korrektur der Fehlhaltung sollte dann als Fernziel angestrebt werden. Dies ist meist ein langwieriger Prozess und erfordert viel Eigen- und Fremdkontrolle.

❯ Die Befindlichkeit eines Menschen drückt sich also aus in Haltung, Bewegung und Stimme (aus Coblenzer 1987).

4.2   Begriffe und Redewendungen: Haltung – Tonus – Bewegung

Im Folgenden werden **Begriffe** aufgelistet, die Haltung, Bewegung und Tonus des Menschen beschreiben.

┌───────────────────────────────────┐

Haltung und Verhalten

Haltungs- und Verhaltenskorrektur

Haltung bewahren

keinen Halt haben, d. h. haltlos sein

Haltung – Zurückhaltung – Fehlhaltung

Verspannung – Spannung – Entspannung

verspannt – gespannt – angespannt – entspannt

Anspannung zu Wohlspannung

Verkrampfung zu Entspannung

Spannungsabbau – Spannungsaufbau

Spannungsregulation – Spannungsausgleich

den Kopf hängen lassen

vom Leid gebeugt

sein Kreuz tragen

└───────────────────────────────────┘

Beispiele für **Redewendungen**, die die Begriffe Haltung und Tonus beinhalten, sind im Folgenden aufgelistet:

┌───────────────────────────────────┐

Haltung bringt Atem – schlechte Haltung stiehlt Atem!

Ton braucht Tonus!

Aus dem Ton den Tonus heraushören – aus dem Tonus den Ton ablesen, d. h. den Tonus ausbalancieren.

Angst verändert Tonus, und Schmerz verändert Tonus.

└───────────────────────────────────┘

4.3 Sprichwörter und Lyrik: Haltung – Tonus – Bewegung

>> Wenn die Muskeln fröhlich werden, kann das Herz nicht traurig bleiben. «

>> Eine unbewegte Glocke tönt niemals (chinesisches Sprichwort). «

>> Was Bewegung unterstützt, unterstützt auch Emotion. Beide sind Ausdruck des Körpers. Meist sind sie eng miteinander verwandt (unbekannt). «

>> Man kann die Menschen in drei Klassen einteilen: die Beweglichen, die Unbeweglichen und die, die sich bewegen (arabisches Sprichwort). «

>> Wo Leben ist, ist Bewegung ... wo Bewegung ist, ist Leben ...
Die Weise, wie ich mich bewege, entspricht meiner Weise zu leben (Feldenkrais 1978). «

>>Der Heiterkeit sollen wir,
wenn sie sich einstellt,
Tür und Tor öffnen,
denn sie kommt nie zu unrechter Zeit.
Heiterkeit ist unmittelbarer Gewinn.
Sie ist die bare Münze des Glücks
(A. Schopenhauer, Das kleine Buch vom Glück, Ars Edition 1986) «

Von der Ruhe
Du bist so fahrig und wärst gerne
ganz ruhig, guter Freund? Dann lerne:
Den Bereich der Dunkelheiten
immer heiter zu durchschreiten,
Das Erinnern, das Vergessen
stets zufrieden zu durchmessen,
Dich, sowie das Ich des Andern
muntern Sinnes zu durchwandern:
Und du strahlst 'ne Ruhe aus,
das zieht dir die Schuhe aus.
(R. Gernhardt 1981)

Zeiten der Stille
Gehe gelassen inmitten von Lärm und Hast und denke daran,

wie ruhig es sein kann in der Stille.
So weit als möglich – ohne Dich aufzugeben –
sei auf gutem Fuß mit jedermann.
Das, was Du zu sagen hast, sprich ruhig und klar aus
und höre andere an, auch wenn sie langweilig oder töricht sind,
denn auch sie haben an ihrem Schicksal zu tragen.
Meide die Lauten und Streitsüchtigen,
sie verwirren den Geist.
Vergleichst Du Dich mit anderen,
kannst Du hochmütig oder verbittert werden,
denn immer wird es Menschen geben,
die bedeutender und besser sind als Du.
Erfreue Dich am Erreichten und an Deinen Plänen.
Bemühe Dich um Deinen eigenen Beruf,
wie bescheiden er auch sein mag;
er ist ein fester Besitz im Wechsel der Zeit.
Sei vorsichtig bei Deinen Geschäften, denn die Welt ist voller Betrüger.
Aber lass deswegen das Gute nicht aus den Augen,
denn Tugend ist auch vorhanden.
Viele streben nach Idealen, und überall im Leben gibt es Helden.
Sei Du selbst.
(Gekürzt, nach dem englischen Original, 1692, gefunden in der St.-Pauls-Kirche von Baltimore).

Auf einem alten schottischen Ofen zu lesen:
»Von all den Sorgen,
die ich mir machte,
sind die meisten nicht eingetroffen.
Aber jedes Lachen,
das meine Freunde mir brachten,
hat mein Leben um eine Woche
jünger und gesünder gemacht.«

Ein kleines Lächeln tut so gut ...
Ein kleines Lächeln tut so gut,
Versuch' es dreimal täglich,
dazu ein wenig frischen Mut,
schon wird die Welt erträglich.

Ein Lächeln ist nie für die Katz,
doch soll es etwas taugen,
gib ihm den allerbesten Platz
und lächle mit den Augen!

Ein Lächeln ist der schönste Lohn,
der Freude Wegbereiter,
und hast du mal genug davon,
dann schenk' es einfach weiter!

Doch ärgert man dich fürchterlich
und hast du nichts zu lachen,
dann lächle einfach über dich, ...
das lässt sich sicher machen!
(Scherf-Clavel 1988)

4.4   Befundung der Haltung, der Bewegung und des Tonus

Prüfung

Beobachtet werden zunächst die Haltung bzw. die Haltungsfehler im Sitzen (eingeklemmte Unterschenkel), im Stehen (durchgedrückte Knie) und beim Gehen (Unbeweglichkeit im Hüftbereich). Ebenso beurteilt werden Kopfhaltung (überstreckte oder abgeknickte Kopf- und Halsstellung), Halsbereich, Schultergürtel (angespannte, hochgezogene Schultern), Thoraxbereich (eingefallener Brustkorb), Beckenstellung (unbeweglich und fixiert) und Beinstellung (undurchlässig und ohne Basis).

Beurteilung

- **Haltung**
  - **euton:** normal, gelöst, gerade, aufrecht, entspannt, gelassen, leger, lässig, lebhaft, lebendig, mobil, agil;
  - **hyperton:** starr, steif, straff, angespannt, verspannt, überspannt, unruhig, Hohlrücken;
  - **hypoton:** schlaff, verhalten, verschlossen, bewegungslos, krumm, eingesunken, vorgebeugt, Rundrücken.
- **Gestik**
  - lebhaft, aufdringlich, maniriert,
  - starr, zurückhaltend.
- **Mimik**
  - angemessen, lebhaft, übertrieben,
  - unbeweglich, starr, krampfhaft.
- **Hals-/Kieferbereich**
  - locker, weich,
  - überstreckt, verspannt, Kinnvorschub, geringe Kehlkopfbewegungen.

4.5   Therapie: Haltung – Tonus – Bewegung

4.5.1   Ziele und Regeln

Euphonie wird durch Eutonus und Eukinese erreicht (Gundermann 1977), d. h. durch den physiologischen Tonus und durch natürliche Bewegungen. Eutonus und Eukinese beeinflussen sich gegenseitig und sollten auch dementsprechend erlebt werden.

Die **angestrebten Ziele** sind:
- **Eutonisierung der Tonusverhältnisse.** Hierunter versteht man die Normalisierung der über- oder untersteuerten Spannungsverhältnisse, die sich in hyperfunktionellen und hypofunktionellen Stimmstörungen ausdrücken.
- **Koordinierung von Atmung und Körperbewegung.** Atmung und Körperbewegungen sollten einander entsprechen und in ihrem Ablauf harmonieren.
- **Aktivierung aller Körperfunktionen,** insbesondere der Atem- und Stimmfunktion.
- **Haltungs- und Tonusregulierung durch Bewegung** erfahren und erleben lernen. Die Regulierung der Tonusverhältnisse soll weniger durch Korrektur entstehen, sondern vielmehr aus der Bewegung selbst erlebt werden.

Haltung

Der Mensch muss lernen, seine Haltung nicht durch Befehl zu kontrollieren, sondern durch den bewussten Einsatz des Körpers und durch Körpergefühl, d. h. durch die Wahrnehmung muskulärer Spannungszustände.

Im Vordergrund steht hier die Körperwahrnehmung, die sich durch tonusregulierende, körperorientierte Übungen langsam entwickelt. Zwar trainieren viele Menschen beispielsweise im Freizeitsport ihre Beweglichkeit; auf Haltung, z. B. aufrechtes Gehen, Stehen oder gerades Sitzen, wird dort jedoch meist wenig geachtet.

Im Hinblick auf eine gute Haltung sollten folgende Regeln beachtet werden:
- Eine gesunde aufrechte **Sitzhaltung** beinhaltet:
  - »Stirnbieten – nicht Kinnbieten«, d. h. den Kopf aufrecht, das Kinn zurückgenommen,
  - Schultern locker nach hinten,

- das Brustbein gehoben, Becken nach vorn gekippt,
- die Oberschenkel leicht gespreizt,
- die Füße leicht nach außen gestellt.
- Die gesunde aufrechte **Haltung im Stehen** lässt sich folgendermaßen erreichen:
  - Die Schwerpunkte ruhen auf dem elastischen Fußgewölbe, mit durchlässigen Kniegelenken und beweglichem Becken.
  - Die Wirbelsäule dient als Federungssystem, darüber fungiert der Schultergürtel als verbindendes Glied zur aufrechten Kopfhaltung.

Eine gute, aufrechte Haltung trägt dazu bei, dass sich die Stimme ungehindert entfalten kann. Gerade bei Sprechberufen ist die Haltung deshalb besonders wichtig (▶ s. auch Abschn. 7.4.2: »Einen Vortrag halten«, S. 232).

Die Grundregeln zur Erhaltung einer gesunden Wirbelsäule sind in einem Merkblatt (▶ S. 84) zusammengefasst.

❯ **Alles ins Lot bringen:**
Man spricht von Kopf bis Fuß
oder auch von Fuß bis Kopf.

Bewegung

Bewegung bringt positive Wirkungen für Menschen jeden Alters mit sich und hilft beim Spannungsabbau im körperlichen und psychischen Bereich. Bewegung heilt Geist und Seele, und Ganzkörperbewegungen sind »Quellen des Auftankens«.

Bewegungsübungen sind zugleich auch Atemübungen. Der Atem lässt sich aus der Bewegung, die Bewegung aus dem Atem spüren. Der Atem trägt die Bewegung.

Tonusregulation durch gute Laune und Lachen

Eine positive Grundeinstellung zum Leben und gute Laune im Alltag unterstützen den angestrebten eutonen Spannungszustand.

Gute Laune lässt sich ganz einfach herstellen:
- Körperliche Anstrengung lässt Endorphine, sog. Fröhlichmacher, im Blut ansteigen. Deshalb täglich mindestens 20 min Sport an der frischen Luft.

- Bei der Ernährung gilt: viel Eiweiß, Kohlenhydrate, wenig Fett.
- Auch Schokolade wirkt sich positiv auf die gute Laune aus, besonders in Verbindung mit Koffein, das die Hirntätigkeit stimuliert (z. B. Cappucino).
- Ausreichend Schlaf ist eine wichtige Voraussetzung.
- Musik wirkt antriebsfördernd. Auch sie kann Endorphine freisetzen und die Produktion von Magensäure reduzieren.

❯ **Entspannung ist wichtig, um gute Laune herzustellen!**

Lachen ist eine ähnlich gute therapeutische Übung wie Laufen auf der Stelle. Es kräftigt die Muskeln, der Herzrhythmus erhöht sich, Blutdruck und Pulswerte steigen, die Bronchien öffnen sich, die Lungenventilation kommt auf Touren.
- Lachen stimuliert das zentrale Nervensystem, Herz und Muskeln, es stärkt sogar die Abwehrkräfte.
- Lachen knetet die Eingeweide, die Muskeln des Unterleibs und des Brustkorbs durch. Die vermehrte Sauerstoffzufuhr reinigt das Blut. Sorgen und Langeweile verfliegen. Lachen wirkt aufbauend und belebend und erleichtert den Umgang mit anderen Menschen.
- Lachen hat sich auch beim Abbau von Aggressionen bewährt. Es steigert die Leistungsfähigkeit und baut Stress und Nervosität ab.

❯ **Jeden Tag sollte man mindestens einmal so richtig von Herzen lachen!**

- Lachen ist Joggen für das Zwerchfell, Fröhlichkeit wirkt als Therapie. Lachen hat die gleiche günstige Wirkung auf den Organismus wie Joggen und Gymnastik. Durch die federnden Ausatembewegungen beim Lachen wird das Zwerchfell locker »geschüttelt«, Verkrampfungen werden gelöst und beseitigt.

❯ **Lachen ist für das Zwerchfell eine wahre Erholung!**

4.6 Übungen: Haltung – Tonus – Bewegung

4.6.1 Aufbau und Zusammenstellung

Zunächst bereiten wir über themenbezogene Begriffe, Redewendungen und Lyrik die eutone Haltung mental vor. Auch der Einfluss von **Lachen** und **guter Laune** spielt hier eine Rolle.

Als **Übungen** schließen sich an:
- isometrische Übungen (**isos** gleich, **metron** Maß),
- isotonische Übungen,
- ganzheitliche Übungen mit Intention,
- Übungen zur richtigen Haltung im Gehen.

Wir Therapeuten kennen viele dieser Übungen und praktizieren sie in angespannten Situationen selbst.

Es folgen **Übungen mit Geräteeinsatz**. Voran stehen
- Behandlung mit Massagegeräten und
- Behandlung mit Vibrationsgeräten.

Beim Einsatz von **Gymnastikmaterial** möchte ich nur folgende Hilfsmittel hervorheben:
- Gymnastikball, Gymnastikband oder Theraband,
- Impander und Trampolin,
- Tennisball, Holzkugel (Kontaktübungen nach Kjellrup).

Merkblatt zur Erhaltung einer gesunden Wirbelsäule

1. *Halte Dich im Lot!*
   Der aufrecht gehende Mensch bewältigt die Anziehungskraft der Erde am besten, wenn er sich im Lot befindet. Katzenbuckel, Hängeschultern und andere „Sünden" belasten die Muskulatur zu stark.

2. *Korrigiere Deine Haltung!*
   Nicht immer gelingt der aufrechte Gang. Aber: Wer den Rücken ständig krumm hält und damit vom Körperlot abweicht, belastet die tragenden und haltenden Teile des Körpers zu stark. Fehlhaltung und Fehlbelastung führt schließlich zum Dauerschaden.

3. *Bewege Dich!*
   Gelenke, Muskeln, Sehnen, Bänder, Bandscheiben und etwa 100 gelenkige Verbindungen der Wirbelsäule wollen etwas zu tun haben. Nur durch Bewegung bleiben sie gesund.

4. *Halte Deinen Rücken stabil!*
   Durch die Kraft und Anspannung der Muskeln wird die Wirbelsäule in Form gehalten. Beim Heben etwa übernehmen Arme und Beine die Hebelfunktionen.

5. *Entlaste Deinen Rücken!*
   Nur beim richtigen Liegen kommt es zur absoluten Entspannung.

6. *Sitze wenig!*
   Beim Sitzen wird die Wirbelsäule grundsätzlich stärker belastet als beim Stehen.

7. *Lege Bewegungspausen ein!*
   Der Sitzkrankheit kann man durch Anspannung, Entspannung und Dehnung der Muskeln vorbeugen.

8. *Trainiere Deinen Rücken!*
   Ein Organ, das Leistung bringen soll, braucht regelmäßiges Training.

Schwingeübungen nach Schlaffhorst-Andersen (1928) und Seyd (1993) sowie Schwinggurtübungen nach Coblenzer (1987) und Cornelius (1987) gehören ebenfalls zu diesem Übungsteil, werden hier jedoch nur kurz erläutert. Das gleiche gilt für Dehnungsübungen nach Schaarschuch (1979).

Als **Methoden** werden kurz dargestellt:

- progressive Muskelentspannung (PME) und
- autogenes Training (AT) und Feldenkrais.

Isometrische Übungen zur Tonusregulation
Prinzip
Spannen und Lösen!

Bei einer isometrischen Muskelanspannung wird keine Bewegung ausgeführt. Der Muskel spannt sich an, leistet aber keine physikalische Arbeit. Verkürzte, schmerzende Muskeln werden gedehnt (Kirsch 1980).

Durchführung
- Stirn gegen die Hände drücken.
- Nacken gegen die Hände drücken.
- Kopfseite gegen rechte/linke Hand drücken.
- Handflächen zusammendrücken.
- Hände einhakeln – auseinanderziehen.
- Fäuste ballen.
- Finger spreizen.
- Schultern einzeln hochziehen, beide Schultern hochziehen.
- Schulterblätter nach hinten zusammendrücken.
- Arme seitwärts strecken: »Türrahmen wegdrücken«.
- Arme nach oben strecken: »den Himmel tragen«.
- Beine sitzend anheben, gebeugt oder gestreckt.
- **Dauer** der Einzelübungen: 3s; Gesamtdauer: 10 min.
- **Hilfen:** Handtuch, Stuhl.

❶ **Wichtig !**
Während der Übung darf keine Pressatmung erfolgen, es sollte regelmäßig weitergeatmet werden. Zwischendurch den Körper immer wieder ausschütteln. Der Übungsablauf und die Übungsdauer sollte dem Alter und

dem Gesundheitszustand des Patienten angepasst sein.

Isotonische Übungen zur Tonusregulation
Einsatz und Ziele
Diese Übungen zielen auf gleichmäßige, fließende Bewegungsabfolgen und einen mittleren Tonus ab und sind daher besonders für Patienten mit hyperfunktioneller Dysphonie geeignet.

Prinzip
Durch Bewegung wird eine Kontraktion des jeweiligen Muskels bzw. der Muskelgruppe mit Bewegungsausschlag, gleichbleibender Spannung und veränderter Muskellänge herbeigeführt.

Die maximale Dehnung, Spreizung und Beugung der betreffenden Muskulatur, Sehnen und Gelenke führt zur Koordinationsverbesserung. Vitale Energie wird frei!

Jede Übung sollte mehrmals im Zeitlupentempo ausgeführt werden.

Durchführung
Die Durchführung der Übungen erfolgt nach dem Motto: »Gesicht und Körper wecken!«

- Kopf rechts und links drehen.
- Kopf im Halbkreis nach rechts bzw. links bewegen.
- Kopf diagonal bewegen.
- Kopf aus dem Nacken dehnen.
- Kopf nach vorn »ausnicken«.
- Kopf achtern: »Die Nase malt eine 8«.
- Hände reiben, in die Hände klatschen.
- Schultern heben und fallenlassen.
- Schultern vor- und rückwärts kreisen: »Windmühle«.
- Die Ellbogen malen kleine und große Kreise in die Luft.
- Die Arme schwingend um den Körper schleudern.
- Kopf, Arme, Oberkörper rechts und links drehen.
- Mit dem Oberkörper kreisen.
- Den Oberkörper seitwärts dehnen.
- Mit den Beinen und Füßen kreisen, mit den Füßen wippen.

Ganzheitliche Bewegungsübungen durch Intention – Korrektur der Körperhaltung

Einsatz und Ziele

Diese Übungen sind gleichermaßen für Patienten mit hypo- und hyperfunktioneller Dysphonie geeignet.

Prinzip

Mit der gedanklichen Vorstellung zu den einzelnen Übungen verbindet der Patient eine bestimmte Intention. Diese wiederum bewirkt natürliche Bewegungsabfolgen, welche zur jeweiligen realen Situation in Bezug stehen. In den meisten Fällen laufen die Übungsteile dadurch natürlicher und freier ab, ohne dass zusätzlich noch besondere Hinweise gegeben werden müssen.

Durchführung

- »Wachsen und schrumpfen« (bzw. umgekehrt).
- »Katzenbuckel« (ausrecken wie eine Katze).
- »Obstpflücken«.
- »Gliederkasper«.
- »Bauchtanz« (Beckenkippen, Beckenkreisen).
- »Indianertanz« (stampfen).
- »Pantomimegang« (Ballenwippen).
- »Wäschewaschen« (Oberkörper vornüber hängenlassen, Arme wechselnd verlängern; wirbelweise von unten aufrichten).
- »Farnblatt« (Oberkörper fallenlassen – wirbelweise aufrichten).
- »Luft unter die Flügel fächeln« (unter den Achseln mit den Händen wedeln).
- Körperabstreifen, -ausschütteln, -abklopfen.
- Abklopfen des Rückens bzw. des ganzen Körpers.
- »Knieschaukel«: sitzend, Hände um ein Knie, vor und zurück.
- »Schaukelsitz«: sitzend, Partner halten sich, heben vom Sitz ab.

Haltung üben im Gehen

Einsatz und Ziele

Die folgenden Übungen werden vor allem bei Patienten eingesetzt, bei denen Verspannungen bzw. Verkrampfungen im Schulter-Kopf-Bereich zu beobachten sind – wenn es beispielsweise so scheint, als sei der Kopf zwischen den Schultern eingeklemmt oder als würden die Schultern von den Ohren angezogen.

Prinzip

Bei dieser Übung stellt sich eine lockere, durchlässige Haltung und Bewegung automatisch ein. Die Kopfhaltung ist aufrecht und der Kopf nicht abgeknickt. Der Schultergürtel ist entspannt, und das Gehen erfolgt gleichmäßig und fließend aus dem Becken. Nur gleichmäßig flüssige Bewegungen verhindern ein Abgleiten eines auf den Kopf gelegten Gegenstandes (z. B. Buch) (Coblenzer 1976).

Durchführung

- Buch (Reissäckchen) auf dem Kopf tragen, (evtl. ein Tuch zwischen Kopf und Buch legen, um ein Abgleiten zu vermeiden);
- Treppen auf- und absteigen;
- dabei einen Text lesen, frei sprechen oder z. B. folgenden Vers aufsagen:
  Tüchtige Türkin
  trägt den tönernen Topf
  mit dem Trunk
  für die Tiere
  tagtäglich
  durch die trockene Türkei.
  (nach Dreher 1983)

> **Dreimal gut gedehnt ist so gut wie eine Stunde Schlaf.**

Elektrovibrationsmassage mit Maspo, oder Unilife Bio Impulsmodell

Die Elektrovibrationsmassage (mechanische Lockerung nach Fernau-Horn 1956) kann wahlweise mit dem **Maspo**, mit **Igelansatz** oder aber mit dem **Unilife Bio Impulsmodell** durchgeführt werden. Diese Geräte sind im medizinischen Fachhandel erhältlich.

Die Vibrationsmassage mit einem Großflächenmassagegerät wird im Anschluss ebenfalls vorgestellt (▶ S. 87–88).

Einsatz und Ziele

Die Elektrovibrationsmassage findet Anwendung bei allen Stimmstörungen. Überwiegend zu Therapiebeginn eingesetzt, erwirkt sie eine gute Einstimmung auf die Übungsphase und wirkt lockernd, lösend und entspannend.

Die Vibrationsmassage sollte **ohne** Stimmübungen durchgeführt werden, da der Stimmton sofort heiser und knarrend würde (Fernau-Horn 1956).

Längerfristig führt diese Art von Massage zur Kräftigung und Durchblutung der Fixationsmuskulatur des Kehlkopfes. Verspannungen im Halsbereich können mit ihrer Hilfe abgebaut, »Kehlsteifigkeit« kann behoben werden. All dies trägt bei zur Verbesserung des allgemeinen Wohlbefindens.

Prinzip

Durch die Vibrationsmassage mit den oben genannten Geräten werden die Zellen der massierten Körperteile zum Mitschwingen gebracht, und dieses Mitschwingen der Zellen beeinflusst den Stoffwechsel, die Blutzirkulation und die gesamte Nerventätigkeit günstig.

Durchführung

- Stufe 1, Dauer 5–10 min.
- Massage der Halsseiten rechts und links (◘ Abb. 4.1).
- Von oben nach unten, vom Kiefer-Hals-Winkel nach vorn neben den Kehlkopf.
- Vom Nacken neben den Halswirbeln nach vorn unten (Kehlkopf und Halswirbel immer auslassen!).
- Langsam, weich ausstreichen, kreisen mit mittlerem Druck.

Für die Schulterpartie über der Kleidung sollte die besser gleitende Hartschaumplatte verwendet werden.

> Der Therapeut selbst sollte bei der Behandlung locker und entspannt bleiben.

Elektrovibrationsmassage mit einem Großflächenmassagegerät

Als Großflächenmassagegeräte sind der **Vibramat** oder der **Vibrax** mit **Moosgummischuh** als Aufsatz zu empfehlen.

Einsatz und Ziele

Der Einsatz von Vibrationsmassage mit Großflächenmassagegeräten ist bei allen Stimmstörungen sinnvoll. Er kann **mit und ohne** Stimmübungen erfolgen.

Folgende positive Effekte können auf diese Art erzielt werden:

- Gewebelockerung, Muskelentspannung, -kräftigung;
- Anregung des Kreislaufs, Durchblutungsförderung;
- Behebung von Lymphstauungen, Aktivierung des Nervensystems und Förderung des Stoffwechsels; Ermüdungsstoffe werden abgebaut; das Skelettsystem bleibt beweglicher und geschmeidiger;
- Ausstrahlung der Vibrationen auf Stimmlippen und Zwerchfell;
- verkrampftes Festhalten der Töne wird verhindert;
- erleichtert das Abhusten und wirkt sekretlösend.

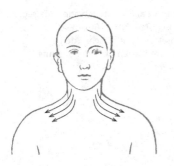
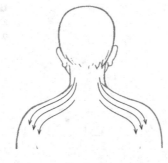

◘ Abb. 4.1 a, b Maspo-Massage von oben nach unten
a Halsseiten von vorn,
b Halsseiten von hinten

a

b

4

Prinzip
Durch die Vibration werden **Kristalle** in den Knochen angeregt, dadurch wird man frischer und aktiver.

Die elektrische Vibrationsmassage auf dem Brustbein kann zu einer Lockerung der äußeren und inneren Kehlkopfmuskulatur und damit zu einer Spannungsminderung der Stimmlippen führen.

Während der elektrischen Vibrationsmassage muss der Stimmgestörte Übungen wie Summen oder Brummen durchführen. Ohne Phonationsübungen ist die Vibrationsmassage wertlos.

Unbestritten ist auch die Suggestivwirkung technischer Geräte (Böhme 1980), da manche Patienten meinen, dass durch deren Einsatz größere und schnellere Erfolge zu erzielen sind.

Die Übungsmöglichkeiten für die Stimmtherapie sind jedoch noch vielfältiger als von Böhme beschrieben (▶ s. folgender Abschnitt).

Durchführung
- Der Patient hält den Apparat beidhändig senkrecht.
- Stufe 1, Dauer: 2–5 min (kürzer als Maspomassage); lange Massage ist zwecklos, starker Druck bringt keinen Vorteil.
- Ansatzstelle ist das Brustbein, evtl. mit Schaumstoff- oder Handtuchunterlage (◻ Abb. 4.2a).
- Ansatz auch auf dem Rücken (ohne Unterlage): Therapeut führt das Gerät auf-, ab- und seitwärts (◻ Abb. 4.2b).
- Die Tonvibrationsstelle langsam und weich abfahren; spüren, wo der Ton die meiste Resonanz hat (meist zwischen den Schulterblättern), und an dieser Stelle etwas länger verweilen. Dabei werden **Stimmübungen** durchgeführt: Klinger, Vokale, Zungenspitzen-r auf Silben-, Wort-, Satz- und Textebene.

Elektromechanische Tonbehandlung (Böhme 1980)
Stehen die Vibrationsstöße zu der Zahl der Stimmlippenschwingungen in einem ganzzahligen Verhältnis, spricht man von einer harmonischen Vibration.

Die elektromechanische Tonbehandlung kann die Behandlung im Sinne einer Kombinationstherapie unterstützen. Man lässt den Kranken einen bestimmten Ton singen und verabreicht mechanische Stöße auf das Brustbein in einer Zahl, die im geraden Verhältnis zur Schwingungszahl des gesungenen Tons steht (1:1, 1:4, 1:8, 1:16 usw.).

Übungen mit Material
Die Übungen mit Material werden hier zusammenfassend dargestellt. Wenn wir von einem »**Bewegungsintermezzo**« in der Therapiestunde sprechen, gehören folgende Materialien (Helfer) zum Programm: Gymnastikball, Gymnastikband oder Theraband, Impander und Trampolin.
- Auf dem **Gymnastikball** kann man hüpfen, kreisen, achtern, sich vor- und zurück bewegen, sich seitwärts bewegen und federn. Wohltuend ist es, wenn man von einem stehenden Partner (Therapeut) von den Schultern aus

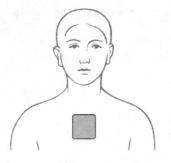
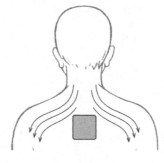

◻ **Abb. 4.2 a, b** Elektrovibrationsmassage.
a Ansatzstelle ist das Brustbein,
b Ansatzstelle ist zwischen den Schulterblättern bzw. der gesamte Rücken

a   b

auf- und abbewegt wird oder wenn man das Auf- und Abfedern mit Stabunterstützung durchführt (Kucera 1986).

— Das **Gymnastikband** (geschlossenes Band) oder **Theraband** (offenes Elastikband unterschiedlicher Stärke) bietet den Einstieg über die entsprechende Coblenzer-Übung des Dehnens und Abspannens (Coblenzer 1987). Es gibt viele Übungen zur Atemverlängerung und Vokalverlängerung, z. B. auf Wortebene, die beim Abspannen helfen.

— Für die Arbeit mit dem **Impander** gilt das gleiche: Dieser wirkt ebenfalls unterstützend auf Atemvertiefung, Atemeinteilung und Tonführung, besonders auch auf Wortebene mit langen Inlautvokalen (z. B. Hut, Not, Tat).

— Der **Impander** (»Bali«) wird in verschiedenen Stärken angeboten und ist für Frauen, Männer und Kinder geeignet. Die Gebrauchsanweisung beinhaltet außerdem die »Glockenübung« und die »Holzhackerübung«, die bei hypofunktionellen Störungen und Mutationsstörungen vorteilhaft sind.

— Für sportliche und jüngere Patienten ist der Einsatz des **Trampolins** (Trimilin, fun hop) geeignet. Hiermit können flüssige Laufübungen mit weichem Stimmeinsatz oder kräftige Hüpfbewegungen mit festem Einsatz erarbeitet werden.

Allen Materialien liegen entsprechende Beschreibungen bei, welche die Handhabung erleichtern. Diese Übungen werden dann lediglich mit den angemessenen Atem- und Stimmübungen koordiniert.

> ❯ Die Übungen mit Material bringen Freude bei der Arbeit mit der Atmung, Unterstützung für die Stimme und Entlastung für den Bewegungsapparat.

Hinweisen möchte ich noch auf die vielen »kleinen Helfer«, welche auch in der Kindertherapie verwendet werden: Reifen, Keulen, Kugeln, Seile, Igelbälle, Fahnen, Tücher, Tennisbälle, Stäbe und Hanteln.

Als »großer Helfer« für Erwachsene und Fortgeschrittene sollte außerdem der Sportbogen erwähnt werden. Hierbei werden besonders Atem-

und Stimmführung sowie die sich automatisch einstellende Tiefatmung unterstützt (Coblenzer 1987, Herrigel 1989).

4.6.2 Kontaktübungen mit Material

Einsatz und Ziele
Die Kontaktübungen mit Material nach Kjellrup (1993) können zur Linderung von Schmerz- und Spannungszuständen eingesetzt werden.

Prinzip
Kontaktübungen mit einem Gegenstand oder dem Boden sind Sammlungs- und Bewusstwerdungsübungen. Sie haben ableitenden Charakter. Energieströme werden freigesetzt, die Blutzirkulation wird neu reguliert.

Kontakt ist Berührung, die sich zu Kommunikation oder Austausch erweitert: »Erst nehmen Sie wahr, dann spüren Sie tiefer hinein, womit Sie in Berührung sind. Es entsteht eine Beziehung zwischen Ihnen und dem, was Sie berühren.« (Mit Tennisball oder Holzkugel üben.)

Durchführung
Um eine möglichst positive Wirkung zu erzielen, kann der Therapeut dem Patienten folgende Anweisungen geben:

— Setzen Sie sich bequem hin, nehmen Sie den Ball, umschließen Sie ihn leicht mit beiden Händen und schließen die Augen.

— Erspüren Sie die Form des Balls und dessen Material, indem Sie ihn gleichzeitig in beiden Händen halten.

— Wenn Sie eine Beziehung zu dem Ball und durch den Ball hindurch von Hand zu Hand bekommen haben, bleiben Sie in dieser Beziehung.

— Rollen Sie den Ball langsam zwischen Ihren Händen, um auch dabei Hände und Ball zu entdecken – ruhig und langsam. Der Ball darf auch zwischen den Fingern, den Handrücken und Handflächen rollen.

— Vergessen Sie dabei nicht, dass die Verbindung von Hand zu Hand durch den Ball den Kern der Übung darstellt.

- Legen Sie den Ball nun zurück.
- Lassen Sie Ihre Hände ruhen.
- Spüren Sie nach, wie Sie Ihre Hände erleben.

Diese Übung stellt nur einen kleinen Abriss dar; darüber hinaus bieten sich Fußübungen, Rückenübungen und Seitenübungen mit **Stäben, Keulen** und **Kastanien** sowie **Bällen** an.

Diese Hilfsmittel sind für Ganzkörperübungen geeignet, die meist liegend oder auch sitzend ausgeführt werden. Die angespannte Muskulatur wird dabei zunächst recht schmerzhaft reagieren, sich jedoch nach einer gewissen Zeit lösen und lockern, bis ein schmerzfreier Zustand erreicht ist. Allgemein lässt sich sagen, dass die Übungen dazu dienen, die verspannte Muskulatur durch Konzentration zu lösen. Es tritt eine verstärkte Durchblutung ein, und die Muskulatur schmiegt sich weich an den harten Gegenstand an.

Schwingeübungen

Schwingen und Schwingeübungen nach Schlaffhorst-Andersen (1928) werden von Seyd (1993) in ihrem Buch ausführlich dargestellt. Die Übungen können zu zweit, zu dritt oder in der Gruppe ausgeführt werden. Zu zweit gibt es einen Anleitenden und einen Schwingenden, in der Gruppe schwingen alle gemeinsam (vgl. hierzu auch Seyd 1993).

Prinzip

Schwingen, Kreisen, Rhythmus und Tönen können auf unterschiedliche Art und Weise den Atem anregen. Atmung und Stimme werden mit der Bewegung koordiniert (Regeneration natürlicher Organfunktionen).

Durchführung

Es werden schwingende und kreisende Bewegungen sowie Beuge-Streck-Bewegungen ausgeführt. Man kann ganzkörperlich oder mit einzelnen Körperteilen schwingen. Das Spiel mit dem Gleichgewicht hat eine eutonisierende Wirkung.

4.6.3 Schwingegurtübungen

Durchführung

Die Übungen mit dem Schwingegurt (Coblenzer 1987) sind als Einzel- oder Partnerübungen geeignet. Schwingegurte gibt es in unterschiedlichen Stärken, je nach Körpergewicht. Die Gurte können eingehängt werden (an Türklinke, Fenstergriffen oder Sprossenwand), wobei der Patient unter Anleitung leicht schwingende Bewegungen über der Körpermitte vor- und rückwärts sowie seitwärts ausführt, ähnlich den Schwingeübungen. Der Gurt kann auch vom Therapeuten gehalten werden. Atem- und Stimmführung laufen synchron zur Bewegung ab (Cornelius 1987).

Dehnungsübungen
Durchführung

Diese Übungen (Schaarschuch 1979) werden überwiegend im Liegen durchgeführt. Auf äußerst angenehme und entspannende Art können so Arme, Beine und Kopf in ihrer Lockerheit bzw. Schwere gespürt und die Dehnbarkeit aus den Gelenken heraus erlebt werden. Diese Übungen sind jedoch nicht für jeden Patienten geeignet, da hierbei ein enger Körperkontakt notwendig ist. Außerdem sollten vor der Durchführung etwaige Bewegungseinschränkungen abgeklärt werden.

4.6.4 Tiefmuskelentspannungstraining, autogenes Training und Feldenkrais

Das Tiefmuskelentspannungstraining und das autogene Training werden in ◘ Tabelle 4.1 vergleichend dargestellt.

Tiefmuskelentspannungstraining (progressive Muskelentspannung, PME)

Die progressive Muskelentspannung wurde in den 30-er Jahren von dem amerikanischen Psychologen Jacobson entwickelt und in den 40-er Jahren von Wolpe, ebenfalls einem Psychologen, weiterentwickelt.

Alternativ: bei der progressiven Muskelentspannung nach Olschewski (1992) handelt es sich um ein Entspannungstraining, mit dessen Hilfe

□ Tabelle 4.1 Tiefmuskelentspannungstraining und autogenes Training im Vergleich

	Tiefmuskelentspannung	Autogenes Training
Methode	Aktive körperliche Übungen	Gedanklich-konzentrierte Selbst-beeinflussung mit Wortformeln
	An der Muskulatur ansetzend	Am vegetativen Nervensystem ansetzend
Voraussetzungen	Positive oder neutrale Einstellung zum Verfahren	Positive Einstellung zum Verfahren
		Bereitschaft zum erhöhten Trainingseinsatz
		Ausdauer
Anleitung	In Selbsthilfe mit Begleitlektüre und/oder mit Audiobegleitung erlernbar	Nicht ohne fachliche Anleitung erlernbar
Anwendungs-möglichkeiten	Bei Muskelverspannungen, Kopfschmerzen, Durchblutungsstörungen, Nervosität, Schlafstörungen und anderen psychovegetativen Beschwerden	Bei Verspannungen, Schwindel, Hitze-wallungen, Schweißausbrüchen, Herz-Kreislauf-Beschwerden, Atem-beschwerden, Schlafstörungen, Nervosität, psychovegetativen Beschwerden
Zeitpunkt der Anwendung	Vor, während und nach belastenden Situationen	Vor, während und nach belastenden Situationen

man lernt, die unterschiedlichen Empfindungen zwischen körperlicher An- und Entspannung besser wahrzunehmen und sich schließlich völlig zu entspannen.

Mit Hilfe dieser Methode lässt sich die Sensibilität für die vielen kleinen Verspannungen verstärken, die der alltägliche Stress mit sich bringt. So kann jeder lernen, sich selbst eine »kleine Pause« in tiefer Ruhe und Entspannung zu gönnen.

Das **Jacobson-Entspannungstraining** (Jacobson 1996) heißt »progressiv«, weil hier Schritt für Schritt **16 Muskelgruppen** nacheinander einzeln zunächst fest angespannt und danach völlig entspannt werden (von Olschewski werden 17 Muskelgruppen benannt).

Die Spannung sollte in jeder einzelnen Muskelgruppe jeweils 5s gehalten werden. Danach sollte man sich etwa 30s auf die tiefe Entspannung konzentrieren, die ganz von selbst auf die Anspannungsphase folgt.

Der gesamte Körper wird in folgender Reihenfolge angesprochen:
- Rechte Hand, rechter Unterarm.
- Rechter Oberarm.
- Linke Hand, linker Unterarm.
- Linker Oberarm.
- Stirn.

- Obere Wangenpartie, Nase.
- Untere Wangenpartie, Kiefer.
- Nacken und Hals.
- Brust, Schulter, Rücken.
- Bauchmuskulatur.
- Gesäß und Becken (werden beim klassischen Verfahren nach Jacobson mit 16 Muskelgruppen ausgelassen).
- Rechter Oberschenkel.
- Rechter Unterschenkel.
- Rechter Fuß.
- Linker Oberschenkel.
- Linker Unterschenkel.
- Linker Fuß.

Grundsätzlich geht es bei diesem Entspannungstraining vor allem um das Erleben der extremen Muskelanspannung und Muskelentspannung. Um schneller und einfacher zu einer tiefen Entspannung zu gelangen, kann bei regelmäßigem Üben das Training abgekürzt werden, indem mehrere Muskelgruppen zusammengefasst werden. Zunächst werden die Muskeln in 16 Muskelgruppen aufgeteilt, die über mehrere Sitzungen bis auf 4 Muskelgruppen reduziert werden. Am Ende des Gesamtprogramms wird die Entspannung nur noch durch stilles Zählen von 1 bis 10 erreicht.

4

Autogenes Training (AT)

Auf die Darstellung der klassischen Form des autogenen Trainings soll hier verzichtet und nur die
Erweiterung nach Pahn (1968) erwähnt werden,
die sich auf den Kopf-Hals-Bereich bezieht.

Die Übung wird nach folgenden Vorgaben ausgeführt:

- Die Wangen sind schwer.
- Die Lippen sind schwer.
- Die Zunge liegt schwer im Mund.
- Der Mund öffnet sich von selbst.
- Die Stirn ist angenehm kühl.
- Der Mund ist beim Einatmen kühl durch-
  strömt.
- Nase ist kühl durchströmt.
- Der Hals ist kühl durchströmt.
- Die Atemluft strömt durch ein weites Rohr.
- Die Stimme strömt durch ein weites Rohr.

Begleitend und unterstützend wirkt **klassische Musik** zur Entspannung. Hier nur einige Vorschläge:

- Händel: Concerto grosso op. 6, Nr. 3, e-Moll;
- Mozart: Eine kleine Nachtmusik, G-Dur, KV
  525;
- Bach: Ouvertüre D-Dur, Suite Nr. 3, »Air«;
- Gluck: Orpheus und Eurydike, »Reigen seliger
  Geister«;
- Massenet: Meditation »Thais«;
- Meditationsmusik: New-Age-Musik, z. T. klas-
  sische Motive meditativ interpretiert;
- »Entspannen mit Musik« (DAK, Tonkassette/
  CD).

Beim **autogenen Training nach Müller** (1996) sind
die Einstiegs- und Abschlussformeln identisch mit
der Form des klassischen autogenen Trainings. Auf
diese Methode wird ebenfalls nicht weiter eingegangen, beispielhaft soll jedoch eine von Müllers
entspannenden Geschichten vorgestellt werden:

Wiese

Du bist auf einer großen, weiten Wiese –
du läufst durch diese Wiese –
du spürst unter deinen Füßen das Gras –
es ist biegsam, weich, sommerwarm –
du hast Lust, dich ins Gras zu legen –
du spürst das Gras unter dir, wie eine weiche
Decke –

du siehst die Gräser, viele Arten –
siehst Blumen dort –
kleine Käfer krabbeln gemächlich –
du riechst das Gras, die Erde –
ein Schmetterling schaukelt an dir vorbei –
du siehst, wie schön seine Färbung ist –
die Zeichnung seiner Flügel –
ganz aus Samt scheinen sie zu sein –
du hörst die Bienen summen und schwirren –
du schaust zum Himmel –
du siehst dort oben viel –
du bist ganz ruhig, gelöst, entspannt –
Ruhe durchströmt dich –
du bist ganz ruhig und entspannt –
tief durchatmen – Fäuste ballen – Arme recken
und strecken
räkeln – gähnen – und die Augen auf!

Abschließend ist die Entspannung in **Sauna** oder
Dampfbad zu empfehlen, denn einige Stunden in
der Sauna entspannen die Seele und stabilisieren
das psychische Gleichgewicht.

Während des Saunabesuchs bieten sich lockere,
langsame Bewegungsübungen der Sprechwerkzeuge an sowie zusätzlich stimmlose und stimmhafte
Lautübungen:

- Lippenzupfen, Schmollmundkreisen, Halsaus-
  streichen;
- Gähnen;
- weiche Summ-, Brumm- und Kautonübungen;
- Ventiltönchen;
- Vokallängen, leichte, flüssige Singübungen.
  Die Stimmlage rutscht automatisch tiefer.

Atemübungen (▶ Kap. 3, »Atmung«) sind eher in
Ruhepausen außerhalb des Saunaraums angezeigt.

Feldenkrais

Prinzipien und Leitsätze

- Was du tun kannst, kannst du dir vorstellen,
  und was du dir vorstellen kannst, kannst du
  tun.
- Leichte Bewegungen sind stets effektiver als
  anstrengende.
- Nicht Anspannung und nicht Entspannung –
  die **angemessene Spannung** ist das Ziel.
- Unsere Stimme wirkt auf unsere Umwelt und
  uns selbst!

— Atem ist Bewegung: Richtiges Atmen bedarf der Veränderung der Bewegungsgewohnheiten unseres gesamten Körpers.

Viele praktische Feldenkrais-Übungen zu Atmung, Weitung und Stimme sind in der logopädischen Therapie einsetzbar. Ein Teil dieser Übungen eignet sich zum Einstieg. Sie werden als „ATM" („Awareness Through Movement", also „Bewusstheit durch Bewegung") bezeichnet. Die Übungen werden in „Module" eingeteilt; denn eigentlich sind sie Abschnitte eines größeren Werkes, Körpers oder einer Struktur.

Die bekannteste Übung ist die Beckenuhr. Sie ist ideal als Einstiegsübung in die Methode Feldenkrais und zur Körperwahrnehmung.

Aus der Vielzahl der Feldenkrais-Übungen für Atmung, Weitung und Stimme eignet sich die folgende besonders gut für die logopädische Therapie:

■ **Die Verbindung von Augen und Kiefer - Durchführung**

Sie sitzen auf einem Stuhl.

■ ■ **Erstes Modul**

— Bewegen Sie Ihre Augen mehrmals auf und ab.
— Schließen Sie Ihre Augen und legen sie Ihre Handflächen über sie.
— Legen Sie Ihre Hände etwa ein Minute lang leicht auf die Augen. Geben Sie Ihre Augen wieder frei und bewegen Sie sie erneut auf und ab.
— Öffnen und schließen Sie Ihren Mund.
— Bewegen Sie Ihre Augen nach unten, während Sie ihren Unterkiefer nach unten bewegen.
— Bewegen Sie dann Ihre Augen nach oben, während Sie Ihren Unterkiefer nach oben bewegen.
— Bewegen Sie Ihre Augen und Ihren Unterkiefer mehrmals auf und ab.
— Legen Sie Ihre Hände etwa ein Minute lang leicht auf die Augen.
— Bewegen Sie Ihre Augen nach oben, während Sie Ihren Kiefer nach unten bewegen.
— Gehen Sie dann in die andere Richtung.
— Fahren Sie fort damit, Ihre Augen und Ihren Unterkiefer 5 bis 6 weitere Male entgegengesetzt zu bewegen.
— Pause.

— Legen Sie Ihre Hände etwa ein Minute lang leicht auf die Augen.
— Bewegen Sie Ihre Augen auf und ab.
— Öffnen und schließen Sie Ihren Mund.

■ ■ **Zweites Modul**

— Bewegen Sie Ihre Augen nach links und rechts.
— Pause.
— Öffnen Sie Ihren Mund etwas und bewegen Ihren Unterkiefer nach links und rechts.
— Bewegen Sie Augen und Unterkiefer nach links und zur Mitte.
— Bewegen Sie jetzt Ihre Augen zwei Mal nach links und rechts.
— Bewegen Sie Ihre Augen nach links, während Ihr Unterkiefer nach rechts geht.
— Bewegen Sie Augen und Unterkiefer dann zurück zur Mitte.
— 3 bis 4 Mal wiederholen.
— Bewegen Sie nun Ihre Augen nach rechts, während Ihr Unterkiefer nach links geht.
— Bewegen Sie Augen und Unterkiefer zurück zur Mitte.
— Bewegen Sie Ihre Augen nach links und rechts, während Ihr Kiefer nach rechts und links geht. (gekürzt)

4.6.5 Globusgefühl (Kloßgefühl)

Das Globusgefühl ist eine sehr lästige und belastende Erscheinung, die jedoch meist ohne organische Ursache auftritt; häufig liegen ihm psychische Probleme zugrunde. Viele Übungen aus dem vorigen Kapitel sind hier angezeigt, z.B. die folgenden:
— Halsmassage, Halsausstreichen, Halstapping;
— Gähnen, Kauübungen;
— Dehnungen der Halswirbelsäule: rechts-links, Kopfkreisen, Kopfausnicken, lockeres, sanftes Verschieben des Kehlkopfs: rechts-links;
— Autogenes Training nach Pahn.

Stimme

© Springer-Verlag GmbH Deutschland, ein Teil von Springer Nature 2018
U. Bergauer, S. Janknecht, *Praxis der Stimmtherapie*
https://doi.org/10.1007/978-3-662-57655-7_5

5.1 Grundlagen

Tönen und Sprechen sind keine isolierten Vorgänge im Kehlkopf (Larynx) und Mundraum. (Der Vogel singt allerdings mit dem Syrinx). Es handelt sich hierbei vielmehr um ein Geschehen, an dem der ganze Mensch mit dem gesamten Körper beteiligt ist. Zwischen Respiration, Phonation, Artikulation und Bewegung besteht ein enger psychosomatischer Zusammenhang.

Die Stimme hat außerdem mit Ausstrahlung und Persönlichkeit zu tun, sie ist Ausdruck der inneren Verfassung und des inneren Zustandes. Die emotionalen Zustände eines Sprechers können sich in seiner Stimme und Sprechweise ausdrücken. So können z. B. Lebenskrisen – beruflich oder privat –, Probleme am Arbeitsplatz, drohende Arbeitslosigkeit, Frühberentung und Zukunftsängste negative Auswirkungen auf die Stimmung und damit auf die Stimme haben. Stimme ist also auch immer stimmungsgeladen.

» Nun ist der Kehlkopf kein isoliertes Instrument wie ein Klavier; er ist beweglich und hängt unmittelbar mit der ganzen übrigen Muskulatur des Körpers zusammen. Er leidet, wenn jene leiden. Körperliches und seelisches Unbehagen, Krankheit und Schmerzen offenbaren sich sofort in mangelhafter Tongebung (Merkel in Gundermann 1994). «

> Stimme übermittelt Stimmung; Stimme, Stimmung und Stimmigkeit hängen direkt voneinander ab.

Kommunikation steht heute in den meisten Lebenssituationen im Vordergrund, und dabei sollte die Stimme kein Hindernis sein. Die Beeinträchtigung der Stimme kann eine berufliche, psychische und soziale Belastung darstellen.

5.2 Begriffe und Redewendungen: Stimme

Es folgen **Begriffe**, die den Wortteil »Stimme« enthalten.

Stimmstörung	Stimmtechnik
Stimmverbesserung	Stimmkräftigung
Stimmtraining	Stimmlippen
Stimmentfaltung	Stimmritze
Stimmlage	Stimmorgan
Stimmausdruck	Stimmerzeugung

Auch in den folgenden **Redewendungen** geht es um »Stimme«:

Da stimmt etwas nicht.
Die Stimmung war super
die Stimme der Wahrheit
Es verschlägt mir die Stimme
Jede Stimme zählt.
Wir stimmen zu.
die Stimme des Volkes
einstimmig angenommen

Zum erweiterten Begriffsfeld »Stimme« gehören auch »Ton«, »Klang« und »klingen«. Diese Begriffe wiederum eröffnen ein breites Spektrum an verwandten Wörtern. Je länger man dieses Spiel betreibt, desto konkreter werden die Begriffe, desto genauer bezeichnen sie das Gemeinte.

- »Ton«, »Klang«:
  - Laut, Schall, Hall, Klang, Klangfülle, Klangfarbe, Wohlklang, Klangkörper, Modulation, Tonfall, Umgangston.
- »Tönend«:
  - melodisch, melodiös, musikalisch, klangrein, liedhaft, gesanglich, lyrisch.

- **»Klingen«:**
  - klingen, schwingen, lauten, schallen, läuten, schellen, bimmeln, ertönen, anschlagen;
  - scheppern, klirren, schrillen, klappern, surren, schwirren, schnarren, piepsen, quietschen;
  - grillen, ticken, tacken, klatschen, knistern, rascheln, prasseln, zischen, brutzeln;
  - mähen, muhen, wiehern, blöken, quaken, quieken, röhren, schnurren, krähen, gurren, gackern, schnalzen, fauchen;
  - rauschen, rascheln, tosen, gischten, branden, sieden, gurgeln, brodeln, gluckern, glucksen;
  - blubbern, schwappen, strudeln, quirlen.

5.3 Sprichwörter: Stimme

» Die lebendige Stimme lehrt (lateinisches Sprichwort). «

» Die Stimme ist die beste Musik (englisches Sprichwort). «

» Stimme, die der Spiegel der Seele ist (Erasmus). «

» Stimme ist in umfassendem Sinne das Ja zum Leben, die Antwort auf die Herausforderung Leben (Husler). «

» Mit einer lauten Stimme im Halse ist man oft außerstande, feine Sachen zu denken (Nietzsche). «

» Wahrheit, Wahrheit bilde unseren Ausdruck auch im Ton der Stimme (Herder). «

» Das Verständlichste an der Sprache ist nicht das Wort selber, sondern Ton, Stärke, Modulation, Tempo, mit denen eine Reihe von Worten gesprochen wird – kurz, die Musik hinter den Worten, die Leidenschaft hinter dieser Musik, die Person hinter dieser Leidenschaft: alles das also, was nicht geschrieben werden kann (Nietzsche in Zehetmeier 1986). «

» Die Gewohnheit an bestimmte Klänge greift tief an den Charakter: Man hat bald die Worte und Wendungen und schließlich auch die Gedanken, welche zu diesem Klange passen (Nietzsche in Zehetmeier 1986). «

5.4 Befundung der Registerübergänge

> **Definition**
>
> Unter »Registerübergängen« versteht man die Grenzen zwischen Brustregister und Mittelregister bzw. Mittelregister und Kopfregister, die sich jeweils als Klangfarbenänderungen der Stimme äußern. Unterschieden werden sie je nach Sitz des hauptsächlichen Resonanzraums (Falsett bzw. Strohbass).

> Die Registerübergänge bei Männern lassen sich normalerweise wie folgt lokalisieren, wobei der Übergang von Brust- zu Mittelregister jeweils um den ersten, der Übergang von Mittel- zu Kopfregister jeweils um den zweiten angegebenen Ton zu finden ist:
> - Tenor: f, f^1;
> - Bariton: e, e^1;
> - Bass: d, d^1;
> Bei Frauen verschieben sich die Übergänge jeweils um eine Oktave nach oben.

Prüfung
Das Überprüfen der Registerübergänge erfolgt gleichzeitig mit der Prüfung des Stimmumfangs.

Beurteilung
- **Physiologisch:** ausgeglichen, ausgewogen.
- **Unphysiologisch:** hörbar, auffällig, störend.

Wenn keine unbedingte Notwendigkeit vorliegt, kann die Registerüberprüfung auch übergangen werden. Berichtet ein Patient jedoch über Stimmprobleme bei der Gesangsausbildung oder beim

Singen im Chor, sollten die Registerübergänge gezielt überprüft werden.

5.5   Funktionelle Dysphonie

--- Definition ---

Der Begriff »Dysphonie« bezeichnet die Störung der Sprechstimme, die sich auch auf die Singstimme auswirken kann (und umgekehrt). Die Skala dieser Klangstörung kann von Tonlosigkeit und Verhauchtsein über eine belegte, rauhe, gepresste Stimme bis zur Taschenfaltenstimme reichen. Hauptmerkmal einer Dysphonie ist somit eine nicht mehr leistungsfähige Stimme, auffallend durch unterschiedliche Grade von Heiserkeit, Ermüdbarkeit, Räusperzwang, Hüsteln, Missempfindungen am Hals und Kehlkopf und/oder Fremdkörpergefühl. An den Stimmlippen lässt sich die Dysphonie entweder durch einen zu starken oder zu schwachen Muskeltonus erkennen.

In Anlehnung an Schwarz (1985) lassen sich je nach Beeinträchtigungsgrad der Sprechstimme zwei Störungsbilder unterscheiden, die **Dysphonie** und die **Aphonie**:

- **Dysphonie** (partielle Störung der Stimmbildung minimalen bis schwersten Grades):
  - Stimme klingt nicht klar.
  - Stimme klingt nicht kräftig.
  - Stimme ist nicht belastbar.
  - Sprechstimmlage entspricht nicht der erwarteten Norm.
  - Stimmbildung kann nicht jederzeit willentlich veranlasst oder vermieden werden.
- **Aphonie** (totale Störung der Stimmbildung):
  - Sprecher flüstert, anstatt zu phonieren (Flüsterstimme).
  - Keinerlei Stimme wird gebildet.

Die **Störung der Stimmbildung** (im Sinne von Störung der Stimmleistung) definiert man logopädisch als die beeinträchtigte Fähigkeit bzw. die Unfähigkeit eines Menschen, die für die Lautbildung, den Wortgebrauch, den Satzgebrauch und die Sprach-

akzentuierung erforderliche klare und tragfähige Stimme zu bilden, d. h. diese hervorzurufen und/oder klar und kräftig zu äußern.

Man spricht grundsätzlich von **zwei Formenkreisen der Dysphonie** und unterscheidet sie durch ihre hyperfunktionelle oder hypofunktionelle Ausgangslage.

5.5.1   Hyperfunktionelle Dysphonie und Stimmlippenknötchen

Übungen zur hyperfunktionellen Dysphonie und zu Stimmlippenknötchen bzw. Phonationsverdickungen sind in Abschn. 5.7.2 nachzulesen.

Befundung
- **Atmung:**
  häufig Thorakal- oder Klavikularatmung, d. h. Hochatmung.
- **Artikulation:**
  überwiegend eng, geringe Lippen- und Kieferbewegungen, mangelnde Artikulationsausformung.
- **Stimme:**
  Stimmeinsatz hart, mittlere Sprechstimmlage erhöht, Stimmansatz hinten, unphysiologische Stimmabsätze, Tonhaltedauer evtl. verkürzt und Schwellton eingeschränkt, Tonhöhenschwankungen; verspannte, hart eingesetzte Stimme mit gequetscht heiserem Beiklang.
- **Haltung und Tonus:**
  Verspannungen der Gesichts-, Hals- und Schultermuskulatur, Hervortreten der Halsvenen, erhöhter Muskeltonus, eingeschränkte Körperbeweglichkeit.

Missempfindungen
- Räuspern, Druck, Trockenheit, Kitzeln, Husten, Schmerzen, Schluckzwang, Globus- und Fremdkörpergefühl, starker Würgreflex.
- Zu starke Funktion, zuviel Energie und Spannung erzeugen die Pressstimme.

Verhaltensregeln
- Evtl. Stimmruhe bzw. Krankschreibung bei Sprechberuf.
- Einschränkung des Stimmgebrauchs.

━ Stimmtherapie!
(vgl. auch Wirth 1995, Franke 1991)

5.5.2 Hypofunktionelle Dysphonie, Internus- und Transversusschwäche, Phonasthenie

Übungen zur hypofunktionellen Dysphonie, zur Internus- und Transversusschwäche sowie zur Phonasthenie sind in Abschn. 5.7.2, S. 102 ff. nachzulesen.

Befundung
━ **Atmung:**
flach, oberflächlich, ungenügende Atemstütze, hoher Luftverbrauch, verkürzte Ausatemdauer.
━ **Artikulation:**
verwaschen, eingeschränkt, eher vermindert; undeutliche Aussprache, geringe Kieferöffnung.
━ **Stimme:**
Steigerungsfähigkeit fehlt; schwächliche, behauchte, belegte Stimme; schnelle Stimmermüdung, angestrengtes Sprechen; Stimmeinsätze hauchig/weich; mittlere Sprechstimmlage kann erhöht sein, Pianosingen erschwert. Häufig Abknarren beim Stimmabsatz.
━ **Haltung und Tonus:**
Verspannungen der Artikulations- und Halsmuskulatur sowie der Mimik; allgemeine Schwäche, schlaffe Körperhaltung, oftmals anlagebedingte Schwäche der Kehlkopfmuskulatur.

Missempfindungen
━ Ermüdung, Mundtrockenheit. Schmerzen, Rachenenge, Fremdkörpergefühl, offenes Näseln.

Auftreten
━ Primär nach stimmlicher Überlastung, schweren Erkrankungen oder depressiven Verstimmungen.
━ Sekundär als Folge eines ständig überbeanspruchten Stimmorgans, d. h. Übergang von Pressstimme (bzw. Hyperfunktion) zu Hauchstimme (bzw. Hypofunktion). Frauen sind hiervon häufiger betroffen als Männer.
(vgl. auch Wirth 1995, Franke 1991)

5.6 Therapie: Funktionelle Dysphonie

5.6.1 Ziele und Regeln

Die **Hauptziele** aller Stimmübungen sind einheitlich:
━ Über den ganzen Körper mit Atem und Stimme in Resonanz kommen.
━ Überzeugen mit Sprache, Stimme und Körper, d. h., Atem-Stimm-Koordination.

Je nach Einzelfall lauten die Ansatzpunkte konkret:
━ Erhöhung der Belastbarkeit, Lebendigkeit der Stimme, Klarheit der Stimme, sog. »Kalligraphie« der Stimme;
━ Aberziehung bestimmter Fehlleistungen sowie Anerziehung der natürlichen Sprech- und Stimmfunktion; dadurch Verbesserung des Kehlkopfbefundes (physiologische Stimmlippenbewegungen und vollständiger Stimmlippenschluss) sowie Abbau der Missempfindungen.

5.7 Übungen: Funktionelle Dysphonie

Folgende Aspekte sollten bei allen Übungen beachtet werden:
━ Bei den praktischen Übungen ist auch die mentale **Einstellung** sowie die bewusste Zielsetzung wichtig.
Um eine Klangverbesserung zu erreichen, eine Klangentwicklung und Klangbildung zu erleben, ist eine positive Einstellung zum Erlernen einer neuen Atem- und Stimmtechnik unbedingt erforderlich.
Mit der sog. Stimmgymnastik (den Stimmübungen) erreichen wir die Reinigung der Stimmbänder (Stimmreinigung).
━ Alle Übungen, beginnend auf der Wortebene, werden mit »**innerer Beteiligung**« und körperlichem Engagement ausgeführt. Um dem jeweiligen Wort- oder Satzinhalt Ausdruck zu verleihen, sucht der Patient also nach verschiedenen Ausdrucks- und Betonungsmöglichkeiten und probiert diese aus.

Die Intention lässt sich dabei durch Vorstellungshilfen unterstützen, aber auch durch Bewegung und Gesten.

— Bei den Übungen sollte der Patient an den **Gesprächspartner** denken, also partnergerichtet sprechen. Das Ziel ist Stimmigkeit zwischen Sprecher, Situation und Aussage.
Intentionales Sprechen ist Sprechen mit unmittelbarer Ausdrucksabsicht, wodurch eine Entlastung der Stimme entsteht. Es unterscheidet sich also vom reinen Ablesen oder Nachsprechen.

— Die Stimmübungsanteile im Gesamtkonzept der Therapiestunde sollten zeitlich gut geplant und eher kurz als zu lang sein. Es kann leicht zur Überlastung kommen, welche sich durch Räuspern, Kratzen und Stimmverschlechterung ausdrückt. Die noch unfertige Funktionsänderung kann hier noch nicht stützend und schützend eingreifen. Für Patient und Therapeut stellen solche Überlastungssymptome dann oftmals eine Enttäuschung dar.
Bei der Stundenplanung sollte man Stimmübungen mehr in die Stundenmitte oder nach verlängerter Aufwärmphase gar an das Stundenende stellen.

> **Die Grundregel für die Planung lautet:**
> *Wechsel zwischen Übung und Erholung.*

— Oft hört man in der Übungssituation im Vergleich zum Spontansprechen noch ein Missverhältnis in der **Qualität des Stimmklangs.** Dies ist jedoch eher als günstiges Zeichen zu werten und gehört zum Prozess der Besserung. Eine wechselnde Stimmqualität ist besonders bei Stimmlippenlähmungen festzustellen, oft von Woche zu Woche, was jedoch die Einstellung zum Gesundungsprozess nicht beeinträchtigen sollte (▶ Abschn. 5.11, »Stimmlippenlähmung«).

5.7.1   Aufbau und Zusammenstellung

Lautgruppen

Alle Übungen zur Dysphonie sind nach Lautgruppen geordnet. Grundsätzlich wird in der Lautlehre unterschieden zwischen **Konsonanten** und **Vokalen.**

Konsonanten lassen sich auf unterschiedliche Weise kategorisieren. Aus praktischen Gründen erfolgt die Einteilung hier gemäß dem folgenden Schema:

— Hauchlaut: **h**;
— Strömungslaute (Strömer): **f**, **sch**, **ch**, **s** (stimmlos);
— Klinger:
  — Vollklinger **m**, **n**, **ng**, **l**;
  — Halbklinger **w**, **s**, (stimmhaft), *j* (stimmhafter Reibelaute);
— Explosivlaute (Plosive): **b**, **d**, **g**, **p**, **t**, **k**,
Vokale werden in drei Gruppen unterteilt:
— Selbstlaute: **o**, **u**, **a**, **e**, **i**;
— Umlaute: **ö**, **ü**, **ä**;
— Diphtonge: **ei**, **au**, **eu**.

Die einzelnen Lautgruppen sind im Folgenden entsprechend ihrer therapeutischen Funktionalität jeweils den Übungseinheiten

— hyperfunktionelle Dysphonie bzw.
— hypofunktionelle Dysphonie

zugeordnet. Zu Beginn dieser Einheiten erfolgt dann nochmals eine ausführliche Erläuterung der relevanten Laute. An den Übungsabschnitt zur hypofunktionellen Dysphonie ist außerdem eine separate Einheit zum Thema Stimmabsatz, »Abknarren«; (▶ S. 192) angegliedert. Dort finden sich auch Übungen zum gemeinsamen Training von Stimmeinsatz und Stimmabsatz.

Hier noch einige **generelle Informationen** zum Einsatz der jeweiligen Lautgruppen in den einzelnen Übungseinheiten:

Die Übungen zur hyperfunktionellen Dysphonie beginnen mit dem dem Pressen keine Möglichkeit bietenden und störungsfreien Hauchlaut **h** bzw. den Strömungslauten **f** und **sch**. Diese Laute bieten bei allen Störungsbildern den leichtesten Einstieg in die Stimmtherapie. Erst danach folgen die anderen speziellen Lautgruppen.

Als **Wortinlaute** werden zunächst **kurze Vokale** eingesetzt, um so die »Federung«, d.h. das Federn von Zwerchfell und Kehlkopf, zu erarbeiten (▶ s. auch Abschn. 3.5.3). Rufübungen im Imperativ lösen ebenfalls die Federung aus (Fernau-Horn 1955). Die Wortgruppen mit den **dunklen Inlauten o, u, ö** und **ü** bringen in besonderem Maße die Artikulation nach vorn. Sie sind auch vom Klang her weniger störungsanfällig und senken die Stimmlage.

Generell gilt für alle Übungen zum **Stimmeinsatz**, dass zu Therapiebeginn Wortübungen mit **Plosivendlaut** stehen sollten. Dadurch ist das Abspannen leichter zu erlernen.

Zum **Aufbau der einzelnen Übungseinheiten** in diesem Kapitel: Die Abfolge der Übungen gehorcht auch hier wieder dem Prinzip »vom Leichten zum Schweren«. Die Einzelübungen sind daher folgenden Kategorien zugeteilt:

- Wortebene,
- Wortgruppen, Minisätze,
- Redewendungen und Sprichwörter,
- Satzebene,
- Verse und Textebene.

Wortebene

Der Stimmeinsatz mit jeweils gleichem Anlaut wird in 5 Gruppen geübt:

- Einsilber: kurzer Vokal im Inlaut, Plosivabsatz;
- Einsilber: kurzer Vokal im Inlaut, Klingerabsatz;
- Zweisilber: langer, kurzer Vokal, Klingerhäufung;
- Zweisilber: Vokalabsatz;
- Mehrsilber: unterschiedlicher Stimmabsatz.

Natürlich kann dieses Prinzip nicht generell bei allen Übungen beibehalten werden. Auch vermischen sich teilweise die Stimmeinsätze bei Minisätzen und Redewendungen.

Die wenigen **Laut- und Silbenübungen** dienen nur dem Einstieg, zur Funktionsänderung bzw. zum Erlernen der Technik, da sie ansonsten »sinnlos« sind und daher keine Intention ermöglichen.

Wortgruppen, Minisätze, Redewendungen

Bei den sich anschließenden Wortgruppen, Minisätzen und Redewendungen werden bereits **Vokaleinsätze** »eingebettet«. Da diese am häufigsten rauh, verkratzt, gepresst oder verhaucht klingen, bedürfen sie auch einer längeren Korrekturphase. Man beginnt also schon hier, sie zu verbessern.

Beim **Klingereinsatz** kann das Pressphänomen nicht so stark auftreten. Die Stimme ist jetzt beteiligt, und ein Empfinden für Klang und Resonanz wird geweckt. Dieser weiche Klang wird auf die nachfolgenden Vokale übertragen.

Dies betrifft auch die Ableitungen Klinger – Vokal, wobei der Klinger die »Vorbereitung« übernimmt.

Satzebene

Die Satzebene ergibt sich aus der freien Zusammenstellung der Wortgruppen oder z. B. aus den Zungenbrechern (▶ Kap. 6, »Artikulation«), bei denen es zu einer Häufung bestimmter Initiallaute kommt.

Verse und Texte

Bei **Versen und Texten** ist die Zuteilung zu bestimmten Lautgruppen nicht unbedingt einheitlich, jedoch ist eine Annäherung immer erkennbar. Bis zu diesen Inhalten ist der Patient bereits mit der speziellen Technik vertraut und hat ein Gefühl für den Stimmklang entwickelt.

Es sei erwähnt, dass das Sprechen von Texten und Lyrik Emotionen wecken kann. Befreiende, Freude schaffende Wirkungen hinterlassen letztendlich auch ein positives Gefühl.

Bewusst habe ich die Texte der klassischen Sprechschule, z. B. aus »Der kleine Hey« (Reusch 1971), vermieden und mehr moderne Lyrik verwendet.

5.7.2 Hyperfunktionelle Dysphonie

Die Therapie der hyperfunktionellen Dysphonie sollte nach dem Prinzip der »weichen Welle« angelegt sein. Der Therapeut sollte daher bei Auswahl und Durchführung der Übungen auf ein sanftes Vorgehen achten und Überbelastungen vermeiden.

Konkret lässt sich die »weiche Welle« mit Hilfe der »Schonstimme« realisieren, die Trojan (in Gundermann 1991) folgendermaßen beschreibt:

Die Schonstimme ist gekennzeichnet durch weiche Einsätze, leichte Schwellklänge, geringen muskulären Tonus, gleichmäßig-ruhige, wenig frequente Atmung, Dominanz des vokalischen Elementes, behaglichen Ruhegenusses und friedlicher Weltverbundenheit.

Hauchlaut *h* und Strömungslaute *f, sch, ch*₁

Die Benennung dieser Laute ist identisch mit »Hauch« und »Strömer« (Reibe-, Fließ-, Zisch-, Blase- und Geräuschlaute)

Einsatz

Der Hauchlaut **h** und die Strömungslaute **f, sch, ch**₁ werden in Übungen zur Therapie hyperfunktioneller Störungen eingesetzt.

Bildung der einzelnen Laute (Reusch 1971, Saatweber in Grohnfeldt 1994)

Der Hauchlaut **h** wird mit weit geöffnetem Mund gebildet. Die Luft entströmt fast geräuschlos, da kein Widerstand an den Stimmlippen oder Artikulationsorganen entgegengesetzt wird. Dies geschieht ohne Beteiligung des Stimmorgans. Der Rachenraum ist dabei geweitet.

Das **h** gibt dem folgenden Vokal die artikulatorische Einstellung, um dessen Einsatz weich und offen zu ermöglichen.

Die Strömungslaute **f, sch, ch**₁ (**ch**₂) werden ebenfalls ohne Stimmbeteiligung gebildet. Im Ansatzrohr wird jedoch an unterschiedlichen Artikulationsstellen Widerstand entgegengesetzt und ein Geräusch gebildet, welches lauttypisch ist.

Das **h** bildet einen Übergang vom Vokal- zum Konsonantengebiet. Es entsteht entweder durch ruhige oder stoßweise Ausatmung mit weit geöffnetem Rachenraum, wobei das gehobene Gaumensegel den Weg in die Nasenresonanz absperrt. Die Zungenlage ist die gleiche wie beim **a**, so tiefliegend wie möglich. Im übrigen sollte der Hauch sozusagen auf dem »Nullpunkt aller Artikulation und Phonation« frei strömen.

Der Stärkegrad des **h** ist im Anlaut unterschiedlich, je nach der Kürze oder Dehnung der Worte (z. B. Hast, Hehl).

> ❯ Das Hinüberziehen des Hauchlautes über den nachfolgenden Vokal sollte vermieden werden.

Bei den Strömungslauten **f, sch, ch**₁ wird ein intensiver Einsatz der Atem- und Zwerchfellmuskulatur notwendig. Die beteiligten Artikulationsstellen sollten sich in einem eutonen Muskeltonus befinden. Übungen mit diesem Einsatz bieten einen guten Einstieg in die Stimmarbeit, ohne eine Überspannung zuzulassen. Sie unterstützen auch die noch ungenügende Atemtechnik und verbessern indirekt die Artikulation.

Bei der Bildung des Lautes **f** sollte man vor allem im Sprachfluss auf eine nicht zu rasche bzw. übertriebene Entleerung der Lungen achten. Daher ist die **f**-Bildung zunächst durch richtige Lungen- und Zwerchfelltätigkeit zu regeln, wobei es vor allem auf einen einwandfreien Stimmlippenschluss ankommt.

Beim Laut **sch** ist nur darauf zu achten, dass der Raum im Rachen und ebenso zwischen Zunge und hartem Gaumen möglichst weit ist, damit sich der anschließende Vokal oder Klinger klangvoll entfalten kann. Das **sch** verbindet sich leicht mit allen anderen Lauten, besonders mit den Klingern.

◻ **Tabelle 5.1** Aufbau der Übungen zur Erarbeitung des physiologischen Stimmeinsatzes bei hyperfunktioneller Dysphonie

Technik	Ableitung	Silben	Wort	Minisätze
Federung und Abspannen (s. Atmung)	Haucheinsatz Strömereinsatz Klingereinsatz Vokaleinsatz	hopp fopp mop op	Halt! Schallt! Macht! Acht!	Hört her! Fahr fort! Mach mit! Ach ihr!

Für sich allein betrachtet, drückt das **sch** als Anlaut etwas anderes, kräftiges aus als in Verbindung mit den Klingern.

Beim Laut **ch** wird ein vorderes (**ch₁**) und ein hinten gelegenes **ch** (**ch₂**) unterschieden. Das vordere schließt an die hellen Vokale bzw. an das **j** der Klingergruppe an, das hinten gelegene an die dunklen Vokale bzw. an die Gaumenlaute.

In den folgenden Übungsgruppen sind **h, f, sch, ch₁** nur als Anlaute von Bedeutung. Als Inlaute oder Auslaute sind sie zunächst nicht relevant.

Ziele und Wirkung

- Vermehrte, dosierte Luftabgabe.
- Aktivierung der Atemmuskulatur.
- Verlängerung der Ausatmung.
- Vertiefte Einatmung infolge verlängerter Ausatmung.
- Vorbereitung der Resonanzräume durch Weitstellung im Ansatzrohr.
- Schaffung von Klangraum für nachfolgende Vokale.
- Weicher Stimmeinsatz bzw. Vorbereitung darauf.
- Verbesserte Atem-, Artikulations- und Stimmspannung.
- Spannungsabbau.
- Anregung des Kreislaufs (Saatweber, in Grohnfeldt 1994).

Da unsere Sprache nicht nur auf Hauch und Strömungslauten basiert, werden bei der hyperfunktionellen Dysphonie ebenfalls **Klinger-, Plosiv-** und besonders **Vokaleinsätze** erarbeitet, auch wenn diese dem Störungsbild Hypofunktion zugeordnet sind (▶ S. 175).

Einstiegsübungen zum schwierigen Vokaleinsatz

Mit Hilfe dieser Übungen lassen sich alle Vokale vorbereiten. Um das Gefühl eines weichen Stimmeinsatzes zu erlangen, sollte der Patient in der folgenden Übung das »(h)« nur angedeutet und überlüftet sprechen und keine Federung einsetzen:

hum – (h)um – um
hom – (h)om – om

Bei folgender Einstiegsübung wird die Silbe leise gesprochen und der Vokal in normaler Lautstärke:

he – e	hi – i

Alle folgenden Übungen sollten in senkrechter Reihenfolge erarbeitet werden, wenn es nicht durch den waagerechten Pfeil gekennzeichnet ist (Wortgruppen).

Wortebene: Hauchlaut *h*

Halt	Holm	holen	Holland
Hort	Horn	heulen	Hoheit
Hund	Helm	heilen	Hofhund
Hast	Halm	*	Hochmut
Hand	Hohn	Hallen	Humbug
hot	Huhn	Hüllen	Hornhaut
Heck	Hahn	Hellen	Haushalt
Heft	hohl	Hummel	Herrschaft
Hecht	Heim	Hummer	Halbzeit
hofft	Hall	Hammel	Hühnerhund
helft	hell	Himmel	Hirtenhund
Hirt	hin	Hammer	Hofhaltung
hüpft	*	hämmern	Hinterhalt
*	Huf	Husum	Hausherr
Hut	Hof	Hunger	Hühnerhof
Hieb	Heer	Hasel	Haselhuhn
Held	Haar	Hafen	Heuhaufen
heilt	hier	Handel	Heißhunger
heult	hilf	Haufen	Herrenhaus
heißt	Hass	helfen	Handelshof
Haut	Haus	Hopfen	himmelhoch

5

Wortebene:

Strömer *f/v*

Fett	voll	Fohlen	Fuhre	Fagott
fit	Fall	fehlen	Folge	Flussbett
Fund	Fell	fahren	Fähre	Falsett
Feld	fang	Faden	Fahne	Faulheit
Fakt	Film	Farben	Fuge	Fahrrad
fest	faul	fasten	Feige	Fehlzeit
Faust	Föhn	Faser	Fango	Flohmarkt
Feind	Faun	Fehler	Fondue	Frühstück
feucht	Farn	Feuer	Farbe	Frühsport
Fleck	fein	Fenster	Foto	Fahrzeit
Flak	fair	Finger	Fete	Freiheit
Flirt	Fass	Feier	Fährte	Freiland
flink	Fluss	Führer	Feinde	Flachland
Flucht	fix	Feder	Füße	Frankfurt
Front	frech	Fasan	Ferse	Farbband
Frust	fahr	fauchen	Freude	Fettsucht
Frack	Fuß	fliegen	Fülle	Falschheit
Fracht	Flur	Frieden	Fälle	Frischluft
Fjord	Floß	fahnden	Finne	Fischzucht
Flug	fiel	finden	Falle	Farnkraut
Volk	feil	Veilchen	Fehde	Vogelnest

Wortebene: Strömer *sch/s/sp/ch*₁

Schock	Schall	Schule	Schottland	Sportplatz
Schutt	schnell	Schale	Schlosshund	Speckbrot
Schuft	schrill	Schiene	Schonzeit	Spucknapf
Schuld	schon	Scheune	Schafbock	Sperrholz
Schild	schön	Schere	Schauplatz	Spielzeug
Schund	Schal	Schelle	Schlusslicht	Sparbuch
Scheck	Schaum	Schande	Schießstand	Spankorb
Schalk	Scham	schämen	Schönheit	Spülstein
schickt	scheel	schauen	*	Sprühkopf
schallt	Schein	scheinen	Stockstadt	Spreewald
Schrott	Schwein	schielen	Sturmwind	Sprichwort
Schreck	Schuss	Schulung	Stadttor	Sprungbrett
Schrift	Schluss	Schonung	Standpunkt	Sprachschatz
Schrank	Schloss	Scheidung	Stirnband	Springflut
Schlick	schroff	Schenkung	Steinschlag	*
Schnitt	schließ	Schemel	Stützpunkt	China
Stock	Schlaf	Schimmel	Stahlnetz	Chemie
Stadt	Schnur	Schinken	Stinktier	Chinese
Speck	Schmach	Schenkel	Sturmtief	Chinin
Sport	schmal	Scherben	Steckbrief	Chirurgie
Specht	Charme	schellen	Stierkampf	Chilene

Minisätze: **Hauch *h* – Strömer *f***

hü hott	Flickflack
hol her	fahr fort
heb hoch	fang Vieh
hör hier her	Feste feiern
Hans hört hin	frische Farben
Hans holt Hut	feine Früchte
halt Hut hoch	vom Feinsten
hier heult Hund	fast Faust
Hund heult hoch	frei Haus
hier hockt Has'	flieg hoch
Has' holt Heu	Frühstück fertig
Has' hüpft hoch	falsche Freunde
hopp hopp hopp	fliehe, mein Freund
Hunde heulen	vieles, nicht vielerlei
Horden hausen	*
heilen helfen	Fritz fängt Fisch
heilende Hände	Frau fand Fisch
hohe Hecken	Fisch frisst Floh
höllischer Hass	Fritz feixt frech
himmlische Heerscharen	flink fängt Fritz
Hamburg Hauptbahnhof	Fisch voll Floh

Aufbau von Wort- zu Satzebene: Hauch *h* – Strömer *f/sch*

hört

hört her

hört hier her

hört halt hier her

hier hört Hasso hin

Hallo hier hören Hörer hin

*

fass

fass Fips

Fips fasst flink

fass flinker Fips

fass fest flinker Fips

Fips fängt flink Försters Feind

*

schieß

schieß schon

schieß schon schnell

Schalke schießt schnell

schnell schießen Schüsse

Schuster schießt schnellen Schuss

Schnellinger schoss schon schnellere Schüsse

Wortebene: Hauch – Strömer mit Vokalinlaut

Bei dieser Übung ist zu beachten: Beginnend auf der Wortebene (zusammengesetzte Wörter= Komposita) mit Hauch- oder Strömereinsatz, stellt der Vokal im Inlaut das eigentliche Ziel dar.

Hochamt	Fundort	Schulanfang
Hochaltar	Funkuhr	Schutzengel
Hutablage	Fernost	Schuhanzieher
Hofeinfahrt	Fußangel	Schachteinfahrt
Hühnerei	Flugente	*
Handarbeit	Fallobst	Standort
Haaransatz	Flussufer	Stemmeisen
Hausanteil	Feinarbeit	Staranwalt
Hauptaufgabe	Fischotter	Stadtarchiv
Herbstanfang	Fettanteil	Stahlarbeiter
Hosenanzug	Feierabend	Stauballergie
Handauflegen	Fachausschuss	*
Handelsembargo	Ferienanfang	Sportanlage
Herrenausstatter	Feueranzünder	Spargelanbau
Heilungsenergie	Fuhrunternehmen	Spätentwickler
Hilfsarbeiter	Vollendung	*
hocherfreulich	Volksauflauf	Streuobst
Happy End	Viereck	Streicheleinheit

Redewendungen: **Hauch – Vokal – Hauch**

Bei den folgenden Redewendungen ist der Vokaleinsatz **u** bzw. **i**, eingebettet zwischen Hauch und Strömer, das Ziel.

Haus	und	Hof	hell	und	heller
hin	und	her	hoch	und	höher
Haut	und	Haar	Heil	und	Hilfe
Hahn	und	Huhn	hübsch	und	hässlich
Hand	und	Herz	hart	und	herzlich
hoch	und	heilig	Harry	und	Hella
halb	und	halb	Höhen	und	Hügel
Haus	und	Hund	Himmel	und	Hölle
hick	und	hack	helfen	und	heilen
hü	und	hott	hüpfen	und	humpeln
Hirt	und	Herde	hauchzart	und	haushoch
Hemd	und	Hose	Helden	und	Halunken
Hirn	und	Hand	Homer	und	Hesiod
Heu	und	Hafer	Harmonie	in	Holz
Hund	und	Hirte	Husten	im	Herbst
Hund	und	Hütte	Hand	und	Fuß
Hand	aufs	Herz	Hieb	und	Stich
Heinz	und	Hilde	Hülle	und	Fülle
hier	und	heute	Herz	und	Schmerz
hin	ist	hin	Hand	im	Spiel

Redewendungen:
Auch beim Einsatz **f** und **sch** gilt der Vokal als Ziel.

Strömer – Vokal – Strömer

Feld	und	Flur	flink	und	schnell
Fisch	und	Fleisch	Frost	und	Schnee
Filz	und	Fett	früh	und	spät
Film	und	Funk	*		
faul	und	fleißig	Sport	und	Spiel
Fun	und	Fitness	Spiel	und	Spaß
Form	und	Funktion	Sprechen	und	Schreiben
Feuer	und	Flamme	*		
führen	und	folgen	Schuh	und	Strumpf
Freund	und	Feind	Schiff	und	Strom
fit	und	frisch	schroff	und	stumpf
frisch	und	fruchtig	*		
Film	und	Fernsehen	Staunen	und	Stimmung
Funk	und	Fernsehen	Stock	und	Stein
vier	und	fünf	Stahl	und	Strahl
Fritz	und	Franz	stur	und	starr
finden	aufs	verlieren	stark	und	schwach
fangen	und	fressen	*		
Form	und	Farbe	schauen	und	staunen
verlieben	und	freuen	Schippe	und	Spaten
verlieren	ist	Verlust	schieben	und	stoßen
fällt	und	hält	Schnaken	und	Schnurren

Redewendungen: **Hauch – Vokal – Klinger, Strömer – Vokal – Klinger**

Hopfen	und	Malz	schnell	und	langsam
heute	und	morgen	Stadt	oder	Land
hoch	und	nieder	Stille	und	Lärm
hart	und	weich	schwarz	auf	weiß
Herz	und	Lunge	Schal	und	Jacke
Herbst	und	Winter	Schaufel	und	Lappen
Handel	und	Wandel	Schutt	und	Müll
hungrig	und	satt	schreiben	und	malen
Hose	und	Jacke	*		
Haus	und	Wohnung	Vater	und	Sohn
Hut	und	Mantel	von	und	mit
hoch	und	lang	viel	und	wenig
hier	und	jetzt	für	und	wider
heiß	und	warm	Feuer	und	Wasser
hell	und	sauber	Frauen	und	Männer
Herz	und	Seele	fett	und	mager
hübsch	und	jung	Ferien	auf	See
heulen	und	lachen	fegen	und	moppen
hassen	und	lieben	forsch	und	sanft
hoffen	und	warten	froh	und	munter
husten	und	niesen	flink	und	lustig
honey	and	milk	steil	und	mächtig

Wortgruppen: Hauch – Klinger – Vokal (Ableitung)

Diese Übung beginnt ebenfalls mit Haucheinsatz, der nachfolgende Klingereinsatz bildet dann die »stimmliche Brücke« zum Vokaleinsatz.

hopp	Mopp	ob		Horden	Norden	Orden
Hund	Mund	und		Hammer	Jammer	Ammer
Hort	Mord	Ort		Hallen	wallen	allen
Halt	Wald	alt		Hellen	Wellen	Ellen
hisst	misst	isst		hinnen	Linnen	innen
Hamm	Lamm	am		halten	walten	Alten
hin	Sinn	in		Hände	Wende	Ende
Hass	lass	Ass		Hechte	Nächte	echte
Haus	Laus	aus		Horen	Mohren	Ohren
Heer	Meer	er		hoben	loben	oben
Hauf	lauf	auf		heilen	Meilen	eilen
heiß	Mais	Eis		haben	laben	Abend
hier	mir	ihr		Heine	meine	eine
Hai	Mai	Ei		Heere	Meere	Ehre
Hast	Last	Ast		Herde	werde	Erde
Hain	mein	ein		heute	Leute	Euter
hat	matt	ad		heben	leben	eben
hebt	webt	ebbt		Henne	Männe	Änne
Hacker	Macker	Acker		heiter	weiter	Eiter

5

Wortgruppen: Strömer – Klinger – Vokal (Ableitung)

Auch hier bildet der Klinger die »Brücke« zum Vokaleinsatz.

fort	Wort	Ort	Schund	wund	und
Fund	wund	und	Schoss	Moos	Oos
Fall	Wall	All	Schal	Mahl	Aal
Fass	was	Ass	schier	wir	ihr
fahr	war	Ar	Schnur	nur	Uhr
fein	Wein	ein	Schnoor	Moor	Ohr
Vim	Wim	im	Schacht	Nacht	acht
fing	sing	Inge	Schale	Wale	Aale
fallen	wallen	allen	Schere	Leere	Ehre
Felle	Welle	Elle	Schelle	Welle	Elle
Feste	Weste	Äste	Schimmer	nimmer	immer
fanden	wanden	Anden	Scheibe	Leibe	Eibe
Finder	minder	Inder	Schienen	Minen	ihnen
Fahnen	mahnen	Ahnen	Schären	nähren	Ähren
flehen	Lehen	Ehen	schaffen	Laffen	Affen
faden	Waden	Aden	Schleiche	weiche	Eiche
Fährte	Werte	Erde	schweigen	neigen	eigen
Feind	meint	eint	schwirren	Wirren	irren
Feder	weder	Eder	stumm	Mumm	um
fast	Mast	Ast	Stahl	Wal	Aal
volle	Wolle	Olle	Spann	Mann	an

Lyrik: **Hauch – Strömer**

Das hallende H

Hör, wie zwischen Bergeshöhen

hallend Ruf und Echo schallt!

Hör die heitren Winde wehen,

hör den Hauch des Winds im Wald.

Hör, wie's schallt! Hör, wie's hallt!

Hör, wie's schallt! Hör, wie's hallt!

Hör den Hauch des Winds im Wald.

Hör den Hahn im Hofe krähen,

hör des Habichts heisren Ruf,

hör die Sichel Hafer mähen,

hör des Rosses hohlen Huf.

Hahnenkrähn! Habichtsruf!

Hähnenkrähn! Habichtsruf!

Hör des Rosses hohlen Huf!

Hör und horch dem Schall und Hall

hier und da in Hain und Feld.

Hauch und Atem ist in allem.

Hell und heiter ist die Welt.

Hauch und Hall! Hain und Feld!

Hauch und Hall! Hain und Feld!

Hell und heiter ist die Welt.

(J. Krüss 1989)

Lyrik:

5

Die Luftleiter

Hell und luftig, leicht und heiter
An den Horizont gestellt,
Hält das H uns eine Leiter
Zwischen Himmelszelt und Welt.
Hoch zieht hier der Habicht Kreise,
Unter ihm ein Häher schreit.
Hundert Hummeln summen leise.
Sommerzeit ist Honigzeit.
Hier auf Erden, zwischen Höhen,
Zwischen Hügel, Hang und Hain
Haben Menschen Häuser stehen
Schmal und breit, hoch und klein.
Haus und Heim und Herd und Halle,
Hütte, Hof und Hecke sind
Heimat für uns Menschen alle,
Halt und Hort im harten Wind.
Hell und luftig, leicht und heiter
an den Horizont gestellt,
hält das H uns eine Leiter
Zwischen Himmelszelt und Welt.

(unbekannt)

Lyrik:

Strömer – Vokal

etüde in f

eile mit feile	eile mit feile
eile mit feile	auf den fellen
eile mit feile	feiter meere
durch den fald	feiter meere
durch die füste	falfischbauch
durch die füste	falfischbauch
durch die füste	fen ferd ich fiedersehn
bläst der find	falfischbauch
falfischbauch	falfischbauch
falfischbauch	fen ferd ich fiedersehn
eile mit feile	fen ferd ich fiedersehn
eile mit feile	falfischbauch
auf den fellen	fen ferd ich fiedersehn
feiter meere	falfischbauch
auf den fellen	falfischbauch
feiter meere	ach die heimat
eile mit feile	ach die heimat
auf den fellen	fen ferd ich fiedersehn
falfischbauch	ist so feit
falfischbauch	

(E. Jandl 1979)

Klinger

Klinger werden unterteilt in Vollklinger und Halbklinger:

- Vollklinger sind **l** und die Nasallaute **m**, **n**, und **ng**;
- Halbklinger sind die stimmhaften Reibelaute **w**, **s** (stimmhaft) und **j**. (Nach Steiner [in Dreher 1983] handelt es sich beim **l** um einen Wellenlaut und beim **s** um einen Säusellaut).

Der Halbklinger **r** wird hier ausgelassen und gesondert behandelt (S. 142, »Halbklinger«).

> **Definition**
>
> Bei der Lautgruppe der Klinger wird die der Lunge entströmende Luft an den Stimmlippen in Schwingung versetzt. Es entsteht ein Ton. Je nach Lippen-, Kiefer- und Zungenstellung wird der gebildete Ton zu einem Klinger.

Eine gute Resonanz entwickelt sich, wenn das Ansatzrohr geweitet ist. Je weiter und durchlässiger die **Resonanzräume** sind, desto schwingungsfähiger werden sie, und die Schwingungen verbreiten sich im ganzen Körper. Die Luft sollte dann gleichmäßig abgegeben werden, d. h., der Atemstrom, der die Stimme trägt, muss fließend, ohne Unterbrechungen den Stimmklang tragen.

Klinger und **Halbklinger** verursachen **Kopfvibrationen**, das Gehirn wird besser durchblutet und von Ermüdungsstoffen befreit, der Druck im Kopf entweicht. Man spürt die Vibrationen an der Schädeldecke, an den Wangenknochen und im Kieferbereich, im Nacken und am Hals, an Brustbein und Rücken. Es entsteht ein spontanes Bedürfnis nach geistiger Leistung.

Einsatz

Übungen mit Vollklingern und Halbklingern werden ebenfalls bei hyperfunktionellen Störungen eingesetzt.

Bildung der einzelnen Laute (Reusch 1971, Saatweber in Grohnfeldt 1994)

Die Klinger **m**, **n** und **ng** gelten als »leichte« Laute.

Am leichtesten von allen Klingern ist wohl das **m** zu sprechen, wie wir schon aus der ersten Lautbildung des Kindes wissen. Die Artikulationsorgane sind fast untätig: die Zunge in Ruhelage, die Lippen geschlossen.

Der Klinger **n** hat im Vergleich zum **l** ein geringeres Klangvolumen, ist jedoch für die Ausbildung der Resonanz, besonders der Nasenresonanz, wichtig. Die Stellung von Lippen und Kiefer ist beliebig.

Das **l** hat von allen Klingern das stärkste Klangvolumen. Es steht daher an der Spitze dieser wichtigen Lautgruppe. Die Bildung bietet keine Schwierigkeiten, die gehobene Zungenspitze drückt sich nur energisch gegen die obere Zahnreihe.

Nach Steiner bringt der »Wellenlaut« **l** die Sprache in Fluss; er wirkt »sprachlösend«, besonders am Wortende, sowie lockernd bei Verspannungen; er hänge stark mit allem Flüssigen zusammen (in Dreher 1983).

Der Laut **ng** wird in Übungen nicht eingesetzt, da er als Anfangslaut kaum auftritt, sondern zumeist als In- oder Auslaut. Er wirkt jedoch resonanzverstärkend.

Der Halbklinger **w** schließt sich an das dunkle Vokalgebiet an. Er entsteht durch Unterlippenschluss mit der oberen Zahnreihe und durch tönende Erregung der Stimmbänder. Dabei bilden Ober- und Unterlippe einen Breitenschluss, so dass der dunkle Stimmklang gleichsam an den Rändern der tiefliegenden Zunge vorbeistreicht und die Unter- und Oberlippe zugleich in Vibration versetzt.

Unsere Sprache kennt das weiche (stimmhafte) und das scharfe (stimmlose), verdoppelte **s**. Der Unterschied dieser beiden Laute besteht darin, dass beim scharfen **s** die Ausatmung und die Hebung des Unterkiefers verstärkt wird. Als Urlaut wirkt das **s** klangsymbolisch entweder beruhigend oder, bei stärkerer Phonation, aufscheuchend.

Während das **w** an den dunklen Vokal **u** anschließt, entspricht die Artikulation des **j** phonetisch dem hellen **i**. Der vokale Anschluss soll rasch und ungezwungen sein, jedes tönende Verweilen auf dem **j** klingt unnatürlich. Stets muss der Nachdruck auf dem folgenden Vokal liegen (nicht hinüberziehen!).

Ziele und Wirkung

- Dosierte Luftabgabe.
- Lockerheit in Atem- und Artikulationsmuskulatur.

- Steigerung der Atemkraft (Zwerchfellstütze).
- Resonanzerschließung von Kopf, Brust und Leib.
- »Durchlässigkeit« im Organismus, Gefäße werden erweitert.
- Die Durchblutung wird angeregt.
- Schwingungsfähige Stimme.
- Verlängerung der Phonation.
- Weicher Stimmeinsatz.
- Klangverbesserung.
- Verbesserter Stimmlippenschluss.
- Spannungen werden gelöst: Beruhigung – Entspannung – Eutonus.
- Mikromassage der Thoraxmuskulatur, Verschleimungen lösend.
- **Resonanzraum schaffen**, Seiten in sich zum Schwingen bringen.
- Resonanzwahrnehmung an Kopf, Gesicht, Brust, Nacken, Rücken.
  - (Saatweber in Grohnfeldt 1994)

Einstiegsübungen zur Resonanzverbesserung
Als Einstiegsübungen sind Summ- und Kauübungen zu empfehlen.

5.7.3 Summübungen

Lautebene: Klinger, Halbklinger

m ⟶ l ⟶
n ⟶ w ⟶
ng ⟶ j ⟶
s ⟶ (stimmhaft)

Silbenebene: Klingerketten
momomomomom
monomo – sunuwu
nunonanenin
neuneuneuneuneun
naneningnanening
mingmongmangmeng
nangnengningnongnung
mamomengmamomin
nanening – nangnengning
monongmunung

Silbenebene: Klingerwechsel
m – n – ng ⟶
ng – n – m ⟶
wo – lo – no? wo – lo – noh.
mo – lo – so? wo – lo ngoh.
mo – om – om – om – om – om
ma – am – me – em – mi – im

Kauübungen
mnjang – mnjeng – mnjing – mnjong – mnjung
ning – neng – nang / nein – nein – nein

Wortebene: Klinger *m*

Mopp	Moll	Mühlen	Momo	Monat
Most	Mull	Meilen	Mumie	Musik
Mund	Müll	malen	Mole	Moment
Mast	Mumm	maulen	Muli	Muskat
Mist	Mann	Mienen	Maja	Mammut
matt	Mais	Mähnen	Mainau	Mondlicht
mild	Muff	Murmel	Meile	Mahlzeit
Markt	mich	Möhren	Mensa	Mehrheit
merkt	Maus	Mangel	Molle	Münzwert
Macht	Milch	München	Mama	Machtwort
mischt	Mohn	Mannheim	Minne	Monolog
Matsch	Maul	Mahnmal	Messe	Musikus
Mut	Mehl	Möbel	Mühe	Monument
Mond	mal	Moslem	Muräne	Mohammed
Magd	mein	Mammon	Melanie	Magistrat
Mops	Moos	Monsun	Monarchie	Murmeltier

Minisätze: Klinger *m*

Monat Mai	mit Marmelade
Media Mix	mein Milchmann
Moment mal	mehr Männermode
Mister Mint	muntere Melodien

Wortebene: Klinger *n*

Nick	Not	Nomen	Nora	Notzeit
Nepp	Nut	Namen	Nero	Neumond
nett	Naht	nehmen	Nina	Nachricht
nennt	näht	Nasen	Norma	Netzhaut
nimmt	Niet	Nelson	nanu	Neuland
nicht	Neid	nochmal	Note	Neuzeit
Nacht	nehmt	nobel	Nonne	Narrheit
neckt	nach	Nabel	Nanni	Nautik
nackt	Napf	Nebel	Nymphe	Nutzbarkeit
Null	Netz	Nummern	Nähte	Nachschub
nimm	Nuss	Neigung	Nichte	Notenblatt
Norm	nass	Nutzen	Neige	Narrenzeit
nein	noch	Nullen	Nelke	Niederschlag

Minisätze: Klinger *n*

nicht neu	nach Noten
nimm nur	nichts Neues
noch nicht	neues Niveau
nenne neun Namen	natürliche Nahrung
nur nicht nachgeben	nette Nachbarn

Wortebene: Klinger /

Lump	Lohn	lohnen	Luna	Logik
Lust	Lahn	Lungen	Luke	Laptop
Luft	Lehm	Lumpen	Lisa	Luftdruck
Last	Leim	loben	Löwe	Lautschrift
List	lahm	London	lose	Laubwald
Land	Lärm	Lösung	Locke	Löschblatt
Licht	Lamm	Leinen	Latte	Lichtpunkt
leicht	lang	lernen	Liste	Landschaft
lacht	lauf	lieben	Lampe	Lappland
lasst	leis	laufen	Lunte	Lehrzeit
lind	laut	Laster	Linde	Liedtext
Lob	lass	locker	Lena	Lehnwort
Leib	Lech	Lüster	Leine	Liebeslied
Lied	Laus	Luder	Lira	Leidenschaft
lieb	Lars	leider	Laie	Leichtathlet
lebt	lies	lodern	Lanze	Lebenszeit
labt	links	Leder	Lage	Liegenschaft

Minisätze: Klinger /

leuchtende Lohe	langes Leben
liederlicher Lump	lauter Liebeslieder
Lebenslust lernen	liebliche Landschaft

Wortebene: **Klinger** *w*

Wort	Wum	wollen	Woge	Wehmut
Wirt	wenn	wallen	Wolga	Wismut
Wicht	Wall	Wellen	Wodka	Weisheit
Wucht	will	Willen	Wende	Wahrheit
Wacht	Wohl	Wonnen	Winde	Weihnacht
Wind	Wahl	Wannen	Weide	Wehrmacht
Wink	Wein	Wangen	Waage	Wohnzelt
Welt	was	weinen	Wege	wohnhaft
Wald	weiß	Wunden	Wiege	Wohlstand
West	wirf	wimmern	Wüste	Weingut
Weck	weich	wundern	Westen	Waldstück
Wut	wach	wandern	Wabe	Wiegenlied
World	wisch	weigern	Weiche	Wanderzeit
Wand	Wunsch	wühlen	Wache	Wunderland
wund	Wams	wohnen	Wette	Weizenfeld

Minisätze: **Klinger** *w*

wahnsinnig witzig	wogende Wiese
wie weiße Weihnacht	wohlig warm
wer war Wotan	weiche Welle
wie, was, wann, wo	wilder Westen

Wortebene: **Klinger** *s*

satt	summ	summen	Sohle	Soldat
Sack	soll	sonnen	Silo	Sonntag
Samt	Sinn	sinnen	Susi	Solist
Sand	sann	Semmel	Sahne	Salat
Saft	sing	Sesam	Saale	Senat
Sucht	Sohn	Sisal	Seele	Sulfat
soft	Suhl	Sensen	Sauna	Selekt
sacht	Saal	sausen	Simba	Sirup
Sound	Saum	säuseln	Samba	Seenot
Sicht	Sumpf	Saison	sorry	Sintflut
Sekt	Salz	Salon	Sinai	Sandbucht
säuft	süß	Serail	Safari	Sehnsucht

Minisätze: **Klinger** *s*

Seite sieben	setzen sie sich
sind sie sicher	sechsteilige Serie
sänftige seinen Sinn	sie suchen Sicherheit
Sonne seines Sieges	sicher sonnen – Sonnenschein
seine sieben Sachen suchen	sie singt softy Songs

Wortebene: Klinger *j*

Jet	Jollen	Juno	Jugend
jetzt	Jungen	Juli	Joghurt
just	Jüngling	Jura	Jurist
Jux	Jemen	Jury	Jawort
Joch	jaulen	Judo	jemand
Yacht	jeden	Joga	Jahrmarkt
Yak	jodeln	Jumbo	Jetset
jung	Johann	Jolle	Jackett
Jod	Jammer	Joppe	Jagdhund
Jagd	Jambus	Jena	jenseits
Jein	Jesus	Java	Jugendzeit
ja	Joster	Jauche	Jahreszeit
jäh	Januar	Jalta	Jahrhundert

Minisätze: Klinger *j*

je länger, je lieber	Jörg jagt Yaks
Jericho und Jerusalem	jener, jene, jenes
jaja, jetzt jodelt Johann	jäh jubeln jene
jeder Jodler jauchzt	Jammer jubelt nicht
junge Jäger jagen Jaguare	Jagdhunde jaulen jämmerlich

Aufbau von Wort- zu Satzebene: Klinger *m/n/l/j/s/w*

```
              *                                    *
           macht                                 nein
          macht mit                            nein nie
        macht mal mit                        nein nie nein
       macht mit mir mit                   nein nicht nur nie
     macht mit mir mal mit               nein nicht nach neun
   macht mal mit mir mehr mit          nein nicht nur nach neun


              *                                    *
            los                                   ja
          los lauf                              ja ja
        los lauf los                         ja jetzt ja
      Lutz lauf mal los                     ja jeder jetzt
    lauf nun langsam los                  ja ja Junge jetzt
     lass Lisa lieber los               ja ja jetzt jeder Junge


              *                                    *
            sie                                   was
          sie sieht                            was war
        sie sieht sie                       was war wann
      sie sieht sie so                    was war wann wo
    sie sieht sie selten                 wer war's wohl wann
   sie sagt sie sieht sie so             wer weiß was Wahres
  sie sagt sie sieht sie so selten     was war wohl wieder wichtig
```

Minisätze/Satzebene:

Klingerhäufung /

lieber Leser

laue Lüfte

lieber Leser lies

lies lange leise

los, wir laufen

lauf Jäger, lauf

läuft länger leicht

länger zu Leistung

Lob des Lebens

lach' mal wieder

Lenker des Lichtes

Land der Lämmer

Lust mit Last

Leben, das wir meinen

Leser werben Leser

Liebe zum Lesen

Liebe Leser, liebe Leserin

Lehren des Lernens

Leute von heute

lassen Sie mich mal

Leben nach Lust und Laune

Liedermacher leben länger

liebe Leute lachen leise

Lisa lallt leise, lustig lachend

lässige Langläufer leben lustig

lassen sie los

es liegt in der Luft

Landleben lieben

Es läuft eine kleine Welle
im Bach.

Da flügelt die blaue Libelle
ihr nach.

(J. Krüss in Zehetmeier 1986)

Liebliches Geläute lädt ein.

Der Lenz lockt die Liebe.

Lieber lustig länger leben.

Manche lieben laue Nächte,

Lieben, Leben, Luft und Laune.

Satzebene:

5

Mach mir Mut.

meiner Meinung nach

Menschen, Mythen, Mächte

Mädchen, Mode, Muse

müde, mürrisch, mies, malade

Manche Menschen mögen mich.

Mitmachen macht Mut.

Modische Männer machen Mode.

Manche mögen Modemacher.

Modemacher mögen Mode.

Modemacher mögen Models.

Maler malen meist Modelle.

Musiker müssen mehr musizieren.

Makler möchten Moneten machen.

Maler machen Meisterprüfung.

Metzger müssen Mettwurst machen.

Manche mögen Männer mit Moral.

Manche mögen Männer mit Moneten.

Mehr mögen Männer mit Manieren.

Milch macht müde Männer munter.

Musik macht manche Menschen munter.

Minisätze: Klingerhäufung *w*

W wie Willi	wie nach Wunsch
Wärme wirkt Wunder	wilder Wein
Wohnen mit Musik	wir werden weitermachen
Walter der Welt	wer wagt, gewinnt
Wonne der Wehmut	Wanderers Nachtlied
veni, vidi, vici.	in vino veritas

Satzebene: Klingerhäufung *w*

Wenn Sie mich so fragen.

Wissen, woher der Wind weht.

Willens Wucht wirkt Wunder.

Wollen, ohne wollen zu
wollen.

Was für Zeiten, was für Sitten.

Was Sie wissen wollen.

*

Wie wir leben -

wie wir leben wollen.

Wir wissen es nicht,

wir werden es nicht wissen.

*

Wenn wir wären,

wo wir wollten,

wer weiß wohl,

wie weit weg wir wären.

Wald, Wiesen, wandern, Wein

Wir wollen lange wandern.

*

Wir wandern mit den Wolken,

bei Wind und Wetter,

über Wege und Wiesen,

durch Felder und Wälder.

*

Wer will wahrem Wollen
wehren.

*

Wir wünschen weiße
Weihnacht.

*

Welche Worte

werden wir

wieder wechseln?

Rufsätze/Satzebene: Klingerhäufung, wechselnd

Lass mich in Ruh'!

Rühr' mich nicht an!

Welch eine Frage!

Wir wollen helfen!

Mach das Fenster zu!

Niemand wird Sie sehen!

So was macht mir Mut!

Wieder war's so schön.

Neulich war nichts los.

Netter wär's mit ihr.

Lassen Sie mich mal!

Rufen Sie mich an!

Nun ist es soweit.

Junge Menschen warten.

Seine Zukunft ist jetzt.

Sie war 'ne feine Dirn.

Wer weiß, wohin sie will.

Jetzt läuft sie nochmals weg.

Was machen wir denn nun?

Sie lassen nicht mehr los.

Sie helfen mir nicht mehr.

Wie viele liegen lose rum.

Jeder nach seiner Fasson.

Warnungen helfen wenig.

Seine Lieder waren neu.

Viele neue nette Leute.

So wenig wie möglich.

*

Sag, was sie weiß!

Frag, wie sie heißt!

Lauf, so schnell Du willst!

Schreib', sie weiß von nichts.

Mach, scher' Dich weg!

Weg, ich will nicht mehr!

Frag' nicht viel, fass mit an!

Sieh' mal zu, wie das geht!

Merk' Dir das, sie hat recht!

Weine nicht, mach' noch mal!

5

Wortebene: Anlaut Klinger – Inlaut Vokal

Mundart	Nordost	Leitartikel
Meineid	Neu-Ulm	Lohnausfall
Milcheis	Notopfer	Lichtanschluss
Mastochse	Notausgang	Landarbeiter
Meldeamt	Nachurlaub	Lehramt
Modeidee	Nachtarbeit	Lebensart
Meckerecke	Neuordnung	Lichteinfall
Maueröffnung	Neueröffnung	Lebensalter
Mittelalter	Nachtexpress	Lungenarzt
Michelangelo	Neueinstellung	Luftakrobat
*	*	*
Wohnort	Softeis	Jugendamt
Weltall	Soleier	Jugendarbeit
Weekend	Seeadler	Judoanzug
Wesensart	Seeigel	Jagdunfall
Wildente	Sanduhr	Jagdaufseher
Wachteleier	Südosten	Jahresanfang
Wohnungsamt	Sonnenuhr	Jagdessen
Wachablösung	Samtanzug	Jägeranzug
Wochenende	Seifenoper	Jungunternehmer
Wutausbruch	Seiteneingang	Jahresumsatz
Wintereinbruch	Salatöl	Jungunternehmer

Redewendungen: Klinger *m* – Vokal – Klinger m

mir	und	mich		Messen	und	Märkte
Mann	und	Mut		Markt	und	Mythos
Mann	und	Maus		Mensch	ohne	Maske
Mietz	und	Mautz		Mücken	im	Mai
Mist	und	Milch		Motten	im	Müsli
Mann	oh	Mann		Macken	an	mir
müde	und	munter		Menschen	um	mich
mehr	oder	minder		Moskito	und	Malaria
Max	und	Moritz		Material	als	Medium
Muse	und	Märchen		Mammon	und	Mafia
Mozart	und	Mao		Mord	im	Milieu
Macht	und	Motive		Markt	und	Marx
Mantel	und	Mütze		Meise	und	Möwe
Mango	und	Möhren			*	
Männer	und	Mächte		Muskeln	und	Nerven
Mensch	und	Maschine		Mann	und	Weib
Mikro	und	Makro		Mund	und	Nase
Mut	und	Meinung		Mittel	und	Wege
Märchen	und	Mythen		Messer	und	Löffel
Milz	und	Magen		Musik	ist	Leben
Mund	und	Maul		Mütter	und	Söhne
Micki	und	Maus		mehr	als	Worte

Redewendungen:　　　　　　　　　　　　　**Klinger l/n – Vokal – Klinger l/n**

Land	und	Leute	lernen	in	Weimar
Lust	und	Last	lachen	und	weinen
Lust	und	Laune	Leben	am	See
Licht	und	Luft	Laut	und	Schrift
Leib	und	Leben	leicht	und	schwer
Licht	und	Liebe	links	und	rechts
Licht	und	Leute		*	
Leid	und	Liebe	nach	und	nach
Lisa	und	Leo	noch	ist	Nacht
Lena	und	Lotte	Nacht	und	Nebel
Leib	und	Lunge	Namen	und	Notizen
Luv	und	Lee	Neffen	und	Nichten
Lust	am	Leben	nass	und	nasser
Lust	am	Laster	nichts	ist	nötig
Luft	ist	Leben	nie	und	nimmer
Liebe	ist	Lust	niet-	und	nagelfest
lehren	und	lernen	nur	am	nörgeln
lernen	und	lügen	nackt	im	Nest
leben	ist	lieben		*	
leben	und	lachen	nach	acht	Jahren
Lob	über	Lob	Nord	und	Süd
Laute	und	Leier	neu	im	Land

Redewendungen: **Klinger *w/s/j* – Vokal – Klinger *w/s/j***

wo	und	wann		so	und	so
wie	und	was		Samt	und	Seide
Wald	und	Wiese		Seite	an	Seite
Wind	und	Wellen		Säure	und	Süße
Wasser	und	Wogen		Sekt	und	Selters
West	ist	West		süß	und	sauer
Woche	um	Woche		sicher	ist	sicher
Worte	über	Worte		solche	und	solche
wanken	und	weichen		singen	und	sagen
Wellen	und	Wasser		*		
Wipfel	im	Walde		Sonne	und	Mond
Waren	im	Wert		Sonne	und	Meer
Werbung	ist	wichtig		Sonne	und	Sand
Wirtschaft	und	Werbung		Söhne	und	Nöte
werben	und	wünschen		Sein	oder	Nichtsein
was	ich	will		Sieg	und	Niederlage
was	ist	wichtig		Sonn-	und	Werktag
*				*		
Jux	und	Jammer		jüngst	im	Juli
Jakob	und	Jonathan		Jagd	auf	Jaguare
Jesus	in	Jericho		jung	auf	Yachten
Johann	am	Jordan		you	are	young

Minisätze und Satzebene:

Klinger – Vokale

neu in Europa

Mangos aus Afrika

Mensch und Unmensch

mit und ohne Auto

nichts ist alltäglich

wenig Arbeit machen

sei offen und ehrlich

mal oben, mal unten

mal im Ausland arbeiten

Lust auf Mode und mehr

Noch ist niemand im Nachteil.

Wer oft singt, ist ein Sänger.

So also singt er laut und leise.

Man ist mit ihr nicht einer Meinung.

Wer antwortet ihm in Italien.

Noch eine ausgefallene Idee.

nach Amerika auswandern

Im Wein ist Wahrheit.

Aus alt mach neu.

Mein Onkel macht Öl für Aral.

Seine Eltern lebten immer in Jena.

Sätze: **Klinger – Vokal, wechselnd**

Wir wollen und sollen.	Diese Sätze ergänzen:
Wir malen und zahlen.	Wir lachen und …
Wir naschen und waschen.	Wir sagen und …
Wir laufen und schnaufen.	Wir seufzen und …
Wir fliegen und siegen.	Wir johlen und …
Wir rasten und fasten.	Wir jauchzen und …
Wir suchen und fluchen.	Wir weinen und …
Wir recken und strecken.	Wir niesen und …
Wir sorgen und borgen.	Wir husten und …
Wir lenken und denken.	Wir reden und …
Wir stopfen und klopfen.	Wir schreien und …
Wir jagen und klagen.	Wir stöhnen und …
Wir wohnen und thronen.	Wir blasen und …
Wir hüpfen und knüpfen.	Wir gähnen und …
Wir treten und beten.	Wir nennen und …
Wir tragen und fragen.	Wir plappern und …
Wir loben und toben.	Wir trällern und …
Wir meckern und kleckern.	Wir singen und …
Wir naschen aus Taschen.	Wir jodeln und …
Wir tanzen und schnalzen.	Wir murren und …
Wir singen und springen.	Wir meckern und …

Wortgruppen: Klinger – Vokal (Ableitung)

Die Einschwingphase mit weichem Stimmeinsatz, d. h. das »Vorschalten« eines Klingers, wird hier für das »Einfädeln« des Vokals verwendet.

Most	Ost		Moor	Ohr	Uhr	Ar
Mann	an		Moos	Oos	Aas	es
Motto	Otto		Mumm	um	im	am
Momo	Omo		mir	ihr	Ohr	er
Minne	inne		mich	ich	euch	ach
munter	unter		Mist	ist	Ost	Ast
mahnen	Ahnen		mausen	außen	Eisen	Ösen
Nöte	öde		malen	aalen	ölen	eilen
Namen	Amen		Minen	ihnen	ahnen	ohne
Lampe	Ampel		Soden	Odem	Adam	Ida
Segel	Egel		Moder	oder	Ader	Eder
weisen	Eisen		Laura	Aura	Ära	Ira

Minisätze: Klinger – Vokal (Ableitung)

sieh an	mach auf	mehr Achtung	sei edel
na und	nur ich	null Ahnung	na also
noch oft	wie alt	mehr Energie	ja aber
jetzt auch	sie auch	nicht übel	wie üblich
wie immer	mehr als	wie oben	Jubel überall

Lyrik: Klingerhäufung

Logolyrik

Sie sitzen auf Hockern.
Sie lassen es lockern.
Sie dehnen den Nacken
und lassen es knacken.
Sie weiten und gähnen
und lassen es dehnen.
Sie atmen und singen.
Sie tönen und klingen.
Sie keuchen und husten,
schnappen und prusten.
Sie weinen und klagen
und können's ertragen.
Sie tanzen und springen,
lachen und singen.
Sie hören den Ton,
erkennen ihn schon.
Sie singen ein Lied
und werden nicht müd.
Was machen denn die??
Stimmtherapie!!

(U. Bergauer)

Lyrik: **Klingerhäufung** *w*

wo:	wenn es wo war	wissen Sie schon wo
wer:	wenn es wer war	wissen Sie schon wer
wann:	wenn es wann war	wissen Sie schon wann
was:	wenn es was war	wissen Sie warum
wie:	wenn es wie war	wissen Sie weshalb

war wo es wenn wie
war wie es wenn was
war was es wenn wann
war wann es wenn wer
war wer es wenn wo

Sie wissen nicht wo
Sie wissen nicht wer
Sie wissen nicht wann
Sie wissen nicht warum
Sie wissen nicht weshalb

es war wo wenns wer war
es war wer wenns wann war
es war wann wenns was war
es war was wenns wie war
es war wie wenns wo war

wo wissen Sie nicht
wer wissen Sie nicht
wann wissen Sie nicht
weshalb wissen Sie nicht
wieso wissen Sie nicht.
Sie wissen alles!

(F. Mon in Weithase 1975)

Wenn die wüsten Winterwinde wehen,
weißt du, was zur Wehre wählt ein Weiser?
Warme Wohnung, weiche Watt' und wollnes Wams,
weiter: würz'gen Wein und willige Weiber.
(F. Rückert in Seydel 1985)

Lyrik: Klingerhäufung

worte sind schatten

schatten werden worte

worte sind spiele

spiele werden worte

sind schatten worte

werden worte spiele

sind spiele worte

werden worte schatten

sind worte schatten

werden spiele worte

sind worte spiele

werden schatten worte

(E. Gomringer 1972)

Gedicht für jedes Jahr

Jeder wünscht sich jeden Morgen

Irgend etwas je nachdem.

Jeder hat seit jeher Sorgen,

Jeder jeweils sein Problem.

Jeder jagt nicht jede Beute,

Jeder tut nicht jede Pflicht.

Jemand freut sich jetzt und heute,

Jemand anders freut sich nicht.

Jemand lebt von seiner Feder,

Jemand anders lebt als Dieb.

Jedenfalls hat aber jeder

jeweils irgend jemand lieb.

Jeder Garten ist nicht Eden,

Jedes Glas ist nicht voll Wein,

Jeder aber kann für jeden

Jederzeit ein Engel sein.

Ja, je lieber und je länger

jeder jedem jederzeit

Jedes Glück wünscht, um so enger

Leben wir in Einigkeit.

(J. Krüss 1976)

Lyrik:

Klingerhäufung

Fünfzigerjahre Lied

Va bene, va bene
so sagt man in Sorrent

va bene, va bene
wenn's irgendwo mal brennt

va bene, va bene
und fällt mal einer hin
va bene, va bene
so sagt man in Turin.

Der Spanier sagt »Wie bitte«
»Nasdrawje« sagt der Däne
»je t'aime« sagt der Brite,
doch wo sagt man »Va bene«?

Wo, Woo, Wooo
Va, Vaa, Vaaa

Va bene, va bene
so sagt man in Triest

va bene, va bene
hält wen ein Räuber fest

va bene, va bene
und wackelt mal der Dom

va bene, va bene
singt auch der Papst in Rom

(R. Gernhardt 1989)

Halbklinger *r*

> **Definition**
>
> Beim Halbklinger *r* unterscheidet man zwei Varianten: ein koronales (linguales, d. h. Zungenspitzen-) *r* und ein uvulares (Zäpfchen-, Gaumen-) bzw. Rachen-*r* (v. Essen 1981).

Für die Stimmtherapie ist allerdings hauptsächlich das Zungenspitzen-*r* relevant, das auch als Zitterlaut, Flatterlaut, Schwinglaut oder Vibrant bezeichnet wird.

Einsatz

Die Übungen mit dem Halbklinger **r** (bzw. speziell mit dem Zungenspitzen-*r*) werden sowohl bei hyperfunktionellen als auch bei hypofunk-tionellen Dysphonien eingesetzt.

Bildung des Lautes *r*

Zum Hervorbringen des Zungenspitzen-**r** bedarf es einer gewissen Elastizität der vorderen Zungenpartie, um ein tremulierendes Anschlagen gegen den oberen Zahndamm zu ermöglichen. Das Velum legt sich der Rachenwand an. Die Zungenspitze wird dünn hinter die Schneidezähne geführt, wo sie aber nicht verharrt, sondern mittels des durchziehenden Luftstroms in Vibration versetzt wird.

Die Zungenspitze vollführt ein bis drei, selten vier Anschläge zur Bildung des **r**. Das Flattergeräusch der schwingenden Zungenspitze und der Stimmklang ergeben den sog. **Flatterlaut r**.

Das Rachen-**r** ist für die Stimmtherapie weniger geeignet. Zu dessen Bildung muss im Ansatzrohr ein Engpass hergestellt werden, der aber zu Artikulationsverlagerungen führt. Das Rachen-**r** ist deshalb aus stimmhygienischen Gründen abzulehnen, da eine gepresst-kratzige Stimmgebung entstehen kann. Während das Zungenspitzen-**r** den Vokalklang nach vorn bringt, zieht ihn das Rachen-**r** nach hinten.

Ziele und Wirkung

Außer im Bayrischen oder Fränkischen, wo das Zungenspitzen-*r* sowieso benutzt wird, ist es wenig sinnvoll, diesen speziellen Laut in der Umgangssprache anzuwenden; es würde unnatürlich und gekünstelt klingen. Es ist daher **nur für Übungszwecke** gedacht. Sänger oder Schauspieler können das Zungenspitzen-**r** selbstverständlich in ihren Arbeitsalltag aufnehmen, soweit es die Bühnensprache erforderlich macht.

> ❯ Das Zungenspitzen-**r** erzeugt die größte Beweglichkeit von Zunge und Lippen, erhält die Weitstellung des Ansatzrohres (im Gegensatz zum Rachen-**r**) und wirkt anregend auf die Stimmlippen und das Zwerchfell. Es wirkt sich außerdem positiv auf die innere Brustkorbmuskulatur aus.

Einstiegsübungen

Um die mitunter etwas schwierige Bildung des Zungenspitzen-**r** zu erleichtern, benutzt man anfangs Lautverbindungen, die das Flattern der Zungenspitze begünstigen, z. B. schnelles Sprechen von

> dlodlodlodlodlodlo.........etc.
> dotodotodotodoto.........etc.

Solche Übungen sind Modifizierungen der folgenden von Talma (franz. Schauspieler 1763–1826) entwickelten Ableitungsmethode (Wängler, Bauman-Wängler 1985):

Durch schnelles Hintereinandersprechen von

> teteda – tedela – teteda – tedela
> entsteht tede*trr*.

Durch Einschieben von **e** und Ersetzen von **r** durch **d** lässt sich die **r**-Bildung ebenfalls erreichen (auch hier gilt: schnell sprechen!):

> Tedeppe – Treppe
> Pedobe – Probe

Der Weg zum Zungenspitzen-**r** kann außerdem über das »**Kutscher-bbbr**« führen, das früher von den Kutschern gebraucht wurde, um die Pferde anzuhalten. Hierbei wird die Atemluft kräftig zwischen den Lippen herausgeblasen, die dadurch zum Flattern gebracht werden. Die Flatterbewegung der Lippen wird dann reduziert, bis nur noch die Zungenspitze flattert (Wängler 1976).

Meist ist die inkorrekte Bildung des **r** in einer trägen, unbeholfenen Artikulation begründet, die jedoch durch Auflockerung der schwerfälligen Zungenwurzel, d. h. durch artikulatorisch erzeugte Vibrationen, zu beheben ist.

Hinweis zu den Übungen

In den Wortbeispielen wird das **r** anfangs in Verbindung mit **t**, **d**, **b**, **p** geübt, um die Bildung zu erleichtern. Bei diesen Übungen nimmt die Zungenspitze von vornherein die richtige Position ein. Entscheidend für die Vibration der Zungenspitze ist die Führung des Luftstroms.

Man bildet das **r** mit der Vorstellung, es ganz in die Nähe des vorausgehenden Konsonanten zu bringen. Wichtig ist der Zungenkontakt mit dem oberen Zahndamm (Alveolarrand) und die Stimmhaftigkeit.

Später übt man den Laut in Verbindung mit anderen Konsonanten; zuletzt übt man das anlautende **r**.

Eine zusätzliche Wirkung ist zu erreichen, wenn die **r**-Übungen zeitweise während der Vibrationsbehandlung von Brustbein oder Rücken durchgeführt werden (▶ »Elektrovibrationsmassage«, S. 86–88).

Wortebene: Doppelkonsonanten *dr/tr* (Ableitung)

drück	droht	Brot	rot
Trip	Draht	brat	Rat
Drehstrom	dreht	brät	rät
Drohbrief	dreist	preist	reist
Dreirad	Trank	Schrank	rank
Trostpreis	Trieb	schrieb	rieb
Triebwerk	Trab	Grab	Rab
Trinkspruch	trag	Prag	rag
Trittbrett	Treck	Dreck	Reck
Trampeltier	trief	Brief	rief
Traumreise	Tran	dran	ran
Trauring	treib	schreib	reib
Traumrolle	trist	Christ	Rist
Traumfabrik	trink	Drink	Ring
Traubenkraft	drei	Brei	frei

Satzebene: Doppelkonsonanten *dr/tr*

Trink, Bruder, trink!   Trink, trink, Brüderlein trink!
Trude trinkt Traubensaft als Traubendrink.
Drei tropfnasse traurige Trogträger trugen …
… triefende Tröge treppauf und treppab.

Wortebene: Doppelkonsonanten *br/pr*

Brut	Pril	Proseminare
breit	Prunk	Prügelstrafe
brat	Pracht	Proletariat
brüllt	prahlt	preisgekrönt
Brief	Prärie	prämieren
Bremse	prego	Pressekonferenz
Bravo	Probe	Preisausschreiben
Brava	Prater	Riesenpreisrätsel
Brotpreis	Pralinen	breite Prägung
Bratwurst	Provence	Prodrom
Brautpreis	Präparat	Privatperson
Brombeeren	Prominenz	Prüfungsfrage
Bratenbrot	Promenade	Primavera
Briefträger	Primadonna	Privatsekretär
Brandenburg	Preisträger	Sprungbrett
Brückenträger	Preisbrecher	Sprachpraktika

Minisätze: Doppelkonsonanten *br/pr*

breite Bretter brechen	preisende Priester predigen
brülle, du Prahler	prächtige Rosen prangen

Wortebene: **Doppelkonsonanten *gr/kr* (Ableitung)**

grub	Kran	Grimm	Krim
grün	Kreuz	grob	Kropf
Grat	Kraft	Gracht	kracht
gräbt	krumm	Gras	krass
grillt	krank	graut	Kraut
Gruft	krönt	Gram	Kram
grüßt	kriecht	Grieg	Krieg
graust	Kraftwerk	Graben	Krabben
graugrün	Kraftprotz	grämen	Krämer
Großraum	kreisrund	Graus	kraus
Graubrot	Kraftbrühe	Greis	Kreis
Graubremse	Krügerrand	Grieß	Ries
Großsprecher	Kreidestrich	groß	kross
Gratisprobe	Kraftprobe		
große Kraft	Kriechtiere		

Satzebene (Zungenbrecher):   **Doppelkonsonant *gr***

Graben Grabgräber Gräben?
Grabengräber graben Gräben.
Grubengräber graben Gruben.
Grabgräber graben Gräber.
Wer karrt den klappernden Ratterkarren
durch das knarrende Karrengatter?
(Aus Sprachbastelbuch 1983)

Wortebene/Wortgruppen: Anlaut und Inlaut *r*

Rekrut	Radrennen	Rederegel
Refrain	Ritterrunde	Reifen-Ring
Rücktritt	Reiseroute	Ring frei!
Reisbrei	Ringelreihn	rollende Räder
Riedgras	Rätselraten	rote Rüben
Rundbrief	Rehrücken	reife Radieschen
Regierung	Rhetorik	Report regional
Rückfrage	Rinderrasse	Ratgeber Praxis
Römerkreis	Reserverad	radikale Reform
Rektorin	Rhinozeros	Rio de Janeiro
Rollbraten	Regenerator	raffinierte Rezepte
Rettungsring	Riesengebirge	rasende Rennwagen
Regenrinne	Reiterferien	Runden rollen
Rechtsstreit	Rechtschreibreform	Rennstrecken

Wortebene: verschiedene Doppelkonsonanten (Ableitung)

Schreiner	Rainer	einer	treffen	räffen	äffen
Schrecken	recken	Ecken	treiben	reiben	Eiben
Schramme	Ramme	Amme	preisen	reisen	Eisen
Striegel	Riegel	Igel	Kräuter	Reuter	Euter
Schreiben	reiben	Eiben	kramen	Rahmen	Amen

Wortebene/Wortgruppen: Doppelkonsonant *fr*

Fred	Freiraum	frohe Ferien
Frack	Frankreich	freier Raum
Frank	Fridolin	frischer Rosmarin
Freund	Frisuren	freche Streifen
Franz	Ferrari	Fraktur reden
Fritz	Frascati	Frühstücksfreuden
friert	fritieren	freundliche Grüße
frech	Frettchen	Franklin Roosevelt
Freak	Früchtekorb	freitags druckfrisch

Wortebene: Doppelkonsonant *fr* (Ableitung)

Fried	briet	riet	freut	dreut	reut	
fragt	tragt	ragt	Frau	Drau	rauh	

Minisätze: verschiedene Doppelkonsonanten

früh in Form	Schritt und Tritt
fromm und frei	Schritt um Schritt
frisch und frei	Schreck und Schraube
frank und frei	Schrei und Schrecken
froh und freudig	Strick Strick, hurra!
frech und fröhlich	Sturm und Drang
Furcht und Schrecken	Sturm und Regen

Redewendungen:

Rast	und	Ruh	Kraut	und	Rüben
roh	und	rauh	Trauben	und	trinken
rein	und	raus	Trend	und	Problem
ruhen	und	regen	trauern	und	trösten
reiten	und	rauben	Braut	und	Bräute
rauschen	und	rieseln	Kürze	und	Prägnanz
rauf	und	runter	kurz	und	präzise
rippeln	und	rappeln	Schritt	und	Tritt
rostig	und	rüstig	rot	und	grün
Ross	und	Reiter	Rost	ist	braun
Rail	und	Road	Rast	und	Ruh
Rosen	und	Rasen	Reha	und	Rente
Ritter	und	Rüstung	Räuber	und	Raub
Romulus	und	Remus	Rock	und	Roll
Rast	auf	Reisen	rede	und	regiere
Recherche	und	Report	Irrung	und	Wirrung

Minisatz:

Nicht alles Rare ist wahr,
doch alles Wahre ist rar.

(Überzwerch in Weithase 1975)

Satzebene: *r*-Häufung

Rudi Rammler schreibt Rüttelreime.
Reizend ranken ringsum rote Rosen.
Ringelnattern rascheln durchs grüne Gras.
Rieseln und Rascheln erschreckt die Gören.
Romantische Straße direkt nach Nördlingen im Ries.
Riesig ist's im Ries, sagen die Riesbewohner.
Da rücken die Riesen die grauen Granite
und rollen sie krachend vom Grate herab.
Franz traf Grete im »Krug zum grünen Kranze«.
Die gold'nen Kronen drücken schwer,
's isch net, als wenn's en Strohhut wär.
Die Ratzeburger Ruderer errangen den Preis.
Die Dortmunder Radfahrer auf der schweren Strecke.
Sprachlos starrte er grinsend den treulosen Freund an.
Nero war einer der grausamsten römischen Kaiser.
Gerade und aufrecht schritt er durch die Reihen.
Gekrümmt und krank, der arme Greis.
Große runde Kreise krönen Christus.
Was rauschet, was rieselt, was rinnet so schnell?
Was blitzt in der Sonne? Was schimmert so hell?
Und als ich so fragte, da murmelt der Bach:
»Der Frühling, der Frühling, der Frühling ist wach!«

(H. Seidel in Zacharias 1967)

Lyrik:

Überwiegend Anlaut *r*

Reif
Der Vogel Greif
griff einen Reif
und trug ihn flugs in seinem Griff
zu einem Riff.
Den Reif zum Riff,
zum Riff den Reif;
Der Vogel Greif!
Doch in der Nacht noch fiel ein Reif.
Fiel auf den Greif,
fiel auf sein Riff,
fiel auf den Reif, den er ergriff.
Reif auf Riff.
Greif auf Riff.
Reif auf Reif.
Reif auf Greif.
Reif auf Reif auf Riff.
Reif auf Greif auf Riff.
Kurz, ihr begreift:
alles bereift.

(R. Neumann in H. A. Halbey 1989)

Reisezeit
Reisefieber, Reisezeit,
Reisekoffer, Reisekleid,
Reiselust und Reiseplan ...,
alles dreht sich nun ums Reisen
und es ist der Stein der Weisen,
denn es fing der Urlaub an.

Reiseroute, Reisepass,
Reiseärger, Reisespaß.
Reisespesen, Reisegeld ...,
Polizeibericht und Straßen,
zahmes Zuckeln, wildes Rasen,
jeder ist nun Herr der Welt.

Reisepleite, Reiseziel,
ach, man reist so gern und viel
und es reisen Legionen
zeltbewehrt in ferne Lande
und kampieren kühn im Sande,
die sonst brav in Häusern wohnen.

Reisevisum, Reisewut,
Reisekoller, Reisemut ...

reist denn hin mit Reiseglück,
all ihr ausgeriss'nen Leute,
und ist aus die Urlaubsfreude,
bitte, kehrt gesund zurück!

(A. Scherf-Clavel 1988)

5.7.4 Hypofunktionelle Dysphonie

Explosivlaute (Verschlusslaute)

Der Begriff »Explosivlaut« entspricht dem Begriff »Plosiv«.

Bei den Explosivlauten lassen sich folgende Gruppen unterscheiden:
- weiche Plosive: **b, d, g**;
- harte Plosive: **p, t, k.**

> **Definition**
>
> Plosive sind Geräuschlaute, die dadurch entstehen, dass zunächst mit den Organen des Mund- und Rachenraums Hindernisse für den Luftstrom gebildet werden. Diese Hindernisse werden dann sozusagen explosionsartig überwunden, indem die von hinten durchgepresste Luft den jeweiligen Verschluss in Mundhöhle oder Rachenraum sprengt.

Einsatz

Die Übungen mit Plosivlauten werden besonders bei folgenden Störungen eingesetzt:
- hypofunktionelle Dysphonie,
- Stimmlippenlähmung.

Der Einsatz von Plosivlauten bei hyperfunktionellen Dysphonien wird erst in einem fortgeschrittenen Stadium erarbeitet.

Bildung der einzelnen Laute (Reusch 1971, Wirth 1994)

Die Plosivlaute werden ohne Stimmeinsatz gebildet.

Die Bildung erfolgt in **drei Phasen**:
- Verschluss (Implosion),
- Luftstau (Okklusion),
- Lösen (Explosion).

In Phase 1 müssen die Stimmlippen geöffnet sein, in Phase 2 folgt das Anhalten der Luft, bis es dann in Phase 3 zur Lösung kommt. Obwohl nicht alle Luft entweicht, löst sich in dieser letzten Phase auch die Spannung des Thorax, und es erfolgt eine exspiratorische Dehnung mit Federung des Zwerchfells.

Bei den weichen Plosiven **b, d** und **g** wird der Verschluss mit geringerer Artikulationsspannung gebildet, bei den harten Plosiven **p, t** und **k** tritt eine stärkere Muskelspannung auf.

Im Einzelnen werden die Laute wie folgt gebildet (vgl. Reusch 1971, Wirth 1994):

Der Plosiv **b** setzt einen lockeren, der Plosiv **p** einen festen Lippenschluss voraus. Der Kiefer ist dabei leicht geöffnet. Die Zunge liegt flach im Mund. Mit dem Öffnen der Lippen strömt die gestaute Atemluft aus. Es lässt sich gut zwischen dem sanft artikulierten, mit weichem Nachhauch verbundenen **b** und dem fest geschlossenen, energisch explodierenden **p** unterscheiden.

Bei den Plosiven **d** und **t** ergeben sich beim Anlauten kaum Schwierigkeiten. Die Lippen sind beliebig weit geöffnet. Die Zungenspitze schiebt sich gegen die Vorderzähne und den Gaumen so weit vor, dass ein deutlich spürbarer Verschluss entsteht. Die Artikulation erfolgt dann durch ein plötzliches Fallenlassen des Unterkiefers und der Zunge. Besonders wichtig ist die deutliche Aussprache des auslautenden **t**, die den Worten Kraft und Plastik verleiht (▶ s. »Abspannen und Federung«, S. 72).

Bei der Bildung der Plosivlaute **g** und **k** sind die Lippen und der Kiefer den Nachbarlauten entsprechend geöffnet. Der Zungenrücken berührt den harten Gaumen bzw. die Grenze zwischen hartem und weichem Gaumen. Die Ausatemluft wird an einer bestimmten Stelle des Ansatzrohrs bis zum völligen Verschluss zurückgestaut, bis es dann,

▣ **Tabelle 5.2** Aufbau der Übungen zur Erarbeitung des physiologischen Stimmeinsatzes bei hypofunktioneller Dysphonie (auch bei Stimmlippenlähmung einsetzbar, vgl. S. 211 f)

Technik	Ableitung	Silben	Wort	Minisätze
Federung und Abspannen (s. Atmung)	Plosiveinsatz Klingereinsatz Vokaleinsatz	patt matt att	kalt! nett! echt!	geht bald! macht nichts! auf, auf!

durch plötzliche Überwindung dieses Hindernisses, zur deutlich hörbaren »Explosion« kommt. Die Laute entstehen nun dadurch, dass die gehaltene Luft plötzlich losgelassen wird und bei geöffneten Stimmlippen und gesenkter Zunge mit einem deutlichen »Knall« in den Mundraum eindringen. Beim Lenisplosiv **g** ist der Zungendruck weicher und lockerer, der Nachhauch milder als beim **k**. Beim anlautenden **k** sollte sich kein unschön übertriebenes Geräusch einschalten.

Ziele und Wirkung

- Elastizität der Atemmuskulatur.
- Eutonisierung der Atem- und Artikulationsspannung.
- Reflektorische Atemergänzung.
- Rhythmisierung der Zwerchfellbewegung.
- Ansatzrohrerweiterung.
- Exspiratorische Dehnung, Thoraxmobilisation.
- Verbesserung der Stimmspannung.
- Kräftigung der Stimme.
- Kräftigung der Zwischenrippenmuskulatur.
  (Saatweber in Grohnfeldt 1994).

Bei den **Stimmübungen** bewirken die Plosive, dass das federnde Zwerchfell den Kehlkopf mit nach unten zieht, so dass dieser eine optimale Stellung für den nachfolgenden Stimmeinsatz bildet. Die schnelle Lösung der Artikulationsorgane sowie die damit verbundene Weite und exspiratorische Dehnung schaffen einen guten Klangraum für die nachfolgenden Vokale. Es erfolgt sozusagen ein »Locken der Vokale«.

> ❯ Konsonanten geben der Sprache Begriffsinhalt, sie sind Sinnträger. Der Konsonant, in diesem speziellen Falle der Plosiv, soll den Vokal vorbereiten. Er ist der Schlüssel, der den Klang- und Schallraum aufschließt. Er ist die »Wiege« des Vokals (nach Coblenzer 1987).

Mit Plosivlauten kann die »plastische Artikulation« besonders gut demonstriert und erarbeitet werden, vor allem wenn der Plosivlaut gleichzeitig Initiallaut ist. Die sog. plastische Artikulation ergibt sich nach Coblenzer (1987) aus dem Einsatz von Intention unter Zuhilfenahme der Körpermuskulatur.

Wortebene: Plosiv *b*

Bord	Bug	Bonn	Bolle	Bandit
Bund	baut	Bann	Bitte	Betrug
Bank	Biest	Ball	Bote	Bezirk
Bast	Brot	Bill	Borke	Botanik
bald	Brut	Beil	Bude	Bielefeld
Berg	breit	bin	Body	Butterberg
Beet	Braut	beim	Binde	Badenwerk
Brett	Blut	Bus	Beule	Blasebalg
Brust	blöd	Busch	Börse	Bienenkorb
Blick	Blei	Bach	Boden	Biedermann
blond	blau	Bruch	baden	Bücherwurm
Block	brav	Buch	biegen	Basilikum
Blatt	Brei	Bier	beugen	Bierdeckel

Minisätze: Plosiv *b*

bis bald	bald blank
back Brot	Bert brüllt
beim Boss	bei Bonn
bleib bloß!	Bad Boll
bitte besser	bis Bremen

Wortebene: **Plosiv** *d*

dort	Don	doof	Donau	Depot
Dutt	Dung	Dorf	Diebe	Diktat
Deut	Dorn	Dolch	danke	Disput
Dock	Dill	Deich	Derby	Damast
Deck	Ding	dumpf	Diele	Diskant
Depp	Damm	Dach	Dornen	Demut
Duft	dumm	dich	Dünen	Dummheit
dicht	dünn	darf	Dänen	Dutzend
dich	dann	dürr	Damen	Dunkelheit
Dank	denn	dies	Daumen	Diebesgut
Dip	Darm	Dampf	Dämon	Düsentrieb
Dunst	Dong	Dachs	Dübel	Daunenbett
Durst	Drang	Dorsch	Degen	Dirigent
Druck	Dom	deutsch	dösen	Detektiv
Drift	dein	Dress	Dollar	Distelfink

Minisätze: **Plosiv** *d*

denk dran	der denkt dran
dein Drink	Ding Dong
dumm dreist	dreh dran
du Dackel du	drum drück drauf

Wortebene: Plosiv *g*

Gold	Gong	Gas	Gosse	Gebot
Geld	Gang	Geiß	Galle	Gebet
Gott	ging	Gans	Gasse	Gebäck
Gast	gell	Golf	Gabe	Gesicht
Geist	Groll	groß	Gatte	Geburt
Gunst	Grill	Graf	Gala	Geduld
guck	grell	Glanz	Gage	Gestrüpp
gack	Gaul	Glas	Gurke	Galopp
Geck	Garn	Guss	Gabel	Geldstück
gib	Gnom	Gier	Günsel	Großstadt
gelb	Gram	Gneis	Gockel	Glückstadt
gilt	gleich	Grieß	Gaben	Gummiboot

Minisätze: Plosiv *g*

ganz glücklich	gut gemeint
ganz gut	gut gesagt
ganz groß	gutes Gold
gib Geld!	große Gedanken
geh' gerade!	Gott gibt Glaube
gern gegeben	gutes Gelingen
graue Gänse	grüne Gurken

Wortebene: **Plosiv** *p*

pick	peng	Pool	Pope	Pilot
pack	plum	Pol	Polka	Paket
Pit	prall	Paul	Puszta	Palast
Pep	Pech	Pan	Pute	Panik
Post	piff	Plön	Picke	Planet
Pest	paff	Plan	Piste	Picknick
passt	puff	Priel	Paste	Pigment
Pomp	Pass	Prien	Puppe	Projekt
Pump	plus	Pfuhl	Pappe	Potsdam
Punkt	Plüsch	Pfahl	Pille	Politik
Pacht	pitsch	Pfeil	Page	Pasternak
Park	patsch	pur	Plage	Posaunist
plump	Putsch	per	Papaya	Papierkorb
platt	Preis	Paar	Peterle	Patenkind
Papst	Platz	Pier	Patina	Petersburg

Minisätze: **Plosiv** *p*

Peter Pan	passt prima!
peng peng!	potz Blitz!
Papageien plappern	Papageno plaudert
Pole Poppenspäler	Palmen Paradies

Wortebene: Plosiv *t*

Top	Tim	tausend	Turbo	Telefon
Tipp	Till	Technik	Tosca	Tübingen
tapp	Troll	Tierpark	Tempo	Teigwaren
Tick	Turm	Ticket	Theke	Tennisball
tack	Ton	Torheit	Tante	Teddybär
Test	tun	Tatzeit	Taste	Tauchsieder
Toast	Thron	Tiefpunkt	Taiga	Tanztheater
Takt	Traum	Tatort	Tube	Traktortür
Tank	Tisch	ticktack	Taube	Titelkampf
Tand	Treff	Tageszeit	Traube	Tageszeitung
Talg	Trumpf	Tigerjagd	Täter	Taschentuch
Tag	Tanz	Tankwart	Tiger	Tierschützer
tut	Topf	Trittbrett	Tadel	Tiefseetaucher
tüt	Tropf	Testament	Tölpel	Tagesschau
taut	tief	Tollität	Trottel	Turmfalke

Minisätze: Plosiv *t*

Top ten!	Tauch tief!
Top twenty!	1000 Taler!
Trimm tüchtig!	Trink Tee!

Wortebene: **Plosiv** *k*

kommt	komm	Kohl	Kohle	Kuckuck
kund	Kamm	kühl	Kunde	kokett
Kind	Kim	kahl	Kino	Kontakt
Kost	Korn	Kahn	Kilo	Konzert
Korb	kein	Knut	Kehle	Konfekt
Kunst	Karl	Krug	Kasse	Korsett
Kitt	Knall	kühlt	Kälte	kaputt
Kult	Klang	kehrt	Karte	Klinik
kalt	Kuss	Kur	Kiste	Komik
Kilt	kess	Kür	Krimi	Kundschaft
Kap	Kopf	Kies	Kummer	Kosmetik
kipp	Kaff	Kran	Kegel	Kurklinik
kaut	Koch	*	Kittel	Kautabak
Knick	Kampf	Chor	Klunker	Katarakt
knack	Kitsch	Qual	Karton	Katholik
knapp	kross	Quirl	Kakadu	Kamerad
Knast	Krach	quer	Känguruh	Kohlepott
Knecht	Krampf	quietsch	Kolibri	Klinikpost
klick	Kreuz	Quark	Kaugummi	Kontrapunkt
klack	kriech	quak	Konfetti	Kräuterbad

Aufbau von Wort- zu Satzebene: **Plosive** *b/d/g*

*

bleib

bleib bei

bitte bleib bei

bitte bleib bei beiden

bitte bleib bei beiden bis

bitte bleib bei beiden bis Bebra

bitte bleib bis Bebra bei beiden Buben

*

Du

Du da

Du, der da

Du, der da denkt

Du, der da denkt dumm

Du, die denken da doch dumm

Du, die da denken doch dummdreist

*

gib

gib Geld

gib Gerd Geld

gib Gerd gutes Geld

glatt gibt Gerd gutes Geld

gut getan, Gerd gab gutes Geld

gab Gerd Gero gern gutes Glücksgeld?

Aufbau von Wort- zu Satzebene: Plosive *p/t/k*

*

Pit

Pit packt

Pauls Picknick

Pit packt Picknick

Pit packt Picknick praktisch

Pit packt praktisch Pauls Picknick

prall packt Pit Pauls praktisches Picknick

*

Tor!

Tims Tor

Tim, dein Tor

tritt dein Tor, Tim

top, das Tor traf Theo

Theos tolles Tempo traf teuflisch

trotz toller Technik tadelt Tim Theo's Tor

*

komm!

komm, Kurt

Kurt kommt cool

Kurt kennt Kalle Kirsch

cool kaut Kurt Kalles Kekse

Kurts Kalle kann keinen Keks kauen

kann cooler Kurt kleinem Kalle Kaba kaufen?

Minisätze: Plosivhäufung, wechselnd

du bist da	die große Kunst
die da geht	der kühle Kopf
das geht gut	der dreiste Kerl
die kommt gern	der dünne Dieb
komm doch bald	der graue Tag
passt doch gut	die krumme Tour
kauf doch Käs'	das blöde Geld
Kind kauft Käs'	der große Knall
bei dir gern	das trifft tief
pack die Post	*
drück' den Knopf	bitte denk daran
die große Stadt	das kannst du bald
der dicke Turm	der kennt dich doch
das breite Tor	das träumt der doch
das grüne Tal	bei dir passt das
der karge Berg	die blickt da durch
der kahle Busch	das geht doch gut
die kleine Bucht	du bist doch blöd
das kühle Bad	der denkt daran
die kurze Tour	die trinkt gern
der tolle Tag	der spielt Geige

Satzebene: Plosivhäufung

Berliner backen blitzschnell braune Berliner.

Dieser Bäcker kann prima Brezeln backen.

Bodo baggert bald bei Berliner Baustellen.

Biobauern beliefern Bioläden bei Biberach.

Bibliotheken geben preiswert brauchbare Buchtipps.

Brillant geschriebene Geschichten begeistern Kunden.

Gestern goss Gustav Gerdas großen Gemüsegarten.

Gesunde Gärten gönnen Gemüsegärtnern gute Gaben.

Polens Präsident prüft pausenlos passende Politiker.

Treffpunkt der Tänzer im Tanzpalast Trier.

Tina Turner trägt teure Trikots.

Die tatkräftige Tanja trinkt täglich Tee aus Tibet.

Karin kocht gern Kohl und Kartoffelklöße.

Kreativkurse können Kunden Kraft geben.

Kann deine Karriere denn gut gehen?

Kunst und Kitsch kommt garantiert gut an.

Konzerte kosten Kunstträger großes Geld.

Gute Kritik der gestandenen Kritiker.

Kampf der Giganten und Gestirne.

Kostbare Kronen gekonnt kopiert.

Tolle Perspektiven praktisch darstellen.

Wortebene: Plosive mit Vokalinlaut

Backofen	Diät	Gutedel
Ballübung	Denkart	Gusseisen
Bachufer	Dunstabzug	Glatteis
Blutegel	Drehorgel	Glück auf
Beamter	Drahtesel	Glasauge
Badeanzug	Dachantenne	Geldanlage
Bettüberzug	Dampfaustritt	Gastarbeiter
bösartig	Donaueschingen	Gipsabdruck
*	*	*
Postamt	Tatort	Kurort
Posteingang	Tonart	Kunsteis
Parkausgang	Tierarzt	Kraftakt
Pilzauflauf	Toneier	Kinderarzt
Pultordner	Theater	Kreuzotter
Patentamt	Türöffner	Kurzurlaub
Pausenanfang	Taleingang	Krautauflauf
Pleuelübung	Tanzabend	Kunstobjekt
Papstaudienz	Tierasyl	Kälteeinbruch
poetisch	Teamarbeit	Klimaanlage
Pop Art	Transeuropa	Kunstausstellung
Pro Arte	Toreinfahrt	Keramikausstellung

Redewendungen: **Plosiv** *b/d/g* **– Vokal – Plosiv b/d/g**

Busch	und	Baum		da	und	dort
Bad	und	Bett		dumm	und	dreist
Bausch	und	Bogen		dick	und	dünn
Bier	und	Brezel		dies	und	das
Bau	und	BGB		Dichter	und	Denker
Beate	und	Betty		doof	und	dämlich
Beruf	und	Berufung		dichten	und	denken
Bildung	und	Beruf		Dampf	und	Druck
Brot	und	Butter		David	und	Goliath
Bits	und	Bytes			*	
biegen	und	brechen		Gift	und	Galle
beginnen	und	beenden		gelb	und	grün
basteln	und	backen		Geld	und	Geduld
Bibel	und	Botschaft		groß	und	günstig
beten	und	büßen		Glamour	und	Glitzer
Baby	und	Buggy		gut	und	böse
Buch	und	binden		Geld	und	Kasse
bitten	und	betteln		grad	und	krumm
bed	and	breakfast		gucken	und	kaufen
billig	und	gut		gesund	oder	krank
blau	und	grün		golfen	im	Club

Redewendungen: **Plosiv** *p/t/k* **– Vokal – Plosiv p/t/k**

Pasta	und	Pizza	Kopf	an	Kopf
Paul	und	Paula	Kimme	und	Korn
Pop	und	Pep	Kopf	und	Kragen
Post	und	Porto	Kohl	und	Kraut
Papst	und	Palast	Kunst	und	Kitsch
Pathos	und	Passion	Kunst	und	Knete
Paphos	und	Patmos	Kunst	und	Kultur
Piroschka	und	Paprika	Kind	und	Kegel
Plan	und	Power	Knautsch	und	Knete
Pleiten	und	Pannen	kalt	und	kälter
	*		Kampf	und	Krieg
Tipps	und	Tricks	Kultur	und	Quatsch
Tag	und	Traum	Kaffee	und	Kuchen
Tops	und	Trends	Küche	und	Keller
Tod	und	Teufel	Kirchen	und	Kapellen
Tiger	im	Tank	Kommerz	und	Kasse
tanken	und	Total	Konflikt	und	Klarheit
Totem	und	Tabu	klipp	und	klar
Theater	und	Tand	kreuz	und	quer
Taktik	und	Takt	kräftig	und	knackig
Tisch	und	Tafel	Kräuter	im	Käse

Wortgruppen: Plosiv – Vokal (Ableitung)

Bann	an		Pass	Bass	Ass
bald	alt		Pop	Bob	ob
beben	eben		Pein	Bein	ein
Dinge	Inge		Paare	Bahre	Aare
Damen	Amen		Poren	bohren	Ohren
deinen	einen		Paten	baden	Aden
Gast	Ast		pellen	bellen	Ellen
Gier	ihr				
Geigen	eigen		Torf	Dorf	Orff
Gänge	Enge		Tann	dann	an
Paula	Aula		Teer	der	er
peng	eng		Tier	dir	ihr
Pinsel	Insel		Teck	Deck	Eck
Tiegel	Igel		Teiche	Deiche	Eiche
Tenne	Änne				
tauf	auf		Kern	gern	Ern
tapp	ab		keck	Geck	Eck
Kamm	am		Kabel	Gabel	Abel
Kinn	in		Keule	Gäule	Eule
kalt	alt		kalt	galt	alt
Kap	ab		Kasse	Gasse	Asse

Wortgruppen/Minisätze: Plosiv – Vokal

Hier soll der Plosiveinsatz des ersten Wortes beim schwierigen Vokaleinsatz des zweiten bzw. dritten Wortes helfen.

Wortgruppen:		Minisätze:
Bad Orb	böse Ahnung	bau es auf
bis Ulm	billige Arbeit	bei euch auch
bei euch	dunkle Ecken	bis auf eins
blick auf	dünne Ausrede	blass ist in
das Obst	dickes Ende	Ball im aus
der Ort	gute Antwort	da ist er
die Alm	großer Ärger	der ist es
das All	pure Offenheit	denk ans Amt
der Abt	Probleme ändern	Dorn im Aug'
das Eck	Politiker ärgern	gib es auf
guck an	preiswertes Angebot	Gold im Erz
gib acht	tolle Erkenntnis	pack es an
pack es	typische Anweisung	passt es ihr
trink aus	täglicher Einkauf	Punkt acht Uhr
kauf ein	törichter Einfall	Platz ist auch
kipp um	traumhafter Anblick	Pelz ist out
kalt ist's	kurze Aussage	Tipps an uns

Rufsätze/Ausrufe: Plosivhäufung

Lautstärke bzw. Stimmkapazität einsetzen mit lautunterstützenden Gesten!
Weder unter- noch übertreiben bei emotionaler Stimmfärbung!

der letzte Schrei!	tolle Tage!
dicke Knüller!	Städtetips!
täglich frisch!	Sportreport!
der Sperrmüll!	Platz da!
billig kaufen!	bleib' gesund!
dringend gesucht!	tolles Programm!
das starke Stück!	das neue Blatt!
Geld zurück!	Tipp des Tages!
kurze Bekanntgabe!	Stress tut gut!
brandneu!	für dich entdeckt!
dein Pech!	die Tickets, bitte!
gesagt, getan!	dreitausend Taler!

Sprichwörter und Weisheiten: Plosivhäufung

Am kostbarsten sind immer die Dinge, die keinen Preis haben.

(L. Rinser)

Ein Geschenk, das kein Opfer ist, ist kein Geschenk.

(J. Steinbeck)

Der Kluge ärgert sich über die Dummheiten, die er machte,
der Weise belächelt sie.

(C. Goetz)

(alle aus M. Barthel 1997)

Lyrik: **Plosivhäufung** *d/b*

---

da busch
buschda
da busch
buschdada busch
buschdadada
buschdabusch buschda
buschdada
buschdabusch buschdada buschdadada
buschdadadada busch
da buschdadadada
da
daa
daaa
daaaa
daaaaa
daaaaaa
daaaaaaa
buschdabusch buschbuschbusch
buschdada
buschdabusch buschdada
buschdada bsch
(E. Jandl 1979)

Lyrik: **Plosivhäufung** *g/k*

Gabelbissen	**Kugel**
Was ist denn das	Ein Kugelbaum
ein Gabelbissen	ein Kugelbauch
möchte eine	ein Kugelblitz
Gabel wissen	die kugeln sich
	bei einem Witz.
Nun mach mal	
einer Gabel klar	Kugel
was Gabelbissen	und ein Kügelchen
ist und war	die wollten auf
	ein Hügelchen
Gabelbissen?	
Gabelbissen?	Es wollten auf ein Hügelchen
Hat da die	Kugel
Gabel zugebissen?	und ein Kügelchen
Gabelbissen?	Ein Kugelbaum
Gabelbissen?	ein Kugelbauch
Möcht ich	ein Kugelblitz
selber gerne wissen.	die kugeln sich
(J. Spohn 1987)	bei einem Witz.
	(J. Spohn 1987)

Text: **Plosivhäufung** *k*

Aufruf in der Zeitung

Jener Krokodilhalter, dessen Krokodil meinen Grog soff,

volltrunken Krocket spielte, Krocketschläger, Krocketkugeln,

Krokant und Kroketten fraß, sich gröblich im Krokus wälzte,

jener Krokodilhalter, dessen Krokodil ich keine Krokodilsträne nachweinte, wäre es bereits krokolederne Krokotasche,

jener Krokodilhalter, dessen Krokodil ich wie ein Krokodilwächter bewache und wegen dessen Krokodil ich bereits völlig groggy bin,

wird dringend ersucht, sein Krokodil Grockstraße 49 abzuholen und Schadenersatz zu leisten.

(Aus Sprachbastelbuch 1983)

Der Käfer

Über Käthes nacktes Knie

kriecht ein Käfer kühn und keck.

»I, das kitzelt« kräht die Käthe,

»Kurt, komm, knips den Käfer weg!«

»Quatsch«, knurrt Kurt, »er kann nicht kneifen.

Kannst ihn künftig selber greifen.«

(A. Schulze 1965)

Lyrik: **Plosivhäufung** *p/t*

Olla Podrida

Potztausend heißt es nun,

potztausend wieder was,

potztausend noch einmal,

potztausend, was ist das,

potztausend heut und morgen,

potztausend immerdar,

potztausend ohne Sorgen,

potztausend gutes Jahr.

Potztausend guten Tag,

potztausend großen Dank,

potztausend nicht zu kurz,

potztausend nicht zu lang,

potztausend in der Menge,

potztausend nicht zu breit,

potztausend nicht zu enge,

potztausend nicht zu weit.

Potztausend ist geflucht,

potztausend ist gebett,

potztausend geht noch hin,

potztausend klingt noch nett,

potztausend hin und wieder,

potztausend da und dort,

potztausend auf und nieder,

potztausend immer fort.

Potztausend, das ist recht,

potztausend muss es sein,

potztausend hat den Platz,

potztausend, das ist fein,

potztausend allen Sachen

dahinten und davorn,

potztausend macht mich _lachen,

potztausend tut mir Zorn.

Potztausend seht mich an,

potztausend lachet nicht,

potztausend stutzt es nicht,

wenn man potztausend

spricht,

potztausend Sack von Enden,

potztausend mal gelacht.

Potztausend Komplimente.

Potztausend gute Nacht!

(Ch. Weise in Nimms leicht 1994)

Lyrik: **Plosivhäufung** *t*

Das T

Mit Trommelton und festem Tritte,

so kommt im Trab das *T* daher.

Es trippelt leicht im Taubenschritte,

es trottet elefantenschwer.

Es trommelt, tutet, rattert, knattert.

Es trödelt, trällert, tänzelt, trabt.

Es tobt und tost und tollt und tattert.

Es tippt und tupft. Es tropft. Es tappt.

Das *T* ist zeitgemäß, ihr Lieben,

ist manchmal leis, doch meistens laut.

Und hart wird's an den Schluss geschrieben:

Fest, tot, gemacht. Vollbracht. Gebaut.

Die Zeit ist laut. Das ist ein Jammer.

Doch für das *T* ist das sehr fein:

Bei Trambahn, Auto, Presslufthammer,

da tritt das *T* geräuschvoll ein.

Wen wundert's, dass das *T* auf Erden

Lokomotiven gerne hat,

da muss es ernst genommen werden

mit: tschuff und tüt und ratt und tatt.

Das *T* will heut den Thron erklettern,

es ruft sein Tut ins Telefon.

Das *T* will wettern und will schmettern:

Trompetenklang und Trommelton!

(J. Krüss 1989)

Vokale

> **Definition**
>
> Vokale sind Klangträger (Töne) und damit
> stimmhafte Öffnungslaute, d. h. Laute, bei
> denen der Atemstrom ungehindert aus dem
> Mund entweicht.
> Zur Klangfarbengestaltung dieser Laute ist
> die Resonanz der Ansatzräume (Mund- und
> Rachenraum) wesentlich; die Zunge kommt
> nicht mit der Mittellinie des Gaumens in
> Berührung (v. Essen 1981).

Vokale werden in drei Gruppen unterteilt: in Selbstlaute (**o, u, a, e, i**), Umlaute (**ö, ü, ä**) und Diphtonge (**ei, au, eu**) (▶ s. hierzu auch Abschn. 5.7.1 »Lautgruppen«).

Einsatz

Die Übungen mit verschiedenen Vokalen können bei allen Stimmstörungen eingesetzt werden. Besonders geeignet sind sie jedoch bei folgenden Störungen:
- hypofunktionelle Störung,
- »kleine« Stimme (dünn, leise, wenig tragfähig),
- Stimmlippenlähmung.

Bildung der einzelnen Laute (Reusch 1971, Wirth 1994)

Bei der Bildung der Vokale sind Zungen- (Zungenrücken) und Lippenbewegung entscheidend. Diese beiden Komponenten bestimmen die jeweils spezifische Klangfarbe.

Zu den dunklen Vokalen gehören **o** und **u**; **a** gilt als neutral. Als helle Vokale werden **e** und **i** bezeichnet.

Bei der Bildung des **o** sind die Lippen leicht vorgewölbt. Der vordere Zungensaum berührt die unteren Schneidezähne. Der Zungenrücken senkt sich etwas oder ist flach und steigt dann nach dem weichen Gaumen zu. Man unterscheidet ein kurzes, offenes **o** (z. B. offen, Topf) und ein langes, geschlossenes **o** (z. B. Lob, oben). Das offene **o** klingt heller als das geschlossene. Bei heller Stimmlage beginnt man die Übungen mit dem geschlossenen **o**.

Bei der Bildung des **u** sind die Lippen vorgeschoben und nur in der Mitte geöffnet. Der vorde-re Zungensaum stößt an die unteren Schneidezähne. Die Zunge senkt sich hinter der Spitze etwas, steigt zum harten Gaumen an und fällt nach hinten ab. Man unterscheidet ein kurzes, offenes **u** (z. B. krumm, Ruck) und ein langes, geschlossenes **u** (z. B. du, gut).

Der Vokal **u**, der ebenso wie das **o** zur dunklen Klangreihe gehört, ist im Verhältnis zu anderen Vokalen am schwierigsten zu bilden. Durch die relativ hohe Stellung des Unterkiefers und den stark verengten Lippenschluss wird die Tonführung und -entfaltung im Inneren des Ansatzrohrs beeinträchtigt. Dadurch wirkt dieser Laut oft klanglos und dumpf. In den Übungen wird dieser Vokal dennoch eingesetzt, und zwar zur Normalisierung der Stimmlage und zum »Nach-vorn-bringen« des Stimmansatzes.

Das **a** wird mit locker geöffneten Lippen gebildet. Die Zunge liegt flach im Mund und ist etwas nach unten gespannt. Der vordere Zungenrand berührt leicht die unteren Schneidezähne. Man unterscheidet ein vorderes, helles, kurzes **a** (z. B. acht, Dach) und ein hinteres, dunkles **a** (Abend, damals). Der Vokal **a** kann am leichtesten und natürlichsten gebildet werden. Die ersten Sprachäußerungen des Kindes beginnen mit diesem Laut (»**Urlaut**«).

Die Artikulation des **a** setzt eine völlige Entspanntheit aller Muskelpartien voraus. Wird bei der Lautbildung von einer stummen **h**-Einstellung, d. h. von einer Weitung des Mund- und Rachenraums ausgegangen, erhält das **a** einen ungezwungenen und natürlichen Klang. Wichtig ist es, den Stimmansatz nach vorn in die Nähe der oberen Zahnreihe zu bringen.

Dennoch wird das **a** häufig falsch gebildet; in solchen Fällen klingt es kehlig, fast herabgepresst und ohne entsprechende Weitung. Der Tonansatz findet dann nicht weit genug vorn im Ansatzrohr statt.

Bei der Bildung des **e** sind die Lippen weniger weit geöffnet und der Kieferwinkel ist kleiner als beim **a**. Der vordere Zungensaum liegt an den unteren Schneidezähnen. Der Zungenrücken wölbt sich zum harten Gaumen, die Zungenränder stoßen an die oberen Backenzähne. Man unterscheidet ein kurzes, offenes **e** (z. B. bellen, Neckar) und ein langes, geschlossenes **e** (z. B. leer, mehren).

Der Vokal **e** ist mit all seinen Schattierungen einer der wichtigsten Laute unserer Sprache. Die unterschiedlichen Klangschattierungen entstehen durch die Zusammenziehung verschiedener Grundvokale (**a–i–e/o–ö–e**).

Bei der Bildung des **i** sind die Mundwinkel etwas zur Seite gezogen, der Kieferwinkel ist relativ eng. Der vordere Zungensaum liegt an den unteren Schneidezähnen. Die Vorderzunge wölbt sich an den harten Gaumen. Man unterscheidet ein kurzes, offenes **i** (z. B. ich, Licht) und ein langes, geschlossenes **i** (z. B. Isar, Diener).

Der Vokal **i** ist der hellste Selbstlaut. Die leicht angehobene Zungenspitze ist das wichtigste Organ für die Bildung dieses Vokals. Das **i** wird daher auch Zungen- oder Engelaut genannt, im Gegensatz zu Lippen- oder Raumlauten wie **o** und **u**.

Probleme können entstehen, wenn der Laut **i** gedehnt ist durch ein sog. Dehnungs-**e**, dem dann ein **r** folgt (z. B. Bier, hier). Hier ergibt sich oft eine unschöne Vokalsenkung (Verdunkelung), die mit dem Abknarren (▶ S. 198) vergleichbar ist.

Der Vokal **ö** ist ein Mischlaut zwischen **o** und **e**. Die Lippenstellung ist ähnlich dem **o** gespannt, kräftig nach vorn gewölbt und eng gerundet. Der Zahnreihenabstand ist gering. Der vordere Zungenrand hat Kontakt mit den unteren Frontzähnen. Die Bildung erfolgt am einfachsten vom hellen **e** zum **ö**. Man unterscheidet ein kurzes, weites **ö** (z. B. können, Löffel) und ein langes, enges **ö** (z. B. Föhn, Söhne).

Der Vokal **ü** bildet den Übergang vom Stammlaut **u** zum hellsten Vokal **i**. Die Lippen sind wie beim **u** gespannt und kräftig rund vorgestülpt. Die Mittelzunge ist gehoben. Phonetisch besteht aufgrund der gleichen Zungenlage und Lippenform eher eine Verwandtschaft zum **ö**, wobei jedoch beim **ü** der Klangraum stärker verengt wird.

Der Vokal **ä** wird ähnlich gebildet wie das **a**: Die Mundstellung ist fast dieselbe, nur das Klangvolumen ist durch die leicht gehobene Zungenspitze etwas verringert. Der Rachenraum ist weiter als beim **a**, der Tonansatz liegt am vorderen harten Gaumen. Der Vokal **ä** gehört zu den hellen Vokalen und gilt als Mischlaut zwischen **a** und **i**. Seine Bildung ist etwas schwieriger als die der anderen Vokale.

Die Bildung der Doppellaute (Diphtonge) **ei** und **ai** beruht auf einer Lautverschmelzung, die mit **a** beginnt und mit **i** endet. Der Doppellaut besteht also aus zwei Vokalen, die zwar durch möglichst rasche Aufeinanderfolge zu einer Klangeinheit verschmolzen werden, ihre spezifischen Klänge aber noch erkennbar bleiben. Es handelt sich hier quasi um eine schnelle Gleitbewegung im Artikulationsverlauf zweier Vokale.

Die Bildung des Doppel- oder Zwielautes **au** erfolgt ohne Schwierigkeit vom **a** zum **o** oder **u**. Das **au** zählt zu den dunklen Vokalen. Der volltönende, abgerundete Klang aller im **au** zusammengefassten dunklen Vokalstimmungen verleiht diesem Laut eine besondere Ausdruckskraft. Auch hier findet eine Gleitbewegung im Artikulationsverlauf statt.

Die Bildung des Doppellautes **eu** erfolgt über den Anlautvokal **o** hin zum Laut **i**. Der Doppellaut **eu** steht zwar dem neutralen **a** am nächsten, weist aber doch auf die dunkle Vokalreihe (**o** und **u**) hin.

Ziele und Wirkung

Übungen mit Vokalen am Wortanfang dienen der Prüfung, Beurteilung und Schulung des Stimmeinsatzes. Da der Vokaleinsatz in der deutschen Sprache recht häufig vorkommt, sollte man ihn besonders gründlich erarbeiten.

Im Einzelnen werden bei den Übungen mit Vokaleinsatz folgende Ziele angestrebt:

- dosierte Luftabgabe,
- Rückhaltekraft in der Atemmuskulatur,
- Erschließung von Resonanzräumen,
- klangvolle, schwingungsfähige Stimme,
- Lautheit, Tragfähigkeit der Stimme (Saatweber in Grohnfeldt 1994).

Beim Stimmeinsatz mit Vokal handelt es sich um den schwierigsten Lauteinsatz. Beginnt ein Wort mit einem Vokal, so muss das Zusammenspiel der beiden stimmbildenden Kräfte – Atem und Stimmlippen – ganz besonders fein abgestimmt sein.

Vokaleinsätze werden am besten in Gähnstellung geübt. Die Gähnstellung bildet die optimale Voraussetzung für eine ungehinderte Tonbildung und erhöht die Leistungsfähigkeit der Stimme.

Bei Erkältung oder Überlastung sollten Übungen mit Vokaleinsätzen vermieden werden.

Einstiegsübungen

Bevor der Patient mit den Übungen im Vokalbereich beginnt, kann als **Vorübung** die **Abknallübung nach Fernau-Horn** (1954) durchgeführt werden.

Vorübung für den weichen Vokaleinsatz ist der stimmlose Glottisschlag, den ich wegen seines charakteristischen Geräusches als **Abknall** bezeichne (Schillings »Ventiltönchen«). Schon bei dieser Vorübung müssen mit Sorgfalt die zwei Phasen unterschieden werden:

1. Phase: Einstellen der Vokalform, Gähnfassung und Glottisschluss mit angehaltenem Atem.
2. Phase: Sprengung des Glottisschlusses durch den unterhalb stehenden Überdruck, jedoch ohne Ausatembewegung und ohne Phonation (Fernau-Horn 1954).

Anders ausgedrückt, handelt es sich beim sog. **Ventiltönchen (Abknall)** um einen weichen, hygienischen Glottisschlag, der geflüstert ist. Die Atemluft staut sich unterhalb der Stimmlippen. Im Moment der Freigabe der Luft kommt es jedoch nicht zu Stimmlippenschwingungen, sondern zu einem weichen Glottisschlag (Knall), der dem festen Stimmeinsatz entspricht.

Die Übung des Ventiltönchens nimmt unmittelbar auf den Stimmritzenmechanismus, auf Schwingungsform, Öffnungsweite und Schlussdichte der Stimmlippen Einfluss. Es ist zur Eigenwahrnehmung sehr gut geeignet, zur Kräftigung der Stimmlippen und Bewusstmachung der Glottisfunktion (Gundermann 1991).

Das Ventiltönchen sollte klingen wie ein fallender Tropfen auf ein Blech (Tropfenfall, »jumping beans«, Knallerbsen, Platzen von Seifenblasen).

Bei korrekter Bildung des Ventiltönchens kann weder ein Pressen noch ein Verhauchen des Lautes entstehen. Dies gelingt vielen Patienten durch Nachahmung des Therapeuten. Zur Unterstützung dieser Übung können Vorstellungshilfen wie das Spannen eines Gummibands, das Antippen eines Luftballons oder das Anklicken einer Computertastatur gegeben werden.

Bei einer guten Schallraumweite, zu erreichen durch die Gähnstellung, lässt man den Vokal tonlos – fast ohne Luft – im Sekundenabstand mehrmals hintereinander mit leichtem sauberen Knall »tropfen«. Die Zunge ist bei dieser Übung locker, es erfolgt keine Federung von Kehlkopf und Zwerchfell.

Der Therapeut sollte bei diesen Vorübungen darauf achten, dass hierbei nicht »gemogelt« wird, d. h., dass man nicht mit dem Zungenrücken an das Gaumensegel drückt. Dabei entsteht ein Laut ähnlich dem **g** oder **k**. Hauchtönchen und doppelte Tönchen sollten ebenfalls vermieden werden.

Für den zunächst stimmlosen **Vokaleinsatz** sind die nun folgenden Übungen hilfreich, bei denen die »Wortreste« zunächst nur artikuliert, d. h. lautlos gesprochen werden sollten (Pseudoflüstern). Nach der Übung mit Ventiltönchen werden dann alle Laut-, Wort- und Satzbeispiele mit Normalstimme gesprochen, d. h. mit physiologisch weichem Stimmeinsatz.

Gleicher Vokal

Lautebene: a-a-a-a-a / o-o-o-o-o / ä-ä-ä-ä-ä

Wortebene: Abt – Akt – Ast / Ost – oft – Obst

Minisätze: und um Ulm / Ernst erbt es

Wechselnder Vokal

Lautebene:

a-o-e-u-i / ö-ä-ü-ei-au-eu

wechselnder Vokal in Redewendungen:

a-u-a ⟶ ab und an

e-o-i ⟶ er oder ich

u-a-u ⟶ um acht Uhr

ei-u-au ⟶ ein und aus

Wechselnder Vokal

Satzebene: Ada achtet auf ihr Auto.
  Udo übt oben auf einer Orgel.

Sprichwort: Nicht alles Originelle ist gut,
  aber alles Gute ist originell.

Die folgenden Übungsvorschläge mit Vokaleinsatz bieten sich auch zur Arbeit mit dem Ventiltönchen an.

Von Laut- zu Wortebene: alle Vokale

o	ob	Ostblock	Ortsdurchfahrt	Oktoberfest
u	und	Umschau	Unterkunft	Unterhaltung
a	ab	Abstand	Atlantik	Akrobatik
e	echt	Eckbrett	Entdeckung	Erntedankfest
i	ist	Iltis	Isidor	Intercity
ö	ölt	Öltank	Ödipus	Ökumene
ü	übt	Übung	Überblick	Übermüdung
ä	äst	ähnlich	Ägäis	Äthiopien
ei	eilt	Eilpost	Eiseinbruch	Eitelkeiten
au	auf	Ausbau	Ausländer	Auswanderer
eu	euch	Euter	Europa	Europarat

Satzebene: alle Vokale

o	Oft opfert Otto offiziell Obst oder Oliven.
u	Um uns ufert Unflat und Unkraut.
a	Am Abend arbeitet Adam anders als andere.
e	Er eckt eher mit Egon an als mit Ehefrau Edda.
i	In Israel ist Ibrahim immer integriert.
ö	Öl öffnet Ölfirmen öffentlich Ölquellen.
ä	Älterwerden ändert Ähnlichkeiten.
ü	Übrige Übungen überlegt üben.
ei	Ein Einhorn eilt eigentlich einsam einher.
au	Außerhalb Autobahnen auf Auffahrten aufpassen.
eu	Heuer ist Heu über Heu ein Heuberg.

Aufbau von Wort- zu Satzebene: Vokale *o/u/a/e/i/ö/ü/au*

ob	in
ob oft	in Isny
ob oft oben	in Isny ist's
ob Olga oben ordnet	in Isny ist's interessant
ob Olga oben oft ordnet	in Isny ist's irre interessant
uns	öfter
unter uns	öfter öffnen
unter uns Urlaubern	öfter öffnen Ökologen
Unruhe unter uns Urlaubern	öfter öffnen Ökos öffentlich
unter Umständen unser Urlaub	öfter öffnen Ökos öffentlich Ödes
als	übe
als Anna	übe Übungen
alle achteten Anna	übe übliche Übungen
an Anna achteten alle Alles	übe übrigens Übungen
aber Anna achtet alles an Anderen	übe übrigens Übungen überall
er	auf
er erbt	Augen auf
er erbt eben	Augen auf Autos
er erbt eben etwas	Augen auf auf Autobahn
er erbt eben etwas Echtes	auf Ausfahrten Augen auf
er erbt eben etliche echte Engel	auf Ausfahrten Augen auf Autos

Minisätze: Vokale, wechselnd

oft Obst	im Osten	auf einmal
einst oft	im Unmut	auf Ehre
um uns	im Urlaub	auf Abruf
und ihr	im Irrtum	auf Erden
am Eck	im Innern	auf Abstand
an euch	im Internet	auf Anraten
an ihn	im Angebot	auf Empfehlung
er übt	in Ungarn	*
er ahnt	in Aussicht	ein Opfer
er isst	in Asien	ein Oskar
er irrt	*	ein Ausweg
erst acht	aus Unfug	eine Absprache
im Aus	aus Übermut	*
im Amt	aus Anstand	ohn' Unterlass
ihr auch	aus Ärger	oben ohne
ein Akt	aus Ehrgeiz	ohne Obdach
auf Eid	aus Instinkt	ohne Eile
auf Alt	aus Erfahrung	*
aus Angst	als Ersatz	unser Echo
aus Eis	als Info	unsere Idee
auf's Aug	ans Ende	umsichtige Eltern

Minisätze: Vokale, wechselnd

Erweiterungen:

⎯⎯⎯⎯⎯⎯⎯⎯⎯⎯⎯⎯⎯⎯⎯⎯⎯⎯→

im Ort	im unteren Ort	oh, ihr Alleswisser
in Ordnung	in aller Ordnung	aus ernstem Anlass
am Ufer	am anderen Ufer	ein alleiniges Erbe
ein Urteil	ein ordentliches Urteil	Ecu in Europa
am Abend	am ersten Abend	aus Erfahrung anders
in Allem	alles in Allem	Antwort auf Anfrage
eine Antwort	eine ehrliche Antwort	endlich eine Existenz
ohne Absicht	ohne alle Absicht	alles eine Utopie
am Ende	am oberen Ende	etwas über andere
eine Ecke	in einer Ecke	allererster Anfang
im Innern	allein im Innern	öffentlicher Ärger
in Indien	im alten Indien	übliche Unterhaltung
eine Insel	eine einsame Insel	ärgerliche Antwort
ihr Interesse	ihr echtes Interesse	übe echte Anteilnahme
aus Österreich	Ötzi aus Österreich	Echtes aus Asien
am Ölberg	am Oliven-Ölberg	an einem andern Ort
ein Übel	ein Übel ändern	Arbeiten unter Aufsicht
in Ägypten	im antiken Ägypten	Info über Aktuelles
im Eifer	im Alltagseifer	Öko am Arbeitsplatz
in Eile	in aller Eile	Austern am Atlantik
im Auto	in eurem Auto	Alarm im All
ans Ende	ans untere Ende	

Redewendungen: Vokale, wechselnd

A	und	O	Übel	aller	Übel
um	und	um	alles	über	uns
ab	und	an	Orient	und	Okzident
an	und	aus	Europa	und	Asien
aus	und	ein	Angst	und	Aufregung
auf	und	ab	Arktis	und	Antarktis
Auge	um	Auge	Einsicht	und	Absicht
Ochs	und	Esel	Aktion	und	Avantgarde
über	und	über	Eitelkeit	und	Ehrgeiz
einer	und	alle	Odysee	und	Ilias
Arm	in	Arm	umdenken	und	erneuern
Ost	ist	Ost	entspannen	und	aufatmen
es	ist	aus	einatmen	und	ausatmen
auf	eine	Art	aufgehen	und	untergehen
in	unsre	Arme	umwerfen	und	aufbauen
immer	und	ewig	erhitzen	und	abkühlen
innen	und	außen	einfrieren	und	auftauen
oben	und	unten	arbeiten	und	ausruhen
Abend	um	Abend	ungern	in	Ungarn
einzig	und	allein	ausgewogen	und	ansprechend
immer	und	überall	originell	und	übermütig
alt	und	arm	Ökologie	und	Ökonomie

Wortebene: **Vokale im Anlaut und Inlaut**

Oase	Aida	inaktiv
Open Air	Aorta	ideell
Opernarie	Abart	ineinander
Op-Art	Achteck	inoffiziell
Osterei	Alteisen	inoperabel
Obsternte	abarbeiten	interaktiv
Ostende	abisolieren	Innenohr
Ostafrika	Allererster	Innenausbau
Ordnungsamt	Ackerarbeit	Innenarchitekt
Osterinsel	Apfelernte	Inselerlebnis
Ostanatolien	Abendanzug	Inhaltsangabe
Olivenöl	Aktionsart	indoeuropäisch
*	*	*
uralt	Erbonkel	einatmen
Urahn	Erzengel	einüben
Unart	Eselsohr	einigeln
Urenkel	Eröffnung	einordnen
Unordnung	Entartung	Einakter
Umarmung	Enteignung	einäugig
Unterarm	Erinnerung	einarmig
umarbeiten	Eroberung	Eigenart
unabänderlich	erahnen	Eiderente

Wortebene: Vokale im Anlaut und Inlaut

Übereifer	ausufern	Eulenart
überanstrengt	ausüben	Euroamt
überirdisch	ausarten	euroähnlich
überarbeitet	aufarbeiten	eure Arbeit!
*	außerirdisch	*
Ölofen	Augapfel	Ährenernte
Ölalarm	Auerochse	Ästeabfuhr
Ötzalpen	Außenanstrich	Ärzteausschuss
Öffentlichkeitsarbeit	Augen auf!	Ärgerausbruch

Sprichwörter/Weisheiten: Vokalhäufung

Es ist unglaublich, was Ungläubige
alles glauben müssen.
(Kardinal Faulhaber)

Ich halte die Vergangenheit in Ehren,
aber ich denke unablässig an die Zukunft.
(G. Bernanos)

Ungeduld ist die einzige Eigenschaft der Jugend,
deren Verlust man im Alter nicht beklagt.
(F. Thiess)

(alle aus M. Barthel 1977)

Lyrik: Vokalhäufung

Alltag

Ich erhebe mich.

Ich kratze mich.

Ich wasche mich.

Ich ziehe mich an.

Ich stärke mich.

Ich begebe mich zur Arbeit.

Ich informiere mich.

Ich wundere mich.

Ich ärgere mich.

Ich beschwere mich.

Ich rechtfertige mich.

Ich reiße mich am Riemen.

Ich entschuldige mich.

Ich verabschiede mich.

Ich setze mich in ein Lokal.

Ich sättige mich.

Ich beeile mich.

Ich betrinke mich.

Ich amüsiere mich etwas.

Ich mache mich auf den
Heimweg.

Ich wasche mich.

Ich ziehe mich aus.

Ich fühle mich sehr müde.

Ich lege mich schnell hin.

Was soll aus mir mal werden,

wenn ich mal nicht mehr bin?

(R. Gernhardt 1989)

Kleiner Unterschied

Ein Mensch, dem Unrecht offenbar

Geschehn von einem andern war,

Prüft, ohne eitlen Eigenwahn:

Was hätt in dem Fall ich getan?

Wobei er festgestellt, wenns auch peinlich:

Genau dasselbe, höchstwahrscheinlich.

Der ganze Unterschied liegt nur

In unsrer menschlichen Natur,

Die sich beim Unrecht-Leiden rührt,

Doch Unrecht-Tun fast gar nicht spürt.

(E. Roth 1990)

Lyrik: Vokalhäufung

Das Barsch-Begräbnis

Es starb einmal ein alter Barsch.
Der ward mit einem Trauermarsch
Begraben auf dem Grund vom Bach.
Ach.

Der alte Barsch war, wenn auch alt,
Sehr rank und schlank noch von Gestalt.
Drum weinten ihm die Barsche nach.
Ach.

Die alte Barschin, seine Frau,
Die weinte sich die Augen blau.
Da schwoll das Wasser an im Bach.
Ach.

Laut weinten alle an dem Grab:
Barschdame, -mädchen, -mann und -knab.
Und übers Ufer trat der Bach.
Ach.

Doch nach zwei Tagen ging zum Glück
Die Bach- und Tränenflut zurück.
Manierlich floss im Bett der Bach.
Ach.

(J. Krüss in Zehetmeier 1986)

Vokale *ä/a*

Was wär …

Was wär ein Apfel ohne -sine,
was wären Häute ohne Schleim,
was wär die Vita ohne -mine,
was wär'n Gedichte ohne Reim?
Was wär das E ohne die -lipse,
was wär veränder ohne -lich,
was wären Kragen ohne Schlipse,
und was wär ich bloß ohne dich?

(H. Erhardt 1984)

Heutige Weltkunst

Anders sein und anders scheinen,
Anders reden, anders meinen,
Alles loben, alles tragen,
Allen heucheln, stets behagen,
Allem Winde Segel geben,
Bös- und Gutem dienstbar leben;
Alles Tun und alles Dichten
Bloß auf eignen Nutzen richten:
Wer sich dessen will befleißen,
Kann politisch heuer heißen.

(F. v. Logau in Reiners 1995)

Lesetext: **Vokalhäufung**

Unser Garten

Gleich am Wald liegt einsam unser kleiner Garten.
Von Ährenfeldern und Ahornwäldern umgrenzt,
ist er unsere ganze Freude.
Goldene Astern blühen am Weg.
Die unendliche Ebene schimmert saftig grün.
Unzählige kleine weiße Sterne leuchten aus dem Rasen.
Wie mich das eintönige Summen der Insekten ermüdet,
das leise Zwitschern der Amseln.
Wenn die Dämmerung allmählich das leuchtende Blau
des wolkenlosen Abendhimmels überzieht, verstummen die Vögel.
Aber um so intensiver wird der Duft der Akazien und Rosen.
Vom Wald her atmet Kühle. Doch die Hauswand strahlt noch
aufgespeicherte Sommerwärme aus.
Wenn wir uns gegen die warme Wand lehnen, können wir
noch lange so ausruhen, in das Aufblitzen der Sterne emporblicken
und unseren Gedanken nachhängen.
Welch schöne Harmonie, wenn es ein arbeitsreicher Tag war,
den man überdenkt, wenn das frohe Gefühl ehrlicher Arbeit
und Zufriedenheit mit sich selbst uns diese angenehme Entspannung schafft.

(C. Zacharias 1967)

Lesetext:

Vokaleinsätze

Engadiner Alpenanemonen

Die einsame Insel innerhalb der Einöde unseres
Engadiner Landes ist unseres Erachtens einzig und allein
in unerhört eiserner Anstrengung zu erobern.

Zu allererst beobachtete und beäugte der inzwischen
uralte Erwin Ulmer in einzigartiger akribischer Arbeit alle
acht übergeordneten Arten und alle elf untergeordneten
Unterarten unserer einheimischen Oberengadiner und
Unterengadiner Alpenanemonen und erachtete es am Ende als
eine äußerst ideale Aufgabe, alle acht übergeordneten Arten
und alle elf untergeordneten Unterarten in eine einzige
einheitliche Ordnung aller Alpenanemonen einzuordnen.

Er erhielt in Anbetracht seiner außerordentlichen Ergebnisse
eine angemessene Auszeichnung in der Form einer vergoldeten
Anemone.
Alle Achtung, Herr Erwin Ulmer.

(unbekannt)

Lesetext: Vokalhäufung

Die Fahrt auf der Autobahn dauerte mit unserem alten Auto acht Stunden mit einem angemessenen Aufenthalt.

Elf freie Tage lagen vor uns – Urlaub, Ausschlafen.

Einfach freie Zeit haben, ausgedehnte Spaziergänge und Ausflüge mit einem Boot zur nicht weit entfernten Insel unternehmen – das alles bedeutete für uns Erholung. Welch eine Aussicht!

Als wir ankamen, war es fast schon dunkel. Augenblicklich holten wir unsere Koffer aus dem Auto, um sie ins Innere der Hütte zu bringen.

Obwohl es bereits dunkel war, konnte uns nichts davon abhalten, schon am ersten Abend einen Strandspaziergang zu machen.

Alle liefen, als ob uns jemand jagte, voller Erwartung in die Richtung, aus der uns das Rauschen des Meeres entgegenschallte.

Endlich lag es vor uns, gewaltig, mächtig und dunkel, aufgewühlt vom Sturm. Je näher wir herankamen, desto lauter wurde das Rauschen, so dass wir bald stumm, ohne Worte, die uns in diesem Moment eh' überflüssig erschienen wären, nebeneinander barfuß über den kalten Sand liefen.

Wie unbeschreiblich gut es tat, den Wind auf der Haut zu spüren, tief einzuatmen und ohne den Zwang, reden zu müssen, die Natur so ganz und gar erleben und genießen zu können!

(unbekannt)

Lesetext: **Klingereinsatz und Vokaleinsatz**

Zum Atmen

Beim Atmen muss man so vorgehen:

Man behält den Atem, und er sammelt sich.

Wenn er sich gesammelt hat, dehnt er sich aus.

Wenn er sich ausdehnt, geht er nach unten.

Wenn er nach unten geht, wird er ruhig.

Wenn er ruhig geworden ist, wird er fest.

Wenn er fest geworden ist, beginnt er zu keimen.

Wenn er ausgekeimt ist, wächst er.

Wenn er gewachsen ist, muss man ihn zurückdrücken.

Wenn er zurückgedrückt ist, erreicht er den Scheitel.

Oben drückt er dann gegen den Scheitel,

unten drückt er abwärts.

Wer dieses befolgt, *lebt;*

wer das Gegenteil davon tut, stirbt.

(Nach einer Inschrift auf 12 Jadesteinen aus dem
6. Jahrhundert v. Chr., zitiert nach Lodes 1987)

Stimmabsatz, »Abknarren«

In Fachbüchern wird das Thema »Stimmabsatz« oft nur kurz erwähnt. Meiner Meinung nach ist die Therapie des Stimmabsatzes jedoch besonders dann angezeigt, wenn ein Abknarren hörbar ist und die Stimme dadurch unsauber klingt.

Das **Abknarren** entsteht dadurch, dass die Stimmlage am Wort- bzw. am Satzende um ein bis zwei Töne nach unten gedrückt (gepresst) wird. Besonders anfällig für das Abknarren ist der Laut **a** (z. B. ja, Mofa, Lama etc.).

Einsatz

Die Übungen zum Stimmabsatz werden zur Therapie eines störenden Abknarrens eingesetzt. Nicht alle funktionellen Dysphonien sind notwendigerweise mit dieser Störung verbunden.

Ziele und Wirkung

- Bewusstmachen und Beseitigung des Abknarrens.
- Beeinflussung des Abdrückens der Stimmlage (d. h. Anheben der ein bis zwei nach unten abgedrückten Töne, die unterhalb der mittleren Sprechstimmlage liegen).

Meiner Erfahrung nach ist das »Abknarren« relativ leicht in den Griff zu bekommen und abzustellen. Bei manchen Patienten genügt schon das Bewusstmachen des »Abknarrens«, bei anderen können einige der angeführten Übungen in wenige Therapiestunden eingebaut werden.

Hinweise zu den Übungen

Als besonders günstig für die Therapie hat sich die Frage- und Antwortintonation erwiesen. Anfangs sollten **Fragewörter** eingesetzt werden, die mit dem dunklen Klinger **w** anlauten und mit den hellen Vokalen **i** und **e** enden (wie, wer, wen etc.). Diese Übung ist gleichzeitig auch Training für den weichen Stimmeinsatz. Mit fortschreitenden Übungsstunden werden auch andere Vokal- und Klingerendungen erarbeitet, mit und ohne Frageintonation.

Weitere Übungsinhalte bieten **Fragesätze** sowie **Frage- und Antwortdialoge**, die zunächst mit dem Therapeuten wechselseitig geübt werden. Der Patient sollte anfangs mit der Frage beginnen, und der Therapeut antwortet. Hier erweist sich als günstig, dass sich in der Satzfrage die Frageintonation über die gesamte Äußerung erstreckt. So beginnt beispielsweise der Fragesatz »Wie war das Wetter?« der Tonfall im tieferen Bereich der Sprechstimmlage und gleitet dann nach oben, bis er am Ende den höchsten Punkt der Fragemelodie erreicht. Beim Aussagesatz »Sehr gut, wunderschön!« hingegen gleitet der Ton ausgehend von der angehobenen Sprechstimmlage nach unten. Der Abfall des Tons markiert gleichzeitig das Satzende.

Die in diesem Übungsteil enthaltenen Gedichte mit Häufung der Frageintonation und Ausrufen dienen der Festigung des Stimmabsatzes und somit der Normalisierung der Sprechstimmlage. Anschließend an die Gedichte folgen Übungen, die gleichzeitig dem Training von Stimmeinsatz und Stimmabsatz dienen.

Dialogform (Frage – Antwort):   Klinger *w*

Wortebene:

		Wortgruppen:	
wer?	sie!	wer will?	sie nicht!
wen?	mich!	wie weit?	sehr weit!
wem?	ihm!	wer weiß?	niemand!
was?	nichts!	wie lang?	sehr!
wo?	hier!	wie war's	nett!
wann?	nie!	wer hilft?	sie!
welche?	seine!	für wen?	für Max!
wessen?	meine!	mit wem?	mit Leo!
wieviel?	viel!	was soll's?	nicht viel!
wofür?	für ihn!	was sonst?	nichts!
womit?	hiermit!	was macht's?	wenig!
weshalb?	deshalb!	was jetzt?	weiß nicht!
wohin?	dahin!	wer nun?	nicht jeder!
warum?	darum!	mit mir?	nein!

Satzebene:

Wie war das Wetter?	Sehr gut, wunderschön!
Wie war die Fahrt?	Lang und langweilig!
Wie geht es Ihnen heute?	Fabelhaft! Herrlich!
Wie geht's der Stimme?	Naja, wird besser!
Wollen wir arbeiten?	Ja sofort, mal hören!
Macht es Ihnen Spaß?	Ja, sehr viel!

Dialogform (Frage – Antwort):   Stimmeinsatz, wechselnd

Du!	Ja?
Hallo!	Hallo?
Da läuft er!	Wo?
Da!	Wo denn?
Na, da hinten!	Ich seh' nichts!
Na, da läuft er doch!	Der da?
Nein, der andere!	Ach der?
*	*
Gib her!	Jetzt gleich?
Sofort!	Warum?
Gib jetzt her!	Was denn?
Du weißt schon!	Nein!
Gib sofort her!	Immer ich!
Aber sicher!	Meinetwegen!
*	*
Ist was?	Nö!
Du hast doch was!	Nein!
Sag's doch!	Ich?
Ja, du!	Nein, nein!
Hast du wirklich nichts?	Ach was!
Ich seh's dir doch an!	Mir?
Ja, wem denn sonst?	Das glaub' ich nicht!
Lügst du etwa?	Ein bisschen!

Minisätze mit Frageintonation: Klinger *w*

was wäre wenn?	wollen sie noch mehr?
wer weiß wann?	wie wird's wohl sein?
wer wählt wen?	was sagt sie nun?
was soll sein?	wer nimmt mich mit?
wer sagt was?	was will sie jetzt?
wer schreibt mir?	wieso werden sie weich?
wer läuft los?	weshalb wollen sie's wissen?
wo laufen sie?	wie war Wien?
wo wohnen sie?	wer sind sie?
wer weiß warum?	was war los?
was war vorher?	wer macht was?
was wissen sie?	was wird werden?
machen sie mit?	weißt du was?
wer will nochmal?	woher wissen sie?
worüber lachen sie?	wundert sie das?
warum weinen sie?	weinen sie leicht?
wann fahren sie?	wussten sie schon?
wen lehrt sie?	wählen sie nicht?
wie lernt sie?	wirken sie Wunder?

Lyrik:

Was verkürzt mir die Zeit?
Tätigkeit!
Was macht sie unerträglich lang?
Müßiggang!
Was bringt in Schulden?
Harren und dulden!
Was macht gewinnen?
Nicht lange besinnen!
Was bringt zu Ehren?
Sich wehren!

(J. W. v. Goethe in Reiners 1995)

Erlkönig

Wer reitet so spät durch Nacht und Wind?
Es ist der Vater mit seinem Kind;
Er hat den Knaben wohl in dem Arm,
Er fasst ihn sicher, er hält ihn warm.
»Mein Sohn, was birgst du so bang dein
Gesicht?«
»Siehst, Vater, du den Erlkönig nicht?
Den Erlenkönig mit Kron' und Schweif?«
»Mein Sohn, es ist nur ein Nebelstreif!«

(J. W. v. Goethe, gekürzt, in Reiners 1995)

Lyrik: Frageintonation

Wieso Warum?

Warum sind tausend Kilo eine Tonne?
Warum ist drei mal drei nicht sieben?
Warum dreht sich die Erde um die Sonne?
Warum heißt Erna Erna statt Yvonne?
Und warum hat das Luder nicht geschrieben?

Warum ist Professoren alles klar?
Warum ist schwarzer Schlips zum Frack verboten?
Warum erfährt man nie, wie alles war?
Warum bleibt Gott grundsätzlich unsichtbar?
Und warum reißen alte Herren Zoten?

Warum darf man sein Geld nicht selber machen?
Warum bringt man sich nicht zuweilen um?
Warum trägt man im Winter Wintersachen?
Warum darf man, wenn jemand stirbt, nicht lachen?
Und warum fragt der Mensch bei jedem Quark: Warum?

(E. Kästner 1959)

Lyrik: Frageintonation

Hast du auch ein Kind?

Können Blumen schlafen?
Ist der Mond ein Mann?
Bindet man im Hafen
auch das Wasser an?

Fallen Sterne runter?
Wem gehört der Wind?
Gehen Wellen unter?
Hast du auch ein Kind?

Kann man Liebe malen?
Gibt es bunten Schnee?
Wie erzählt man Zahlen?
Tun Schmerzen weh?

Krieg' ich auch mal Sorgen?
Guckt der liebe Gott?
Ist es weit bis morgen?
Gibst du mir Kompott?

Weißt du kein Gedicht mehr?
Werde ich bald groß?
Brauch ich dich dann nicht mehr?
Warum weinst du bloß?

(M. Frances 1994)

Stimmeinsatz – Stimmabsatz

Klinger – lange Vokale Beispiel: ◁ jaaaa crescendo			
	so	wo	See
	nie	je	muh
	sie	mäh	mau

Klinger – lange Vokale Beispiel: ◁ Maaaa ◇ Maaajaaaa crescendo crescendo – decrescendo			
Ma	Maja	Muh	Muli	ha	Hajo
sah	Sarah	lauh	Laura	Fa	Farah
sie	Silo	wie	wieso	Schuh	Schule
so	Soja	ja	Jago	Vieh	viele

Plosive – lange Vokale Beispiel: ◁ diiie ▷◁ Diivaaa crescendo decrescendo – crescendo			
die	Diva	Tee	Tele	tu	Thuja
da	dato	Kuh	Kuli	ta	Tara
geh	Gero	Ka	Kaba	Tau	Taube

Vokaleinsatz – Klingerabsatz Beispiel: ▷ Ooohm decrescendo		
Ohm	ihn	Ahn
ein	Öl	ihm

5.8   Mutationsstörungen

> **Definition**
>
> Als Mutation bezeichnet man das physio-
> logische Absinken der mittleren Sprech-
> stimmlage als Folge des durch Testosteron
> ausgelösten Kehlkopfwachstums bei Jungen
> und Mädchen in der Pubertät. Der Kehlkopf
> entwickelt sich im Verlauf der Mutation zu
> seiner vollen, erwachsenen Größe. Die mitt-
> lere Sprechstimmlage von Jungen sinkt um
> etwa eine Okatve, die von Mädchen um etwa
> eine Terz.

Nur bei Jungen lassen sich **drei Stadien** unterscheiden:

- Prämutation,
- Mutation,
- Postmutation.

Bei **Mädchen** senkt sich die Stimme während
der Mutation um etwa eine Terz. Dieser Wechsel
äußert sich lediglich in Form eines rauhen oder
überhauchten Stimmklangs und ist in den meisten
Fällen unauffällig. Sie dauert nur 1,5–3 Monate.

Bei Jungen kommt es im Rahmen der Mutation
immer wieder zu Problemen, die einer logopädischen Unterstützung bedürfen. Die häufigste Störung, mit der Logopädinnen in Kontakt kommen,
ist die unvollständige Mutation, Mutatio incompleta. Hierbei sinkt die mittlere Sprechstimmlage
nicht ganz in den Bereich der Männerstimme ab,
der Stimmklang ist arm an tiefen Formanten, die
Stimme ist nicht belastbar. Männer mit einer Mutatio incompleta kommen im Allgemeinen mit ihrer
Stimme gut klar, solange sie keiner Stimmbelastung
ausgesetzt sind. Steigt die stimmliche Belastung,
beispielsweise im Beruf, treten Klangveränderun-
gen, Ermüdungserscheinungen, geringe Leistungsfähigkeit, zum Beispiel in Bezug auf Lautheit und
mangelnde Belastungsfähigkeit auf und die Betroffenen suchen einen HNO-Arzt oder Phoniater auf.
Eine Mutatio incompleta verträgt sich nicht mit einem Sprechberuf..

Im Zuge der hormonellen und körperlichen
Veränderungen vollziehen sich beim Knaben während der Pubertät folgende die Stimme betreffenden **Entwicklungen**:

- Stimmlippenverlängerung bis zu 1cm.
- Breitenwachstum der Stimmlippen.
- Kehlkopfwachstum und -senkung (hauptsäch-
  lich in anterior-posterior Richtung).
- Wachstum von Brustkorb und Hals.
- Vergrößerung der Atemkapazität.
- Absinken der Sprechstimmlage auf F–H; ent-
  sprechende Verlagerung des Stimmumfangs
  nach unten.

5.9   Therapie: Mutationsstörungen

In folgenden Fällen ist bei **Jugendlichen** eine Therapie empfehlenswert:

- wenn sich der Stimmwechsel über das Alter
  und den oben genannten Zeitraum hinaus
  erstreckt;
- wenn die erhöhte Sprechstimmlage beibehalten wird und das Kippen der Stimme (oft über
  1 Oktave) bestehen bleibt;
- wenn ein reduzierter Stimmumfang, Heiserkeit
  und Tonreihenunsicherheit bestehen bleiben,
  wobei eine Tonreihenunsicherheit jedoch auch
  in einer gewissen Unmusikalität begründet
  sein kann.

Wenn darüber hinaus die Persönlichkeitsverän-
derung infolge der Pubertät Probleme bereitet, ist
evtl. eine psychologische Behandlung angezeigt.

Bei **Erwachsenen** ist eine Therapie bei folgenden Auffälligkeiten zu empfehlen:

- wenn im Alter von 20 Jahren die Mutation nicht vollständig abgeschlossen und die
  Sprechstimmlage weiterhin erhöht ist;
- bei Berufsdysphonien mit erhöhter Sprechstimmlage.

Im letzteren Fall handelt es sich um Stimmstörungen, die oft mit Stimmlagen um c und e
einhergehen, welche erst bei genauer Prüfung
als erhöht, d. h. als unphysiologisch, auffallen. Meiner Erfahrung nach stellt eine solche
(akustisch unauffällige) **Mutation** in vielen Fällen
die eigentliche Ursache für die Stimmstörung dar.

» Nicht wenige Stimmstörungen, die uns als Berufsstimmstörungen vorgestellt werden, haben ihren Ursprung in einer nicht ausgereiften oder verspätet eingetretenen Mutation (Gundermann 1981). «

Die im Folgenden genannten **funktionellen Mutationsstörungen** treten überwiegend auf und stehen in der Therapie im Vordergrund:

- **Unvollständige (larvierte) Mutation:**
  Die Stimme sinkt bei der Mutation statt einer Oktave nur um 4–6 Halbtöne ab; der Stimmwechsel trat gewöhnlich unauffällig auf. Der Patient spricht weiterhin mit erhöhter Stimmlage.
- **Stark verlängerte Mutation:**
  Die Symptome des Stimmwechsels bleiben über mehrere Jahre bestehen.
- **Mutationsfistelstimme:**
  Die Stimmlage ist höher als die der Kinderstimme (a–c¹) und äußert sich in einer Art Falsett (Kopfregister). Vereinzelt treten auch Brummtöne auf.

Außerdem kennt man folgende **selten auftretenden funktionellen Mutationsstörungen:**

- Stürmische Mutation (besonders heftig verlaufender Stimmbruch).
- Verzögerter Eintritt der Mutation (v. a. bei Knaben, die besonders lange in der Kinderlage eines Chores singen).
- Mutationsbass bei Knaben (Stimmlage zunächst tiefer als die der Norm, dann längeres Beibehalten dieser Stimmlage).
- Perverse Mutation bei Mädchen (Stimme erreicht Lage einer Tenor- oder Baritonstimme).

Organische Mutationsstörungen sind:

- Endokrin bedingte Störungen.
- Asymmetrien des Kehlkopfes (z. B. aufgrund von Wachstumsstörungen während des Stimmwechsels).

5.9.1 Ziele und Regeln

Die wichtigsten Zielvorgaben entsprechen messbaren Parametern, die gleichzeitig motivierend wirken können. So lassen sich folgende Ziele formulieren:

- Senkung der mittleren Sprechstimmlage entsprechend der Norm für männliche Patienten.
- Erweiterung des Stimmumfangs im unteren Bereich und Schließung bisheriger »Tonlücken« im Umfang.
- Verlängerung der Tonhaltedauer entsprechend der Vitalkapazität.

Darüber hinaus sollte auf Folgendes hingearbeitet werden:

- Sauberkeit der Stimme und Abstellen des Kippens.
- Stabilisierung des Stimmeinsatzes und des Stimmgebrauchs. Bestätigung und Motivationssteigerung erreicht man hierbei durch Einsatz der tiefsten produzierbaren Töne, die noch keine gute Qualität haben müssen. Bereits das Erlebnis und das Wissen um die Fähigkeit, einen tiefen, dunklen Ton produzieren zu können, kann motivieren.

5.9.2 Gespräch – Beratung – Aufklärung

Zunächst sollten in einem Patientengespräch folgende Fragen geklärt werden:

- Wie empfindet der Patient die eigene Stimme?
- Wie empfindet er die Stimmen der Freunde, der Familie, des Chefs?
- Wie reagieren diese und Fremde auf die Patientenstimme?
- Wie sieht das Stimmideal aus?
- Welche Stimmen werden mit verschiedenen Personen (Kassettenbeispiele) identifiziert?
- Wie stellt sich der Patient die Therapie vor?

Folgende Aspekte gehören außerdem zu einer guten Beratung:

- Erklärungen zur Stimmphysiologie beim Stimmwechsel (anhand des Kehlkopfmodells oder anhand von Abbildungen).

- Erkennen und Abbau von Ängsten in Bezug auf die Stimme des Patienten (bei Bedarf Eltern- bzw. Lehrergespräch).
- Gemeinsame Beurteilung der Stimme anhand einer Audiodatei der eigenen Stimme.

Während des Stimmwechsels sollten Jugendliche nur die entsprechende Literatur singen, die es speziell für diesen Abschnitt der Stimmentwicklung gibt. Die jungen Männer sollen ohne Forcierung singen, das forte nicht aussingen, die obere und untere Grenze des Stimmumfangs und große Intervallsprünge meiden. Eine Behauchung ist in diesem Alter nicht unphysiologisch. Der Entwicklung der Stimme muss Zeit gelassen werden, erst nach der Postmutation, wenn die jungen Männer kurz vor 20 sind, ist der geeignete Zeitpunkt, die Stimme klassisch auszubilden, am ehesten physiologisch und nachhaltig nach den Grundlagen der funktionalen Stimmbildung.

5.10 Übungen: Mutationsstörungen

5.10.1 Aufbau und Zusammenstellung

Zu Anfang der Therapie einer Mutationsstörung sind häufig Korrekturübungen zu Atmung und Haltung bzw. Tonus (▶ Kap. 3 u. 4) angezeigt, vor allem dann, wenn beim Patienten zunächst Ängste abgebaut werden müssen.

Zu diesen Korrekturübungen sollten dann entsprechende Vorübungen durchgeführt werden, die aus der folgenden ausführlichen Liste ausgewählt werden können.

Im Weiteren werden dann einzelne Methoden zur gezielten Therapie von Mutationsstörungen vorgestellt (▶ S. 203 f), und zwar:
- Kaumethode nach Fröschels (▶ S. 203).
- Akzentmethode nach Smith und Thyme.
- Nasalierungsmethode nach Pahn.

Die Kaumethode wird ausführlich erläutert; die Akzentmethode und die Nasalierungsmethode hingegen werden nur kurz dargestellt, da zu diesen Ansätzen bereits die entsprechende Fachliteratur existiert (vgl. Smith u. Thyme 1980, Pahn 1968).

Sämtliche dieser Methoden sind auch bei hyper- und hypofunktionellen Störungen einsetzbar.

Vorübungen zur Therapie von Mutationsstörungen

Wie bereits erwähnt, bildet die **Tieftonfindung** den Einstieg in die Therapie von Mutationsstörungen. Sie kann bereits in der ersten Therapiestunde als Verstärker eingesetzt werden. Hierfür stehen folgende Möglichkeiten zur Verfügung:
- Tiefseufzen – Tiefbrummen – Tiefhusten – Tiefräuspern (hier erlaubt), jeweils mit Intention.
- Stöhnen mit »Tonfallenlassen«, »abstöhnen«, jeweils mit Intention.
- Kieferschütteln (Kopf hängen lassen), verbunden mit tiefem Ton.
- Nachahmen eines tiefen »Mönchsbrummens« oder eines »tibetanischen Gongs«.
- »Lachstakkato« auf tiefe Vokale.
- Vorstellung des Tiefprechens: den Ton begleitet von einer Armbewegung abwärts »nach unten bringen«. Tiefe Lokalisation im Körper bedeutet tiefer Ton (**tief ist tief**).
- Gutzmann-Handgriff oder Bresgen-Handgriff (vgl. Wirth 1995).
  Der Therapeut umfasst den Schildknorpel (Adamsapfel) etwa mit drei Fingern und drückt ihn leicht gleichzeitig nach unten und hinten. Währenddessen soll der Patient langsam zählen. Durch die Entlastung des M. cricothyreoideus und das Tiefertreten des Kehlkopfes stellt sich oft schon die tiefe Stimme ein.

Bei diesen Übungen sollte der Therapeut den tiefen Ton sogleich bestimmen und eine Audioaufnahme anfertigen, die dann auch sofort angehört und als Verstärker benutzt werden kann. So wird der Patient mit seiner eigenen Stimme konfrontiert. Die Qualität des Tieftons ist hierbei zunächst unwichtig.

Neben der Tieftonfindung sind folgende **Übungsinhalte** sinnvoll:
- Lockerungs-, Haltungs- und Bewegungsübungen.
- Spannungs- und Entspannungsübungen, z. B. PME (▶ S. 90–91).
- Atem- und Weitungsübungen.

- Kau- und Resonanzübungen auf die Klinger **m, n, ng, l** und **j** sowie auf die dunklen Vokale **o, u, ö** und **ü**. (▶ S. 203 f).
Der Ton muss subjektiv empfunden werden und den ganzen Brustraum füllen. Besonders die dunklen Vokale durchdringen den Brustraum.
- Stimmumfangübungen abwärts.
- Verlängerung der Tonhaltedauer.
- Stimmeinsatz- und Intonationsübungen.
- Tonsprung- und Glissandoübungen abwärts, Schwelltonübung.
- Rufübungen: provozierende tiefe Ausrufe wie »Dummkopf!«, »Du Lump!«, »Blöde Kuh!«.
- Wort- und Ratespiele (z. B. TABU-Spiel).
- Transferübungen:
Man spricht über
    - ein Buch, das man gerade gelesen hat;
    - einen Film, den man gesehen hat oder sehen möchte;
    - einen modernen Tanz;
    - den Versuch, Begeisterung für ein Hobby zu erreichen;
    - eine Urlaubsreise, die geplant ist oder schon durchgeführt wurde;
    - eine Sensationsmeldung in der Boulevardpresse;
    - ein beeindruckendes Erlebnis.
Weitere Möglichkeiten:
    - Beschreibung eines Bildes bzw. Erzählen von Bildgeschichten;
    - Erzählen eines Witzes;
    - Führen einer Diskussion.
Die einzelnen Transferübungen werden auch auf ausgewählte, reale Situationen übertragen, die nachgespielt oder lokal erlebt werden:
    - Einkaufsgespräche,
    - Einholen von Auskünften,
    - Aufgeben einer Bestellung im Restaurant,
    - Führen von Telefonaten.
Bei diesen Übungen kann evtl. Protokoll darüber geführt werden, in welchen Momenten tief gesprochen wurde.

Zu Therapiebeginn und -ende ist außerdem eine Stimmfeldmessung empfehlenswert, die einen Vergleich zwischen »davor« und »danach« ermöglicht.

Grundsätzlich geht es bei all den hier angeführten Übungen zunächst darum, Ängste abzubauen und zu klären, was dem Patienten in welcher Situation beim Tiefsprechen leicht- und was ihm besonders schwerfällt.

Zusätzlich zu diesen Übungen können nach Bedarf Übungen aus dem Bereich der funktionellen Dysphonien eingesetzt werden.

Im Folgenden werden nun drei Methoden zur gezielten Behandlung von Mutationsstörungen vorgestellt.

Kaumethode nach Fröschels

Die Kaumethode nach Fröschels (»chewing approach«) beruht auf der Annahme, dass Saugen, Kauen und Schlucken die Grundlagen bzw. Vorformen der Stimm- und Sprechbewegungen sind.

Durch ein Zurückgreifen auf diese Primärleistungen des Saugens, Kauens und Schluckens soll dann ein entspanntes Sprechen neu aufgebaut werden. So kann beispielsweise die angeborene natürliche Funktion des Kauens, d. h. das dabei ablaufende ungestörte muskuläre Zusammenspiel, auf die Bewegung des stimmhaften Sprechens übertragen werden.

> ❯ Der Kauvorgang ist als primär, die Stimmgebung als sekundär zu betrachten.

Einsatz
Die Kaumethode nach Fröschels wird bei Mutationsstörungen sowie auch bei hyperfunktionellen Dysphonien eingesetzt.

Ziele und Wirkung
- Senkung der mittleren Sprechstimmlage zu einer natürlichen Stimmlage.
- Entspannung der Stimm- und Sprechorgane.
- Vertiefte Nasenatmung (Kopfresonanz, Nasalität).
- Weiche und lockere »Schonstimme«.
- Entspannter Einfluss auf Artikulationsbewegungen, Nach-vorn-bringen des Tonansatzes.

Durchführung
Als **Einstiegsübung** bietet sich das »Brummen« mit geschlossenem und offenem Mund an.

Als **Entspannungsübungen** können Atem-
essen, Kieferschütteln und Zungenschnellen jeweils mit und ohne Phonation eingesetzt werden.

Für die **Kauübungen** können als Kaugut z. B.
Äpfel oder Kaugummis benutzt werden. Zunächst
sollten sich Therapeut und Patient während des
Kauens beobachten und dabei bestimmte Fragen
klären, um beim Patienten ein Grundverständnis
der Kaumethode zu schaffen:

- Wo und wie bewegt sich beim Kauen die Zun-
  genspitze?
  Die Zungenspitze befindet sich an den Zäh-
  nen, so dass Zungenwurzel und Kehldeckel
  nicht zurückfallen können.
- Wie bewegen sich beim lebhaften Kauen die
  Lippen?
  Eine starke (lebhafte) Lippenbewegung ist
  Grundvoraussetzung für eine gute Sprecharti-
  kulation.
- Welchen Weg nimmt die Atemluft während
  des Kauens?
  Die Atmung erfolgt durch die Nase wie beim
  Essen; so entsteht eine gute Nasalität.
- In welche Grundstimmung ist der Kauvorgang
  eingebettet?
- Kauen erfolgt meist mit Lust, Freude, Genuss,
  Hingabe, d. h. Entspannung und Weitung sind
  gewährleistet.

Die eigentlichen Kauübungen werden dann in
Form lockerer, elastischer Kau- und Lippenbewe-
gungen in folgenden **Behandlungsstufen** durchgeführt:

- Stummkauen mit Kaugut: Apfel, Kaugummi,
  Gummibärchen.
- Stimmkauen mit Kaugut auf einen Brummton
  zwischen **o** und **u**.
- Vokalkauen mit/ohne Kaugut auf die Kausilben mnjum – mnjom – mnjim.
- Kaudialoge mit/ohne Kaugut, z. B. wo? da! –
  wann? Jetzt!
- Worteinschübe: 3 Kausilben – Wort mit Klin-
  ger-/Vokaleinsatz (z. B. loben, unten) – 3 Kausilben.
- Satzeinschübe: 3 Kausilben – Satz »Rudi übt
  oben« – 3 Kausilben.
- Lesen von Versen und Texten mit Kauphonation.

- Freisprechen mit Kauphonation.
- Lesen mit Kauerinnerungssilben (Vorstellung
  des Kauens).
- Freisprechen mit Kauerinnerungssilben
  (stimmlos).

Bei konsequenter Durchführung ergibt sich somit
ein 10-Stufen-Programm.

Akzentmethode nach Smith und Thyme

Die Akzentmethode zielt darauf ab, Atmung,
Stimmgebung und Sprechablauf nicht isoliert, sondern im Zusammenhang mit Körperbewegungen
zu trainieren. Dazu werden emotional betonte,
rhythmisierte Bewegungen des ganzen Körpers mit
stimmlichen Äußerungen (gehaucht oder überlüftet) verbunden.

Die Übungen sollten in verschiedenen Tem-
pi (Largo, Andante, Allegro) durchgeführt werden. Zur rhythmischen Unterstützung kann eine
Trommel eingesetzt werden (vgl. Smith und Thyme
1980).

Nasalierungsmethode nach Pahn

Die Nasalierungsmethode beruht auf der Fest-
stellung, dass bei Nasalierung eine Ruhigstellung
des Mund- und Rachenraums erfolgt. Mit dieser
Methode können fehlerhafte Muskelspannungen,
die die Beweglichkeit des Gaumensegels und die
Stimmlippenschwingungen behindern, beseitigt
werden. Autogenes Training, gymnastische Übungen und Atemübungen sind feste Bestandteile dieser Methode.

Den Ausgangspunkt der Nasalierungsübun-
gen bildet folgendes Schema: Mit leicht geöffnetem
Mund ohne artikulatorische Einstellung mit Phonation wird ein beliebiger Vokal gebildet, der über
den gesamten Melodiebogen zunächst abwärts und
dann auf- und abwärts geführt wird.

Später können Wortreihen, Sätze, Texte etc. mit
Nasalierung gesprochen werden (vgl. Pahn 1968).

Wortebene:　　　　　　　　　　　　　　　　　　　**Klinger – dunkle Vokale** *o/u/ö/ü*

Die für die folgenden **Übungen zu Stimmeinsatz und Intonation** geeignete Sprechtonlage trifft man, indem man sich eine Situation vorstellt, die zum Einsatz einer tieferen, beruhigenden Tonhöhe veranlasst (z. B. Trösten eines weinenden Kindes).

Moor	Muse	Möhre	Nudel	Orden
Motte	Mulde	Mörder	nutzen	Onkel
Motto	Mutter	Mörser	Nuss	Oman
Motor	Muster	Möbel	nun	offen
Moder	Muschel	Möller	Null	Oboe
Morgen	munter	Mörtel	Nummer	*
Modus	musste	Mönch	Nute	örtlich
Mosel	munkeln	möchte	nuscheln	öffentlich
mollig	*	mögen	nüchtern	*
mogeln	Mühle	möglich	nützlich	Ulme
Modem	Müller	*	*	Urteil
Motette	Münze	Norden	Oma	Unfall
Monarch	Mücke	Noten	Oder	Unzahl
Modell	Mütze	Noppe	Ober	Unrecht
Mormone	Mütter	Nolde	Opus	Unrat
Monopol	Mündung	nobel	Oslo	Umbau
Monsun	mündlich	*	Oper	*
Mogul	mühsam	nördlich	Odem	über
Montur	mürrisch	nötig	Omo	üblich

Wortebene und Wortgruppen: Hauch/Klinger – dunkle Vokale *o/u/ö/ü* (Ableitung)

Holdrio	soso	Mop	Bob	Top	ob
Horoskop	Moloch	Mund	bunt	kund	und
Holunder	Mongolen	Most	Post	Kost	Ost
Holzklotz	Moosrosen	Moll	toll	Groll	oll
Honolulu	Jojoba	Mumm	dumm	krumm	um
Hollywood	Lukullus	loben	toben	oben	–
Fortuna	Sommersonne	Mohren	Toren	Ohren	–
Schlosshund	Wohlwollen	Nomen	Gnomen	Omen	–

Wortebene und Wortgruppen: Plosiveinsatz (Ableitung)

Busstop	Toronto	Bord	dort	Ort
Butterbrot	Torpedo	Bohne	Krone	ohne
Dolomit	Tortenguss	böse	döse	Öse
Dolores	Toto-Lotto	pur	Kur	Uhr
Gütersloh	Combo	Posten	Kosten	Osten
Gutdünken	Computer	Pute	gute	Ute
Postbote	Kunststück	Tor	Chor	Ohr
Pumuckl	Kohlenpott	Colt	Gold	old

Wortebene und Wortgruppen: *r*-Vibration – dunkle Vokale o/u (Ableitung)

Rondo	Rock'n Roll	Fron	Thron
rororo	Rockröhre	Groll	Troll
rosenrot	Rolls Royce	Prost	Trost
rubinrot	Robinson Crusoe	trug	Krug
rigoros	Rohrpost	Tropf	Kropf
Rostschutz	Brotkorb	Brocken	trocken
Rosamunde	Pronto	Krone	Drohne
Rhododendron	Turboprop	trösten	rösten

Wortgruppen: Dunkle Vokale *o/u* (Ableitung)

Frost	Rost	Ost	drum	Rum	um
Brom	Rom	Ohm	Drohne	Rhone	ohne
Grog	Rock	Oak	droben	Roben	oben

Minisätze: Dunkle Vokale *o/u*

Schrot und Korn	müde und munter	frohe Ostern
Lug und Trug	Blüten und Dornen	rote Rosen
klug und dumm	Romeo und Julia	doppelte Moral
Tür und Tor	O sole mio	Mut tut gut!

Satzebene: **Dunkle Vokale** *o/u*

Sonnenblumen blühen überall.

Blühende Büsche und Bäume.

O Sonne hoch oben, dich wollen wir loben.

Lyrik: **Vokalhäufung** *u*

Das U

Das *U* ist dumpf, weil es im Grunde,
im Brunnen unsrer Sprache ruht.
Es gibt vom Ursprung dunkle Kunde,
doch gibt das U auch guten Mut.
Es macht uns gruseln, spendet Jubel,
es knurrt und murrt und murmelt dumpf.
Es liebt den Uhu und die Unken
und Schlucht und Gurgel, Grund und Schlund,
doch kann das U auch listig funkeln
voll Ulk und Lust, sternschnuppenbunt.
Das U kann sanft in Schlummer lullen,
wenn an der Wiege Mutter summt.
In Kuh steckt U, doch auch im Bullen.
Der U-Laut dudelt und er brummt.
Das U soll putzig sein und lachen
wie Rumpelstilz' auf einem Bein,
soll euch ein bisschen gruseln machen,
soll lustig und soll dunkel sein.

(J. Krüss 1989)

Lyrik: **Vokalhäufung** *o*

Dort oben

Ich bin

Das O   »guten Tag«

ist rund   der Kragenknopf

und deshalb   und wohne

rollt es   dort oben

aus dem Mund   unter dem Kopf.

Ach wo   Die Aussicht da

Doch doch   ist kolossal.

und innendrin   Besuch mich mal.

da ist   Sieh mal Perlmutt

ein Loch   geht nicht kaputt

So so   außer mit Hammer

Ist außen glatt   das wäre ein Jammer.

So wie   meine Löcher

Ein Po   die sind schön rund.

das O.   Achso ja und

(J. Spohn 1987)   an trüben Tagen

                                                    schließ ich den Kragen.

                                                    (J. Spohn 1987)

Lyrik: Vokalhäufung *o/u*

ottos mops	**zulus kuh**
ottos mops trotzt	zulus kuh muht
otto: fort mops fort	zulu: furt kuh furt
ottos mops hopst fort	zulus kuh lugt stur
otto: soso	zulu: uffuff
otto holt koks	zulu schluckt rum
otto holt obst	zulu schluckt luft
otto horcht	zulu ruft
otto: mops mops	zulu: kuh kuh
otto hofft	zulu guckt
ottos mops klopft	zulus kuh ruht
otto: komm mops komm	zulu: kumm kuh kumm
ottos mops kommt	zulus kuh kummt
ottos mops kotzt	zulus kuh spuckt
otto: ogottogott	zulu: dudududu
(E. Jandl 1979)	(W. Keller 1973)

wanderung
vom vom zum zum
vom zum zum vom
von vom zu vom
vom vom zum zum
von zum zu zum
vom zum zum vom
vom vom zum
und zurück

(E. Jandl 1979)

Lyrik: Vokalhäufung *o/u*

Hier spricht der Dichter

Der ewige Molch

Ich will	Doch nein!
nicht	Ich werf
länger	den Dolch hin!
Molch sein!	O dass ich
Drum stoß	doch kein
ich mir	Molch wär!
den	Doch dafür
Dolch rein!	muss der
O Gott, das hält	Dolch her!
kein	Ich will nicht
Molch aus!	länger
Drum ziehe ich	Molch sein!
den	Drum stoß
Dolch raus!	ich mir . . . .
Verflucht, dass	etc. etc. etc.
ich ein	
Molch bin!	(R. Gernhardt 1985)

5.11   Stimmlippenlähmung

> ┌─ **Definition** ─────────────────
>
> Unter Stimmlippenlähmung versteht man die Lähmung der stimmlippenbewegenden und -spannenden Kehlkopfmuskulatur infolge einer Schädigung der motorischen Nerven des Kehlkopfes.

Eine Stimmlippenlähmung kann unterschiedliche **Ursachen** haben, von denen in der logopädischen Praxis vor allem folgende vorkommen:

- **postoperativ** (häufig infolge einer Nervenzerrung oder Nervendurchtrennung nach Schilddrüsenoperation oder Herz- und Lungenoperation sowie nach radikaler Halsausräumung wegen Halslymphknotenmetastasen);
- **Halstrauma** (nach Schlag oder Unfall);
- **idiopathisch** (ohne erkennbare organische Ursache).

Eine Kehlkopf- bzw. Stimmlippenlähmung stellt häufig **kein eigenes Krankheitsbild** dar, sondern ist oft nur Symptom einer anderen Erkrankung. Die genaue Diagnose sollte jeweils von einem Facharzt (Phoniater, Internist, Neurologe) gestellt werden (vgl. Wirth 1995).

Zu unterscheiden sind **einseitige** und **doppelseitige** Stimmlippenlähmungen. Der folgende Therapieplan bezieht sich hauptsächlich auf die **einseitigen Lähmungen**.

Befundung

Die gelähmte Stimmlippe wird durch den intakten äußeren Kehlkopfmuskel (M. cricothyreoideus) durch seine Spannfunktion zur Mittellinie gezogen und steht somit in der Mittelstellung (Schließungs-

---

◘ **Tabelle 5.3** Aufbau der Übungen zur Erarbeitung des physiologischen Stimmeinsatzes bei Stimmlippenlähmung (auch bei hypofunktioneller Dysphonie einsetzbar, vgl. S. 152)

Technik	Ableitung	Silben	Wort	Minisätze
Federung und Abspannen (s. Atmung)	harter Plosiveinsatz	tik	passt	Pit prahlt
	weicher Plosiveinsatz	dik	Bast	Bob brüllt
	Vokaleinsatz	ik	Ast	ihr esst

stellung, d. h. Medianstellung) oder Paramedianstellung. Bei Lähmung auch des äußeren Kehlkopfmuskels Intermediärstellung. Sie kann also in **Median-**, **Paramedian-** oder **Intermediärstellung** stehen. In manchen Fällen lassen sich die Stellungen nicht genau voneinander abgrenzen.

Entsprechend der jeweiligen Stimmlippenstellung wird bei den Lähmungserscheinungen unterschieden zwischen **schlaffen** Lähmungen (meist bei Intermediärstellung) und **straffen** Lähmungen (meist bei Median- oder Paramedianstellung).

Je nach Fixation der gelähmten Stimmlippe besteht bei Medianstellung **geringe Heiserkeit**, bei Paramedianstellung **stärkere Heiserkeit**, bei Intermediärstellung **starke Heiserkeit**.

Eine Stimmlippenlähmung äußert sich in folgenden stimmlichen **Auffälligkeiten**:
- Verhauchter Stimmklang.
- Stark verhauchter Stimmeinsatz.
- Sehr kurze Tonhaltedauer, d. h. starke Differenz zur Vitalkapazität (▶ Abschn. 1.2.19).
- Einschränkung des Stimmumfangs (1 Oktave).
- Erhöhte mittlere Sprechstimmlage (straffe Lähmung).
- Große Schwierigkeiten beim Singen v. a. höherer Tonlagen (oftmals ist Singen auch gar nicht möglich).
- Diplophonie.
- Hörbare Einatmung.
- Phonatorische Dyspnoe (Kurzatmigkeit).
- Starker Räusper-/Hustenzwang.

5.12 Therapie: Stimmlippenlähmung

Eine Stimmlippenlähmung erfordert eine **intensive Therapie**. Zu Beginn sollten die Therapiesitzungen für ein bis zwei Wochen möglichst täglich, mindestens jedoch 3-mal wöchentlich stattfinden, wobei bei operativ bedingten Lähmungen mit der Therapie erst 3 Wochen nach dem Eingriff begonnen werden sollte.

Die Therapie sollte insgesamt mindestens 3 Monate andauern, längstens jedoch 6 Monate, bei Grippelähmung bis zu 12 Monate. In 3–4-wöchigen Abständen sollten fachärztliche Kontrollen durchgeführt werden.

Die **Regenerationszeit der Nerven** ist von der Ursache der Stimmlippenlähmung abhängig:
- normal: 3–6 Monate;
- postoperativ, idiopathisch: 6–12 Monate;
- bei Grippelähmung: bis zu 2 Jahre.

Die **Erfolgsaussichten** für das Wiedereinsetzen der Stimmlippenbeweglichkeit stehen ebenfalls in engem Zusammenhang mit der Krankheitsursache und sind nicht genau anzugeben.

5.12.1 Ziele und Regeln

Bei der Therapie einer Stimmlippenlähmung stehen folgende Ziele im Vordergrund:
- Verhindern einer Inaktivitätsatrophie der Kehlkopfmuskulatur.
- Verhindern einer Ankylosierung des Cricoarytaenoidgelenks.
- Unterstützung der Innervationsbahnung der gelähmten Stimmlippe durch aktive Muskelübungen (d. h. Phonation!).
- Erreichen des kompensatorischen Stimmlippenschlusses (die gesunde Stimmlippe überschreitet die Mittellinie und legt sich an die gelähmte Stimmlippe an).

Dabei gilt als **Grundregel**: keine Stimmruhe oder Stimmschonung!

5.13 Übungen: Stimmlippenlähmung

Bei Stimmlippenlähmungen sind sämtliche Übungen einsetzbar, die auch in der Therapie **hypofunktioneller Dysphonien** angewendet werden (▶ Abschn. 5.7.4).

Darüber hinaus sollten bei Stimmlippenlähmungen folgende Schwerpunkte gesetzt werden:
- Training des Stimmeinsatzes (▶ Übungen S. 154 ff.).
- Verlängerung der Tonhaltedauer (▶ Norm: > 15 s).
- Vorsichtige Erweiterung des Stimmumfangs, sobald die Stimme wieder kommt. Ausgehend von der Mittellage Erweiterung nach oben und

unten, in Halbtonschritten über Eintonübungen, über glissandi im Register und über die Registergrenzen hinweg. Im Idealfall wieder die Norm von > 24 HT erreichen..
- Subtonaler Brummton nach **Gutzmann:** Man erzeugt ein Räuspergeräusch auf *a* in extrem tiefer Tonlage; es folgen Übungen auf Laut-, Wort- und Satzebene ohne Räuspergeräusch in extrem tiefer Tonlage; zuletzt wird dann die Tonlage an die mittlere Sprechstimmlage angepasst.
- Übungen mit **Intention:** »Tarzanruf«, »Indianerruf«, »Muezzinruf«, »Nachtigallenruf«, »Wackelton« (Vibrato); Lachen.
- Singen von Liedern, dabei den Rhythmus deutlicher betonen, aber im Luftfluss bleiben. Eventuell mit Bewegungen begleiten, die das Unterdrucksystem aktivieren, zum Beispiel »Windmühle langsam rückwärts«, »Einsammeln«, »dickes Seil ziehen«, um den M. vocalis zu aktivieren.

❗ Vorsicht
Generell gilt: Hyperventilation während des Übens vermeiden!

Falls vorhanden, kann eine Audioaufnahme der früheren, gesunden Stimme zur Demonstration der »Zielstimme« sinnvoll sein.

Apparative Hilfen
Neben Maspo, Vibramat, Impander, Gymnastikband und Ball, deren Einsatz bereits in einem anderen Zusammenhang erläutert wurde (▶Abschn. 4.6.1, S. 88 ff.), bietet sich bei Stimmlippenlähmungen die **Elektrotherapie (Reizstromtherapie) mit dem Laryngoton** an.

Das Laryngoton ist eine apparative Neuentwicklung zur Unterstützung der logopädischen Stimmtherapie (Kruse 1989). Der Einsatz dieses speziellen Gerätes ist überwiegend bei Stimmlippenlähmungen (besonders bei Exkavation!) angezeigt, und zwar bis zur ersten erkennbaren Innervation bzw. bis zum Beginn der Wiederbeweglichkeit der Stimmlippe. Während des Einsatzes werden Stimmübungen durchgeführt.

Die Behandlung mit dem Laryngoton ist einfacher durchzuführen als mit dem bisher üblichen Neuroton. Das Laryngoton ist handlicher, und dem Patienten bleibt aufgrund ausreichend langem Kabel (ca. 5 m) mehr Bewegungsfreiheit. Ein weiterer wichtiger Vorteil des Laryngotons besteht darin, dass die Stromimpulse nur bei Phonation erfolgen.

»Die hier vorgestellte apparative Neuentwicklung erlaubt erstmals eine adjuvante Elektrisierung bei gleichzeitiger gesamtkörperlicher Kräftigungs- und Bewegungstherapie mit einem insgesamt sehr flüssigen, vielfältigen und variablen Behandlungsverlauf« (Kruse 1989).

Artikulation (Tonansatz, Stimmansatz, Stimmschlag)

© Springer-Verlag GmbH Deutschland, ein Teil von Springer Nature 2018
U. Bergauer, S. Janknecht, *Praxis der Stimmtherapie*
https://doi.org/10.1007/978-3-662-57655-7_6

6.1   Grundlagen

Definition ─────────────────

Als Artikulation bezeichnet man alle im Ansatzrohr ablaufenden Bewegungsvorgänge, die zum Hervorbringen oder Ausformen von Lauten führen.

Für eine deutliche Artikulation ist also das **Ansatzrohr** verantwortlich, das den gesamten Hohlraumkomplex oberhalb der Stimmlippen bis zu den Lippen und zur Nasenöffnung umfasst und als Resonator fungiert. Das Ansatzrohr ist eingeteilt in die drei Bereiche

- Kehlrachen,
- Mundrachen,
- Nasenrachen.

Artikulation bedeutet **Bewegung**. Die flexible Beweglichkeit und das fein aufeinander abgestimmte Zusammenspiel der beweglichen Teile des Ansatzrohrs sind notwendig, um Sprache zu formen.

Die richtige Einstellung und Bewegung von **Lippen, Kiefer, Zunge und Gaumensegel**, ihr ständiges Wechselspiel und Ineinandergreifen von Spannung, Abspannung und Lösung sind die Grundlagen für die Lautbildung.

Ist das Ansatzrohr durch eine nach hinten oben verlagerte Zunge ungünstig eingeengt, klingt die Stimme kloßig und dumpf, undeutlich und verwaschen. Eine Entfaltung des Stimmklangs ist unter diesen Voraussetzungen nicht möglich. Findet der Stimmansatz jedoch im vorderen Mundraum statt, besteht für den Stimmklang die Möglichkeit, sich im Ansatzrohr zu entfalten. Je genauer die physiologische Einstellung der Vokale durch die Artikulationsorgane im Ansatzrohr, desto deutlicher werden die Vokale, und desto günstiger sind die resonatorischen Voraussetzungen.

Versperren Lippen und Zahnreihen dem Ton oder Klang den Weg, d.h., ist »das Tor nicht geöffnet«, sind Lautheit und Verständlichkeit eingeschränkt.

> ❯ **Die beste Zwerchfellatemstütze scheitert an einem schlechten Stimmansatz durch unbewegliche Lippenstellung und unkorrekte Öffnung der Zahnreihen.**

Auch eine richtige **Atmung** ist für die Artikulation von Bedeutung, denn eine Über- oder Unterspannung im Artikulationsbereich geht stets einher mit einer Über- oder Unterspannung des Zwerchfells und folglich mit einer Über- oder Unterspannung des Stimmapparats.

Hier kann die Stellung des **Kehldeckels** (Epiglottis) (festzustellen z. B. durch eine Kehlkopfspiegelung) wichtige Hinweise geben: Wird der Kehldeckel über die Stimmritze gepresst (Dorsalflexion) und versperrt den Einblick, deutet dies auf eine zu hohe Spannung im Ansatzrohr hin, die durch Gähnübungen reduziert werden kann.

Die anzustrebende Weitung im Rachenraum nimmt längere Zeit in Anspruch. Der erste Hinweis für die Therapie lautet daher: **gähnen – gähnen – gähnen!** Ist das hier beschriebene Pressphänomen bei der nächsten Kehlkopfspiegelung nicht mehr festzustellen, kann dies bereits als Therapieerfolg gewertet werden.

All diese Voraussetzungen bilden die Grundlage für eine tragfähige, gut verständliche und zuhörerfreundliche Sprechweise. Eine saubere Artikulation ist heutzutage auch deshalb wichtig, weil stimmliche Merkmale wie akustischer Eindruck, Deutlichkeit und Verständlichkeit der Sprachlaute in unterschiedlichen Kontexten zunehmend an Bedeutung gewinnen.

Die dialektbedingte (enge) Artikulation stellt in diesem Zusammenhang ein heikles Thema dar. Für viele Menschen ist ihr **Dialekt** Äußerung eines regionalen Zugehörigkeitsgefühls, welches man sich nicht gerne nehmen lassen möchte. Da bei Dialektsprechern jedoch häufig eine unsaubere Artikulation festzustellen ist – Endsilben werden verschluckt, harte Plosive werden als weiche Plosive gesprochen (z. B. Pappe – »Babbe«) – sollte dieses Thema durchaus angesprochen werden; meist lässt sich ein Mittelweg finden.

6.2 Begriffe und Redewendungen: Artikulation

Es folgen zunächst **Wörter** aus dem Begriffsfeld »Artikulation«, wobei »Artikulation« sowohl den Vorgang der Lautbildung mit allen beteiligten Elementen als auch die Qualität des lautlichen Ergebnisses meint.

Artikulierung	Aussprache
Artikulationsorgan	Ausdrucksweise
Artikulationsmuskel	Lautbildung
Artikulationsgebiet	Lautkraft
Artikulationsstelle	Lautrhythmus
Artikulationsbasis	Lautcharakter
Artikulationsweite	Sprechbewegung
Artikulationsmodus	Zungenfertigkeit
Artikulationsstörung	Mundfaulheit

Redewendungen aus dem Bereich der Artikulation sind im Folgenden aufgeführt:

deutlich werden	zum Ausdruck bringen
deutlich aussprechen	das Kind beim Namen nennen
deutsch reden	kein Blatt vor den Mund nehmen
korrekt wiedergeben	die Angst schnürt mir die Kehle zu
den Mund aufmachen	vor Angst keinen Ton herausbringen

6.3 Sprichwörter: Artikulation

» Wer so spricht, dass er verstanden wird, spricht immer gut (Molière in Ullrich 1960). «

» Für die Kehle natürliche, schöne Töne – den Sprechwerkzeugen hemmungslose, lockere Freiheit (Greiner in Balser-Eberle 1982). «

» Öffnet das Gehege Eurer Zähne! (Homer). «

» Freies Reden tut den Menschen gut besonders wenn man's selber tut (W. Busch 1982). «

»Nachlässiges Artikulieren strapaziert den gutwilligsten Hörer (Coblenzer 1987). «

6.4 Befundung der Artikulation

> **Die Mundhöhle ist das wichtigste Artikulationsorgan!**

Die Position der Sprechwerkzeuge im Mundraum und die Lage der Zunge im Verhältnis zum Tongenerator (Kehlkopf) bilden die **Artikulationsbasis**.

Ausgehend von diesen Artikulationseinstellungen des gesamten Ansatzrohrs erfolgt dann der **Tonansatz**. Dieser beruht auf dem Bestreben, dem tönenden Luftstrom die für die Tonbildung beste Führung (d. h. Öffnung und Weite) für den Stimmklang zu geben.

Prüfung

Bei der Überprüfung der Artikulationsorgane werden diese bezüglich folgender Kriterien von vorn und von der Seite beobachtet:

- Bewegungen von Lippen, Zunge, Unterkiefer und Kehlkopf.
- Abstand zwischen oberer und unterer Zahnreihe. Der optimale Abstand liegt beim Vokal **a** bei 25 mm, beim Vokal **i** bei 10 mm (Faustregel: »Daumendicke«).

Beurteilung

- **Physiologisch:** weit, deutlich, vorn, genau, präzise, verständlich, klar, normal.
- **Unphysiologisch:** eng, undeutlich, verwaschen, Verschleifen und Zusammenziehen von Wörtern, schlecht verständlich; übertrieben, maniriert (gekünstelt, gespreizt).

6.5   Therapie: Artikulation

6.5.1   Ziele und Regeln

Das **Hauptziel** der Artikulationstherapie lautet:
- Aberziehung bestimmter Fehlleistungen mit gleichzeitiger Anerziehung der natürlichen Sprechfunktionen (optimal: Vornesprechen – weit vorn!).

> **Präzise Artikulation bedeutet:**
> **bewegliche Lippen, lockerer Unterkiefer, elastische Zunge und entspannte Halsmuskulatur.**

Konkret sind für das Erreichen einer präzisen Artikulation folgende **Einzelziele** von Bedeutung:
- Steigerung des kinästhetischen Bewusstseins bezüglich der Lage und Spannung der Artikulationsorgane und -muskulatur.
- Geschmeidigkeit der Mundwinkel und Verlagerung der kehligen Vokalphonation nach vorn (zu erreichen durch verstärkten Einsatz von Lautübungen mit **o, u, ö, ü**) mit dem Ziel einer stark vorgewölbten Rundung der Lippen und einer erhöhten Artikulationsspannung, die sich ihrerseits auf den Anblasedruck und damit auf die Stimmlippenspannung auswirkt.
- Lockerung der Sprechmuskulatur. Fehlspannungen des Körpers drücken sich oft auch im Kieferbereich und in der Sprechmuskulatur aus (»Zähne zusammenbeißen«). Eine gelockerte Sprechmuskulatur kann die Stimme auf eine angenehme Lage senken und erleichtert das »Vornesprechen«. Durch dieses »Vornesprechen« lässt sich eine offene und plastische Artikulation (Coblenzer 1987, ▶ s. auch Abschn. 2.3.3, S. 62) erreichen.
- Präzise Bildung der Plosivlaute. Die Differenzierung von weichen und harten Plosivlauten stellt ein häufiges Problem vieler Dialektsprecher dar. Diesbezüglich sollten bei der Korrektur wenig Zugeständnisse gemacht werden.

Folgende **Grundregeln** sind für eine erfolgreiche Therapie wichtig:
- Das Lauttraining muss Spaß machen!
- Bewegungsübungen für die Sprechwerkzeuge sind wie Fingerübungen eines Klavierspielers.

Sie erfüllen den Zweck von Aufwärmübungen (»warming ups«) und stehen daher oft am Anfang der Therapiestunde.

6.6   Übungen: Artikulation

6.6.1   Aufbau und Zusammenstellung

Die Zusammenstellung der Übungen zur Verbesserung der Artikulation folgt dem Grundsatz »vom Leichten zum Schweren«. Daraus ergibt sich folgende Reihenfolge:
- offenes und geschlossenes Gähnen zur Weitung des Rachenraums,
- artikulomotorische Übungen zur Lockerung von Lippen, Zunge und Kiefer,
- Mundmotorikübungen (langsam und schnell) mit Vokalwechsel, Silbenwechsel und komplizierten Silbenverbindungen zum Training der Geläufigkeit aller beteiligten Artikulationsorgane,
- Artikulationsübungen mit Zungenbrechern zur Auflockerung, zur Beeinflussung des Sprechtempos und zur Verbesserung von Lippen- und Zungenbeweglichkeit,
- Übungen mit lyrischen Texten mit unterschiedlichen Zielsetzungen wie Atemeinteilung, Pausengestaltung, Deutlichkeit und Sprechtempo.

In meiner Praxis als Ausbildende erlebe ich immer wieder, wie dürftig heutzutage das Repertoire an Abzählversen, Reimen, Gedichten oder gar an Balladen alter Klassiker ist. Dennoch sollten solche Texte auch heute noch bei den Therapien einen gewissen Raum einnehmen, denn sie können Freude bereiten und den Sinn für Sprache und Sprechen/ Artikulation wecken bzw. weiterentwickeln.

Werden zusätzlich Intention und prosodische Elemente in die Übungen eingebracht, entstehen oft erfreuliche stimmliche Produktionen, die allen Zielsetzungen entsprechen. Der Einsatz von Gestik kann zusätzlich unterstützend wirken und zu einer lebendigen Gestaltung beitragen.

Zusätzlich noch folgender Tipp: Eine deutliche Aussprache kann u. a. auch dadurch gefördert werden, dass die Wortübungen oder Texte (auch Zeitungstexte o. ä.) im **Flüsterton** vorgetragen werden. Gemeint ist hier jedoch nicht das Tonflüstern, sondern das Pseudoflüstern, auch Konsonantensprache genannt, bei dem mit angehaltenem Atem lediglich Plosive und Reibelaute gesprochen werden.

Abschließend folgt nun ein Gedicht, das sich mit dem Thema »Artikulation« im weiten Sinne befasst.

Reden

Das Reden tut dem Menschen gut,
Wenn man es nämlich selber tut;
Von Angstprodukten abgesehn;
Denn so etwas bekommt nicht schön.

Die Segelflotte der Gedanken,
Wie fröhlich fährt sie durch die Schranken
Der aufgesperrten Mundesschleuse
Bei gutem Winde auf die Reise
Und steuert auf des Schalles Wellen

Nach den bekannten offnen Stellen
Am Kopfe, in des Ohres Hafen
Der Menschen, die mitunter schlafen.

(W. Busch 1982)

6.6.2 Übungen zur Weitung: Gähnen

Gähnen ist eine der wichtigsten Übungen. Es kann sowohl in der Artikulations- als auch in der Atemtherapie eingesetzt werden. Beim Gähnen werden Rachen und Kehlresonanzraum geweitet, der Kehlkopf rutscht in seine Tiefstellung – all dies sind Grundvoraussetzungen für eine günstige, ungehinderte Stimmbildung.

Gähnen ist die Naturform der Tiefatmung und hat gleichzeitig Entspannungswirkung. Der ganze Körper befreit sich dabei von Fehlspannungen. Beim Gähnen werden außer dem Rachenraum auch Kiefer, Wangen, Arme und Beine gedehnt. Es erfolgt eine Weitung bis zum Beckenboden, der »Atembasis«.

Vielen Menschen fällt es jedoch schwer, ein natürliches Gähnen zu produzieren. Ursachen für den Gähnverlust sind u. a. Verspannungen und Verkrampfungen der Muskulatur, die das volle Durchdehnen und Gähnen verhindern.

Als **Vorübungen** für den Gähnreiz können folgende Übungen dienen:
- »Ha«-Hecheln.
- Dehnen und Rekeln (»Dehnen bringt Gähnen«!).

Das **offene Gähnen** ist gesellschaftlich verpönt; in der Therapie kann es jedoch zu Übungszwecken eingesetzt werden, da es leichter gelingt als das geschlossene Gähnen. Als Übung ist hier das
- »Wasserschlürfen« aus den Händen zu empfehlen. Diese Trinkübung entspricht etwa dem offenen Gähnen und behebt verengende Spannungen.

Ist die Hemmschwelle des Patienten zu groß, sollte man auf das **geschlossene Gähnen** oder »Höflichkeitsgähnen« ausweichen. Mit der Zeit sollten jedoch beide Formen des Gähnens möglich sein. Um langsam ins Gähnen zu kommen, sollte der Patient folgende Übung ausführen:
- Fingerspitzen an die Halswinkel legen,
  - Lippen leicht schließen,
  - Kinn möglichst ruhig halten (nicht heben),
  - Atem durch die Nase einströmen lassen.

Dabei lässt sich ertasten, dass sich der Mundboden nach unten absenkt und sich die Zunge in ihn einbettet. Das Gaumensegel hebt sich, das Zungenbein senkt sich nach schräg unten, und der Kehlkopf tritt tiefer.

Zeichen echten Gähnens sind tränende Augen, eine laufende Nase und ein Wärmegefühl.

6.6.3 Übungen zur Lockerung: Lippen – Zunge – Kiefer

Hier geht es um die Lockerung der Artikulationsorgane, besonders der Lippen, und um die Behebung einer verkrampften Artikulation bzw. einer gepressten Stimmgebung.
- **Lippenübungen:**
  - Lippenflattern ohne/mit Stimme.
  - Pferdeschnauben oder »Kutscher-bbbb«.

- Tonsprudeln fontänenartig auf- und abwärts.
- Fischmaulübung: »Wassertropfen fallenlassen«.
- Lippenplatzen »mit Tönchen«.
- Lippenblähübung: »mbumbumbum« (Aktivierung der Lippentätigkeit zu plastischer Formgebung).
- Pfropfenknallübung: Lippen einziehen und sprengen.
- Schmeckübung (Vorschläge machen).
- **Zungenübungen:**
  - Zungenrolle oder Pleuelübung ohne/mit Stimme (Fernau-Horn 1956).
    Ziel: Elastische Spannung des Zungenkörpers, Festigung der unteren Zungenkontaktstellung, Verlagerung der Zungenmasse nach vorne oben, Weitung des Rachens, federnde vertikale Kehlkopfbewegungen.
  - Glöckchenübung: »blumblum« (Zunge dabei herausstrecken).
  - Zungenmundwäsche: Zungenspitze wäscht den ganzen Mund.
  - Mundraumtasten: »Gaumenstempeln« mit Zungenspitze am Gaumen.
  - Zungenschlundstecker: »Gaumenkitzeln«.
  - Wangenreiben mit der Zunge und Wangeneinsaugen.
  - Zungenohrstecker: Zungenspitze Richtung Ohr, rechts und links.
  - Zungenschnalzen.
  - Zungenkreisen im Mundhof.
  - Zungenschleuder: Zunge langsam und schnell rechts und links in die Mundwinkel.
  - Zungenflattern an den Lippen mit Ton.
- **Kieferübungen:**
  - Kiefer- und Kopfschütteln: »wabbeln« (schlaffe Wangen, hängende Lippen, lockere Unterkieferbewegungen) ohne und mit Ton.
    Ziel: Beseitigung der Kieferstarre, Vermeidung zu enger Zahnreihenabstände. Loslassen des Tons, Beweglichkeit des gesamten Artikulationsapparates.
  - Zähneklappern: locker und leicht.

- Krokodilübung: Unterkiefer auf- und abklappen, dabei »mimimi« oder »auauau«, Kopf nach rechts und links wenden.
- Wangenknochenausreiben nach oben.
- Gesichtausstreichen abwärts und seitwärts.
- »Nüsternreiben«: Nasenflügel seitlich reiben.
- Aufgeblasene Wangen anschnipsen, dabei Vokal **o** formen.
- Gesichtstapping: mit lockeren Fingern über das Gesicht klopfen.
- Gesicht sanft mit Stift o. ä. nachzeichnen.
- Wangenausstreichen, dabei den Kiefer öffnen und Wortübungen mit **a** ausführen: Wal, mal, Saal, Bar.
- Halsausstreichen von oben nach unten.
- Korkensprechen: Korken zwischen die Zähne nehmen.
- Zungenbrecher (► S. 222).

6.6.4   Übungen für die Mundmotorik: Vokale/Strömer/Klinger/Plosive

Diese Übungen sollen als **Vorübungen** zur Lockerung, Weitung, Geläufigkeit und Geschmeidigkeit der Artikulationsmuskulatur sowie zum Abbau von Fehlspannungen eingesetzt werden.

Vokale

Hinweis: zunächst nur artikulieren, dann mit Stimme

u–i–u–i–u–i / o–e–o–e–o–e

u–a–u–a–u–a / eu–au–eu–au–eu–au

Strömer/Klinger

Hinweis: zunächst flüsternd, dann mit Stimme

fa–fa–fa–fa–fa / scha–scha–scha–scha

ja–fa–ja–fa–ja–fa / ma–fa–ma–fa–ma–fa

Klingerketten

Hinweis: zunächst nur artikulieren, dann mit Stimme

mamu–mamu–mamu / lali–lali–lali

maja–maja–maja / jala–jala–jala

wiwo–wiwo–wiwo / nina–nina–nina–nina

Plosivketten

Hinweis: zunächst langsam, dann schnell

bla–ble–bli–blo–blu / blo–blu–blo–blu–blo–blu

Betonungswechsel (»Jodeldiplom«)

de–du–di–de–du–di / di–da–di–da–di–da

da–du–da–du–da–di / ta–tü–ta–tü–ta–ta

du–di–del–dö / du–di–del–do

ba–du–ba–du–ba–bu / bo–de–be–de–bo–de

bau–bei–bau–bei–bau–bein / bele–bole–bale–bule

go–di–go–di–go–da / go–di–do–di–go–di–do–di

pla–la–la–la–lack / ka–ku–ki–ko–kak

6.6.5 Übungen mit unterschiedlichen Zielsetzungen

Satzebene/Zungenbrecher: **Hauch/Strömer/Klinger**

Hans hört hinterm Holzhaus Hubert
Hansen heiser husten.
Fips mixt Fixmixdrinks,
fix mixt Fips Fixmixdrinks.
Der Flugplatzspatz nahm auf dem Flugblatt
Platz,
auf dem Flugblatt Platz nahm der
Flugblattspatz.
Fischer, die als Floßfahrer
auf Flussflößen auf Floßflüssen fahren,
sind fischende Floßflussflussfloßfahrer.
Wenn die fischenden Floßflussflussfloßfahrer
aus den Floßflüssen Fische fischen,
sind's nicht Floßfische –
auch nicht bloß Fische –
es sind Floßflussfische,
es sind Flossenfische:
Es sind Floßflussflossenfische.
Siebzehn Schnitzer, die auf siebzehn
Schnitzsitzen sitzen
und mit spitzen Schnitzern Ritzen in ihr
Schnitzholz schlitzen,
wobei sie schwitzen,
sind siebzehn schwitzende, schnitzende,
auf dem Schnitzsitz sitzende,
spitze Schnitzer benützende
Schnitzholzritzenschlitzer.
Mischwasserfischer heißen Mischwasserfischer,
weil sie im Mischwasser Mischwasserfische
fischen.
Max macht Wachsmaskenwachs,
Wachsmaskenwachs macht Max.
Wenn du Wachsmasken magst,
Max macht Wachsmasken,
Max macht Wachsmaskenwachs.
(Aus Sprachbastelbuch 1983)

Satzebene/Zungenbrecher: Klinger/Plosive

Nicht alle Leute können ertragen,

wenn Lautenspieler laut die Lauten schlagen,

drum spielten heute lauter Lautenspieler leise Laute,

weil manchen Leuten vor den lauten Lautenlauten graute.

Bierbrauer Bauer braut braunes Bier,

braunes Bier braut Bierbrauer Bauer.

Bernd Bolls, bürgerlicher Brauhausbesitzer bei Braunau,

berühmte bayrische Bierhymne beginnt:

»Biedere, brave Bierbrauerburschen bereiten beständig

bitteres, braunes, bayrisches Bier«.

Eine Diplombibliothekarin ist eine Bibliothekarin mit Diplom,

eine Bibliothekarin mit Diplom ist eine Diplombibliothekarin.

Wenn Klappergras blüht, bleibt Klappergras immer noch Gras.

Der Krabbenfischer knabbert Knabberkrabben,

Knabberkrabben knabbert der Krabbenfischer.

Testtexte texten Testtexter,

Testtexter texten Testtexte.

(Aus Sprachbastelbuch 1983)

Wortebene: Wortungetüme

Kulinarisches Kabinettstück

Austernschneckenlachsmuränen-Essighonigrahmgekröse-

Butterdrosselnhasenbraten-Hahnenkammfasanenkälber-

Hirnfeldtaubensiruphering-Lerchentrüffelngefüllte Schüssel.

Guten Appetit!

(Aus H. J. Störig 1987)

Atemeinteilung und Geläufigkeit: Lautwechsel

Sonnenschein

Sonnenschein glänzt

Sonnenschein glänzt über Wald,

Sonnenschein glänzt über Wald,
Feld und Wiesen.

Schauer

Schauer von Regen

Schauer von Regen wird bald

Schauer von Regen wird bald sich ergießen.

Bangendes

Bangendes Dunkel

Bangendes Dunkel und heitere

Bangendes Dunkel und heitere Helle.

Ach

Ach, wie wendet sich

Ach, wie wendet sich alles

Ach, wie wendet sich alles so schnelle.

Sonnenschein glänzt über Wald,
Feld und Wiesen.

Schauer von Regen wird bald sich ergießen.

Bangendes Dunkel und heitere Helle.

Ach, wie wendet sich alles so schnelle.

(unbekannt)

Lyrik (Wortebene): Plosiveinsatz – Vokalabsatz

Kadrala	
Kadrala	Kadrala
Kadrala	Kadralö
Kadrale	Kadrala
Kadrala	Kadralü
Kadrali	Kadrala
Kadrala	Kadralau
Kadralo	Kadrala
Kadrala	Kadralei
Kadralu	Kadrala
Kadrala	Kadraleu
Kadralä	

(R. Jahnke 1988)

Lyrik: Lautmalerei

O unberachenbere Schreibmischane

O unberachenbere Schreibmischane,

was bist du für ein winderluches Tier?

Du tauschst die Bachstuben günz nach Vergnagen

und schröbst so scheinen Unsinn auf's Papier!

Du tappst die falschen Tisten, luber Bieb!

O sige mar, was kann da ich dafür?

(J. Guggenmos 1975)

Lyrik:　　　　　Vokaleinsatz　　　　　»Zungetüden«

Scheinsubjekt

es regnet	es trompetet
Gott segnet	es posaunt
es nieselt	es count downt
es krieselt	es amerikanelt
es schießelt	es spanelt
es stammelt	es arabelt
es telegrammelt	es kambotschabelt
es brenzelt	es mao tse tungelt
es grenzelt	es vietnameselt
es konferenzelt	es rhodeselt
es paradet	es pragelt
es attentatet	es tschechoslowakelt
es kracht	es berlinert
es mobilmacht	es tempelhoft
es landsert	es tegelt
es panzert	es zugangswedelt
es stoßkeilt	keine Angst es regelt
es schlagzeilt	sich alles
es raketet	es wird alles geregelt

(R. O. Wiemer 1966)

in memoriam fischers fritz

hätten hottentotten tüten
täten sie mit tuten töten.
würden löwen tragen brillen
würden sie mit würde brüllen.
strickend stieren sture stiere
störend an vier wirbeltiere.
schaffen am schafott die schlächter
schlafen schlaffe schafe schlechter.
rangen fangen schlanke schlangen
bang mit langen stangenzangen.
schnaufend speicheln scheue schnecken
schräg umschmeichelnd schlanke stecken.
grantig tanzen elefanten
mit verbannten anverwandten.
angebrannte elefanten
tanzen mit verkannten tanten.
kühne kühe küssen kühler
bühnenkünstler fühlen schwüler.
schweinen, scheinbar weinend, reinlich
scheinen kleine beine peinlich.

(W. Keller 1973, gekürzt)

Lyrik: Sprechspiel

Pfirsichkauf

Was? Das soll ein Pfirsich sein?

Nein!

Wie können Sie es wagen,

Dieses faulige Matschige,

Schimmelige, Quatschige,

Braungestoßne, Filzige,

Quaddersoßenpilzige,

Moderruchbehaftete,

Gärig Angesaftete

Meinem Magen anzutragen!

Nun, er ist auch nicht zu essen.

Doch man sollte nicht vergessen,

Wie es um die Qualität

Seines Eigentlichen steht:

Dieser zwar so matschige,

Schimmelige, quatschige,

Braungestoßen, filzige,

Quaddersoßenpilzige,

Moderruchbehaftete,

Gärig angesaftete

Pfirsich hat (ich möchte schwören,

Dass Sie es mit Freude hören)

Wirklich einen guten Kern!

Na, dann nehme ich ihn gern!

(Priewe, gekürzt, in Wolf u. Aderhold 1983)

Atemeinteilung und Geläufigkeit: Wortungetüme

Harter Kampf

Eine Mannschaft,

eine Klassenmannschaft,

eine Schulklassenmannschaft,

eine Volksschulklassenmannschaft,

eine Knabenvolksschulklassenmannschaft

kämpfte

bei der Meisterschaft,

bei der Landesmeisterschaft,

bei der Jugendlandesmeisterschaft,

bei der Jugendstaffellandesmeisterschaft,

bei der Volksschuljugendstaffellandesmeisterschaft

in einem Bad,

in einem Schwimmbad,

in einem Hallenschwimmbad,

in einem Wasserhallenschwimmbad,

in einem Warmwasserhallenschwimmbad

und gewann

den Pokal,

den Meisterschaftspokal,

den Staffellandesmeisterschaftspokal,

den Jugendstaffellandesmeisterschaftspokal,

den Schuljugendstaffellandesmeisterschaftspokal,

den Volksschuljugendstaffellandesmeisterschaftspokal.

War das nicht kolossal?

(O. Döring, Quelle unbekannt)

Lyrik: Liebesgedichte zum Vorlesen   Zum Vorlesen

Ich trat in mein Zimmer

Die Fenster standen weit auf,

draußen schien die Sonne.

Wie wunderbar!

Aus tiefstem, köstlichstem,
noch taublättrigem Dunkelgrün,

schimmernd,

mitten im schattenkühlen Raum,

Rosen!

Ein ganzer Strauß!

Weiße, gelbe, lichtbraune, rote,

zarte, blasse, rührend rosaknospende,

fast schwarzblau samtschwer schillernde

und traumhaft feurig lodernde
aus wildem, prächtigstem Orange!

Langsam,

zauberisch, wie gebannt,

zog es mich näher.

Ach, wie das duftete! Wie das wohltat!

Und ich stellte das Glas wieder auf meinen
Schreibtisch.

Dort steht es nun,

funkelnd, farbigst, märchenschön,

und in alles, was ich schreibe, sinne und
träume,

heimlich,

fällt sein lieber Schein!

(A. Holz, gekürzt, in Wolf u. Aderhold 1983)

Noch nie,

seit die Welt besteht,

hatte einem vom Weibe Geborenen

Irdisches

so

seelenvoll geschmeckt!

An einem krisselig ovalen,

schillerig opalen,

wunderschön orangegelb gefüllten

Zuckergusskringel von unserem
Weihnachtsbaum,

dem schlecker-lecker allerletzten,

mit seinem hellichten, rührenden,

drollig verschiebbaren Luftbläschen,

pietätvoll,

wollte sich keiner mehr

vergreifen.

Edelmütig und wohlwollend satt

schob ihn

einer dem anderen zu.

Beinahe,

es fehlte wirklich nicht viel,

hätten wir uns ...um ihn gekabbelt!

Endlich

losten wir ihn aus.

Du ...gewannst ihn.
Ich ...musste ihn aufessen!

(A. Holz, gekürzt, in Wolf u. Aderhold 1983)

Prosodie

© Springer-Verlag GmbH Deutschland, ein Teil von Springer Nature 2018
U. Bergauer, S. Janknecht, *Praxis der Stimmtherapie*
https://doi.org/10.1007/978-3-662-57655-7_7

7.1 Grundlagen

Die Prosodie war bereits bei allen bisherigen Satz-, Vers- und Textbeispielen von Bedeutung. In diesem Kapitel soll jedoch ausführlich darauf eingegangen werden.

> **Definition**
>
> Unter Prosodie versteht man die verschiedenen musikalischen Akzente, die beim Sprechen gesetzt werden. Dazu gehören klangfarbliche Merkmale, Sprechtempo, Lautstärke, Betonungsschwerpunkte sowie der Einsatz von Sprechpausen. Diese Akzente sind neben der Artikulation für das Verständnis einer Aussage von wesentlicher Bedeutung.

Die Prosodie ist somit zum einen als Element der **Rhetorik** zu verstehen. Rhetorik ist die Lehre der Redekunst, die Lehre von der wirkungsvollen, kunstvollen Rede. Neben Mimik und Gestik drückt der Sprecher bzw. Vorleser nämlich auch durch den bewussten Einsatz musikalischer Akzente eine innere Dynamik, eine bestimmte Stimmung aus und gestaltet den vorgetragenen Text somit für den Zuhörer. Für diese Gestaltung ist sowohl die Absicht des Sprechers als auch die Situation ausschlaggebend (▶ s. hierzu auch S. 232, »Einen Vortrag halten«).

Zum anderen weist jede Stimme selbstverständlich auch im Alltagsgespräch, bei der **alltäglichen verbalen Kommunikation** ganz charakteristische prosodische Merkmale auf, und Melodiebewegung, Klangfarbe, Lautstärke und Pausengestaltung wirken sich gleichzeitig auf Atmung und Artikulation aus. Im Alltag werden musikalische Akzente meist unbewusst eingesetzt; sie geben u. a. Aufschluss über die momentane psychische und emotionale Verfassung des Sprechers.

Dieser letzte Aspekt, sozusagen die »Alltagsprosodie«, ist für die logopädische Praxis der entscheidende, und die Übungen in diesem Kapitel zielen letztendlich darauf ab, dass die mit Hilfe vorgegebener Texte erarbeiteten Elemente später auf das freie Sprechen im Alltag übertragen werden können.

7.2 Sprichwörter: Prosodie

» In jeder schönen Rede liegt verborgen eine Melodie (Cicero in Gundermann 1994). «

» Sprache ist lautliche Ausdrucksbewegung für unser Fühlen, Wollen und Denken (Nadoleczny 1926). «

» Jede Regung des Gemüts hat von Natur ihren charakteristischen Ausdruck in Miene, Tonfall und Gebärde. Sie bieten sich dem Redner, wie dem Maler seine Farben, zur Abwechslung an (Cicero in Gundermann 1994). «

» Der Ton macht die Musik (deutsches Sprichwort). «

7.3 Befundung der Prosodie

Jede Sprechstimme weist bestimmte prosodische Merkmale auf. Dabei lassen sich drei Arten der Akzentuierung differenzieren (vgl. Wirth 1994):
- melodischer Akzent,
- dynamischer Akzent,
- temporaler Akzent.

7.3.1 Melodischer Akzent (Melodie)

Der melodische Akzent bezeichnet die Veränderungen der Stimmlage innerhalb einzelner Wörter, Silben oder Sätze. Physikalisch betrachtet handelt es sich hierbei um den Verlauf der Grundfrequenz sprachlicher Klänge.

Normalerweise ist beim Sprechen ein gleitendes Schwanken der Stimmlage zu beobachten. Dieses Schwanken äußert sich als Satzmelodie, Klangfarbe, tonale Gestaltung bzw. Tonbewegung und verleiht der Aussage den gewünschten Nachdruck.

Der melodische Akzent beeinflusst den emotionalen Ausdruck der Sprache und umgekehrt. So ist die Stimmelodie bei **Freude** oft lebhaft; bei **Trauer** sind häufig eine tiefe Tonlage und eine schwache Stimmelodie vorherrschend. **Monotonie** ist die am häufigsten zu beobachtende negative Veränderung der Stimmelodie.

Prüfung

Die Prüfung der prosodischen Merkmale einer Sprechstimme erfolgt im freien Gespräch mit dem Patienten bzw. durch Vorlesen eines Texts oder Vortragen eines Gedichts. Dies gilt für **alle drei Arten** der Akzentuierung.

Beurteilung

Beim melodischen Akzent lassen sich folgende Erscheinungsformen unterscheiden:
- melodiös, lebhaft, unauffällig;
- übersteigert, unruhig;
- unmelodiös, ausdruckslos (monoton).

7.3.2 Dynamischer Akzent (Dynamik)

Unter dynamischem Akzent versteht man die Veränderungen der Lautstärke beim Sprechen. Physikalisch betrachtet handelt es sich hierbei um den Verlauf des Schalldrucks bzw. der Schallintensität sprachlicher Klänge. Dynamik bezeichnet also Lautstärke und Lautstärkewechsel sowie Betonung und Betonungswechsel.

Generell nimmt die Lautstärke bei hervorzuhebenden Silben zu. In der deutschen Sprache ist die Hauptsilbe des Wortes durch den stärksten dynamischen Akzent gekennzeichnet.

Mit Hilfe dynamischer Akzente werden beim Sprechen also bestimmte Wort- und Satzteile bzw. auch ganze Phrasen hervorgehoben. Betonte Elemente werden sowohl höher als auch lauter.

Prüfung

s. »Melodischer Akzent (Melodie)«.

Beurteilung

Beim dynamischen Akzent lassen sich folgende Ausprägungen unterscheiden:
- normal, angemessen;
- übertrieben, lautstark;
- leise, verhalten, eingeschränkt.

7.3.3 Temporaler Akzent (Tempo)

Unter temporalem Akzent versteht man den Sprechrhythmus und die Sprechgeschwindigkeit, die durch die jeweilige Tonlänge, d. h. durch den Wechsel zwischen langen und kurzen Silben bzw. Wörtern, und durch die Länge der Pausen bestimmt werden.

Bei der Erzeugung lautsprachlicher Zeichen liegt die Norm bei 4–5 Silben/s. Dieser Wert ist abhängig von Sprecher, Situation und emotionaler Grundhaltung. Meist wird zu schnell, mit zu wenig Pausen gesprochen.

Prüfung

s. »Melodischer Akzent (Melodie)«.

Beurteilung

Die Beurteilung des temporalen Akzentes umfasst drei Kategorien:
- Tempo:
    - normal, angemessen,
    - langsam, bedächtig;
    - hastig, schnell, unruhig.
- Pausen:
    - normal;
    - zu kurz, zu lang;
    - zu häufig, zu selten.
- Rhythmus:
    - natürlich, fließend;
    - unflüssig, stockend, gehemmt.

7.4 Übungen: Prosodie

7.4.1 Aufbau und Zusammenstellung

Ausgehend vom Prinzip »vom Leichten zum Schweren« sind auch hier die Übungsbeispiele zusammengestellt.

Die Gedichte erleichtern durch Versmaß und inhaltliche Besonderheiten den Einstieg in die kreative Sprachgestaltung. Die Dialoge ermöglichen durch die Rollenverteilung eine differenzierte Sprachgestaltung. Die Fabeln können nach dem Vorlesen auch zum Nacherzählen verwendet werden. Die Anekdoten und Prosatexte, die das Kapitel beenden, vereinen alle diese Aspekte.

7.4.2 Hinweise zu den Übungen

Die verschiedenen literarischen Gattungen bzw. Textformen der sich im Übungsteil anschließenden Texte sollen im Folgenden vorab kurz definiert und erläutert werden, und zwar in der Reihenfolge, in der sie in den Übungen vorkommen:

- **Lyrik** ist ein subjektiver Ausdruck der Empfindung und des Gedankens, gekennzeichnet durch Rhythmus, Sprachkunst, Bildkraft und (häufig) durch Reim. **Vers** bezeichnet die einzelne Zeile eines Gedichts, die aus einer Reihe von betonten (Hebungen) und unbetonten (Senkungen) Takten oder Versfüßen (Silben) besteht und im Schriftbild durch den Zeilenschluss begrenzt ist.
- **Prosa** ist das Ausdrucksmittel bestimmter, oft betont realistischer Dichtungsformen. Im Gegensatz zur Lyrik ist Prosa nicht durch Reim oder Metrik gebundene Rede. Die Einbeziehung der Prosadichtungen in die Übungen dient als Vorbereitung für die »freie Rede«.
- Ein **Dialog** ist ein Zwiegespräch (Wechselrede). Dialoge, die von einer einzelnen Person vorgetragen werden, sind schwierig zu gestalten, da sie beim Hin- und Herwechseln zwischen den jeweiligen Rollen eine starke emotionale Beteiligung voraussetzen.
- Eine **Fabel** ist eine Erzählung in Vers oder Prosa, in der menschliche Verhältnisse, Fähigkeiten und Eigenschaften auf die Natur (Pflanzen, Steine, bes. Tiere) mit erzieherischer Absicht übertragen werden.
- **Anekdoten** sind knappe, oft in einer Pointe gipfelnde Erzählungen über seltsame oder heitere Erlebnisse oder Aussprüche historischer Persönlichkeiten.
- **Aphorismen** sind geistreich oder anregend formulierte Aussagen über Mensch und Gesellschaft in Form kurzer Prosasätze.

Beim **Rezitieren** der Texte des folgenden Übungsteils sollte folgendes beachtet werden:

Rezitieren meint sowohl Vortragen als auch Interpretation und Gestaltung eines literarischen Textes. Daher sollte der Text zur Vorbereitung zunächst einige Male durchgelesen und dabei auf Form und Inhalt geachtet werden. Anschließend sollte man den Text dann mehrmals laut lesen und sich mit den Worten vertraut machen, hineinhören und den Inhalt entsprechend stimmlich und sprachlich gestalten.

Beim Vortragen ist es wichtig, den Text mit Gefühl und innerer Anteilnahme mitzuerleben. Dieses Erleben und Einfühlen erfordert Fantasie, die dann wiederum in sprachlichen Ausdruck umgesetzt werden muss. Bei den Übungen sind daher nicht nur Betonungen, sondern auch Steigerungen und Übertreibungen erlaubt (d. h., mit Intention üben!).

Einen Vortrag halten

Beim Vortragen einer Rede oder eines Referats sollte auf eine gute Körperhaltung geachtet werden. Die eutone Haltung bewirkt eine gleichmäßige tiefe Atmung, die nicht beengt und eingeschnürt ist. Dies unterstützt eine freie, tragfähige Stimme. Für den Redner ist es hilfreich, folgende *Regeln* zu beachten (vgl. Zehetmeier 1986):

- Man spricht leichter im Stehen als im Sitzen.
- Der Kopf sollte nicht gesenkt sein, dadurch drückt man nur den Kehlkopf zusammen und macht den Hals eng.
- Die Textvorlage sollte lieber in die Hand genommen und so hoch gehalten werden wie nötig.
- Das Kinn sollte immer leicht angehoben sein, d. h. der Kopf sollte sich in seiner natürlichen Haltung befinden.
- Man sollte mit beiden Beinen gleichmäßig fest auf dem Boden stehen, um Basis und Halt zu haben.
- Es gibt sehr viele Dozenten, die inhaltlich wichtige und informative Darstellungen vermitteln könnten, aber an der sprachlichen, rhetorischen Gestaltung ihres Vortrags scheitern. Deshalb: Blickkontakt zur Hörerschaft halten und auf die Prosodie, d. h. auf Tempo, Pausen, Melodie und Lautstärke, achten.

❯ »Die Aufmerksamkeit des Zuhörers
steht in direktem Zusammenhang mit
der Sprechweise des Vortragenden«
(Coblenzer 1987).

Einstiegsübungen

Folgende Übungen zur Lautstärkedifferenzierung
und zu verschiedenen Spannungsstufen (Beispiele
aus der Schule) sollten im Vorfeld durchgeführt
werden (Zacharias 1967):

- Geringe Spannung, gedämpfte Lautstärke,
  deutliche Artikulation,
  Vorstellungshilfe: Lesen oder Sprechen mit
  Intention zu einer Schulklasse (oder auch zu
  einer Einzelperson), leise und verhalten.

> »Ihr seid jetzt einmal sehr leise!«
> »Nun hört mir einmal ganz genau zu!«

- Normale Spannung, mittlere Lautstärke, **deutliche Artikulation**.
  - Vorstellungshilfe: mittellautes Sprechen vor
    der Schulklasse, ohne großen Lärmpegel.

> »Ich möchte niemanden mehr schwatzen
> hören!«
> »Schlagt die Lesebücher Seite 99 auf!«

- Starke Spannung, Rufton, große Lautstärke (Beachtung der mittleren Sprechtonlage),
  überdeutliche Artikulation.
  - Vorstellungshilfe: lautes Sprechen in einer
    Aula oder Turnhalle, mit vielen Zuhörern
    und Nebengeräuschen.

> »Türen schließen, habe ich gesagt!«
> »Bitte klassenweise antreten!«

Bei diesen Übungen kann auch jedesmal der gleiche Text verwendet werden, so dass ein Vergleich
zwischen Stimmqualität, Sprechstimmlage und
Lautstärke möglich ist.

Satzebene

Bei der folgenden Übung mit einzelnen Sätzen aus
der Alltagssprache sollte der Patient jeweils unterschiedliche Betonungen ausprobieren und emotionale Äußerungen erkennen und ausdrücken. Dabei
ist von den drei genannten Akzentuierungsarten
(melodisch, dynamisch, rhythmisch) besonders auf
Lautstärke und Betonung zu achten.

> Du bist ein feiner Kerl.
> Wir hatten einen wunderschönen Urlaub.
> Du siehst ja richtig erholt aus.
> Es war wieder mal ein köstliches Essen.
> Du kannst mit deiner Leistung zufrieden sein.
> Das ist ja eine schöne Geschichte.
> Hätten Sie das gedacht?
> Das war ja ein schöner Reinfall.
> Interessiert Dich das nicht?
> Das ist ja ganz unmöglich.
> Das kann doch gar nicht wahr sein.
> Haben Sie das schon mal gehört?
> Wer kennt sich da schon aus.
> Du kommst uns ja gerade recht.
> So haben wir uns das nicht vorgestellt.
> Wenn man das nur wüsste.
> Das ist ja eine Unverschämtheit.
> Das wollen wir gar nicht erst einführen.
> Das wird genau und ausführlich besprochen.

Lyrik

Die Auswahl und Zusammenstellung der Gedichte folgt den thematischen Schwerpunkten Zeit/
Jahreszeiten, Gesundheit, Konzertbesuch und Ver-
schiedenes. Vielleicht regt diese Auswahl dazu an,
im eigenen Bücherschrank (oder auch im Litera-
turverzeichnis dieses Buches) nachzuschauen und
selbst neue Übungsbeispiele auszuwählen.

Themenkreis Zeit/Jahreszeiten

Die Zeit, die alte Urschel,
hinterrücks immer geschäftig, huscht sie
geräuschlos vorüber in ihren Filzschuhen,
den Haarbesen in der Hand.
Ich dreh mich um – sieh da!
Ein ganzer Winter voller Schnee,
ein Frühling samt Veilchen und Nachtigallen,
ein Sommer mit seinen Gemüsekörben
und Rosensträußen –
es ist alles fein sauber beiseite gekehrt
an den Ort wo geschrieben steht:
»Vergangenheit!
Hier wird Schutt abgeladen.«
(W. Busch 1982)

Die Brüder
Der Weekend traf
den Weekbeginn:
»Guten Morgen!«
»Guten Abend!«
Sie mochten sich anfangs nicht leiden,
Und immer hatte von beiden
Der eine ein unrasiertes Kinn.
Trotz dieser trennenden Kleinigkeit
Lernten sie doch dann sich leiden
Und gingen klug und bescheiden
Abwechselnd durch die Zeit,
Und gaben einander Kraft und Mut,
Und schließlich waren die beiden
Nicht mehr zu unterscheiden.
Und so ist es gut.
(J. Ringelnatz o. J.)

»Sie faule verbummelte Schlampe!«
Sagte der Spiegel zur Lampe.
»Sie altes, schmieriges Scherbenstück!«
Gab die Lampe dem Spiegel zurück.
Der Spiegel in seiner Erbitterung
Bekam einen ganz gewaltigen Sprung.
Der zornigen Lampe verging die Puste.
Sie fauchte, rauchte, schwelte und rußte.
Das Stubenmädchen ließ beide in Ruhe.
Und doch: Ihr schob man die Schuld in die Schuhe.
(J. Ringelnatz o. J.)

Ich wünsche Dir Zeit.

Ich wünsche Dir nicht alle möglichen Gaben.

Ich wünsche Dir nur, was die meisten
nicht haben:

Ich wünsche Dir Zeit, Dich zu freu'n
und zu lachen.

Und wenn Du sie nützt, kannst Du etwas draus
machen.

Ich wünsche Dir Zeit für Dein Tun und
Dein Denken,

nicht nur für Dich selbst, sondern auch
zum Verschenken.

Ich wünsche Dir Zeit, nicht zum Hasten
und Rennen,

sondern die Zeit zum Zufriedenseinkönnen.

Ich wünsche Dir Zeit, nicht nur so zum
Vertreiben.

Ich wünsche, sie möge Dir übrigbleiben

als Zeit für das Staunen und Zeit für Vertrau'n,

anstatt nach der Zeit, der Uhr nur zu schau'n.

Ich wünsche Dir Zeit, nach den Sternen
zu greifen,

und Zeit, um zu wachsen, das heißt,
um zu reifen.

Ich wünsche Dir Zeit, zu Dir selber zu finden,

jeden Tag, jede Stunde als Glück zu empfinden.

Ich wünsche Dir Zeit, auch um Schuld
zu vergeben.

Ich wünsche Dir: *Zeit zu haben zum Leben.*

(E. Michler 1997)

Er ist's

Frühling lässt sein blaues Band

wieder flattern durch die Lüfte;

süße, wohlbekannte Düfte

streifen ahnungsvoll das Land.

Veilchen träumen schon,

wollen balde kommen.

– Horch, von fern ein leiser Harfenton!

Frühling, ja du bist's!

Dich hab ich vernommen!

(E. Mörike in Echtermeier v. Wiese 1986)

Frühling wird es wieder

Von dem Schnee noch halb verdeckt

leise sich ein Blümlein reckt,

Sonne scheint hernieder.

Wie es tropft, wie es taut!

Blumen blühn, wohin man schaut:

Frühling wird es wieder!

(E. Friemers in Preu u. Stötzer 1985)

Also doch ...

Wenn der holde Frühling lenzt,

Und man sich mit Blumen kränzt,

Wenn man sich mit festem Muth

Schnittlauch in das Rührei tut,

Kreisen durch des Menschen Säfte

Neue, ungeahnte Kräfte.

Jegliche Verstopfung weicht,

Alle Herzen werden leicht,

Und das meine fragt sich still:

»Ob mich dies Jahr einer will ...?«

(F. Kempner in K. Waller 1990)

Mai

Die Nachtigall, sie war entfernt,

Der Frühling lockt sie wieder;

Was Neues hat sie nicht gelernt.

Singt alte, liebe Lieder.

(J. W. v. Goethe in Kluge 1910)

Urlaubsabend

Ein Stern, der gibt dem

Himmel einen Punkt.

Ein Liegestuhl am Strand

Kann's kaum erwarten,

und bei der Sonne hat es

längst gefunkt,

sie geht so unter wie auf

Ansichtskarten.

Der Sand, der hält die

Wärme lange fest.

Die Katze macht noch Jagd

auf große Beute.

Dem Liebespaar, das das

Hotel verlässt,

dem sieht man an, es kennt

sich erst seit heute.

Die Fenster gehen schlafen

Licht für Licht,

nur der Hibiskus mag sich

sehen lassen.

Der Kellner im Hotel tut

seine Pflicht

und deckt den Tisch

bereits mit Kaffeetassen.

(M. Frances 1994)

Mittags

So! sagt der Himmel zu der Wiese.

Jetzt legen wir uns auf den Bauch.

Du schreibst noch ein paar Grüße

und ich – ich unterzeichne auch.

Dann aber haben wir genug getan. –

Die Wiese schaut den Himmel an

und sagt: Unendlich lieb ich dich

und ohne dich – was wäre ich.

Der Himmel aber wirft sich weit

über das weiche Wiesenkleid:

Was wäre all mein blaues Mühn,

blieb's ungestillt von deinem Grün.

(Maurer in Wolf u. Aderhold 1983)

Herbst

Rings ein Verstummen, ein Entfärben:

Wie sanft den Wald die Lüfte streicheln,

Sein welkes Laub ihm abzuschmeicheln;

Ich liebe dieses milde Sterben.

Von hinnen geht die stille Reise,

Die Zeit der Liebe ist verklungen,

die Vögel haben ausgesungen,

Und dürre Blätter sinken leise.

Die Vögel zogen nach dem Süden,

Aus dem Verfall des Laubes tauchen

Die Nester, die nicht Schutz mehr brauchen,

Die Blätter fallen stets, die müden.

In dieses Waldes leisem Rauschen

Ist mir, als hör ich Kunde wehen,

Dass alles Sterben und Vergehen

Nur heimlich still vergnügtes Tauschen.

(N. Lenau 1966)

Ein kleines Blatt

Ein kleines Blatt liegt da

und hat nichts vor,

als einfach dazuliegen.

Da kommt der Wind,

hebt es empor,

das kleine Blatt kann fliegen.

(E. F. Regius, Quelle unbekannt)

Erntedank

Es purzeln Äpfel reif und süß

nun prall vom Baum und überdies

ist eingeholt des Sommers Beute.

Nun ist es Herbst, und regnet heute

und sind wir morgen sehr erschreckt,

weil erster Reif den Rasen deckt,

ist es doch Zeit, ganz ohne Klagen

für alles Gute Dank zu sagen,

was uns beschert und nun geborgen

uns schützt vor einer Not von morgen!

Drum Dank für Obst und für Getreide,

für Rüben, für die saft'ge Weide,

für Rettich, Kraut und grüne Bohnen,

für süße Trauben und Melonen,

für Paprika und Artischocken

und vieles mehr, um unerschrocken

und fröhlich auch den nächsten harten

und kalten Winter zu erwarten.

Ist es auch heut schon klar zu sehn,

dass wir ihn glänzend überstehn,

lässt ein Gedanke mir nicht Ruh:

ein bisschen Dank gehört dazu!

(A. Scherf-Clavel 1988)

September

Der Garten trauert,

Kühl sinkt in die Blumen der Regen.

Der Sommer schauert

Still seinem Ende entgegen.

Golden tropft Blatt um Blatt

Nieder vom hohen Akazienbaum.

Sommer lächelt erstaunt und matt,

In den sterbenden Gartentraum.

Lange noch bei den Rosen

Bleibt er stehen, sehnt sich nach Ruh.

Langsam tut er die großen,

Müdgewordenen Augen zu.

(H. Hesse 1996)

Neujahrsnacht

Diese Nacht ist ein Fluss.

Mein Bett ist ein Kahn.

Vom alten Jahr stoße ich ab.

Am neuen lege ich an.

Morgen spring ich an Land.

Dies Land, was ist's für ein Ort?

Es ist keiner, der's weiß.

Keiner war vor mir dort.

(J. Guggenmos 1975)

Die Sorglichen

Im Frühling, als der Märzwind ging,
als jeder Zweig voll Knospen hing,
da fragten sie mit Zagen:
Was wird der Sommer sagen?

Und als das Korn in Fülle stand,
in lauter Sonne briet das Land,
da seufzten sie und schwiegen:
Bald wird der Herbstwind fliegen.

Der Herbstwind blies die Bäume an
und ließ auch nicht ein Blatt daran.
Sie sahn ihn an: Dahinter
kommt nun der böse Winter.

Das war nicht eben falsch gedacht,
der Winter kam auch über Nacht.
Die armen, armen Leute,
was sorgen sie nur heute?

Sie sitzen hinterm Ofen still
und warten, ob's nicht tauen will,
und bangen sich und sorgen
um morgen.
(G. Falke in Reiners 1995)

Themenkreis Gesundheit

Der Kehlkopf

Ein Kehlkopf litt an Migräne
und schrie wie eine Hyäne,
er schrie sich wund.
Doch als ihm niemand zu Hilfe kam
und niemand sein Geschrei vernahm,
war er auf einmal ...gesund.
(J. Ringelnatz 1996)

Die Kniekehle

Die Kniekehle fühlt sich zurückgesetzt,
denn während das Menschengeschlecht
aus voller Kehle stöhnt und schwätzt,
ist sie nur des Kniees Knecht.
Wie gerne möchte sie artikulieren,
sie hat dazu triftigen Grund.
Das empfindliche Knie, mit dem wir spazieren,
ist oftmals nicht gesund.
Als ob nicht auch ihre Sehnen sich sehnten,
von ihren Qualen zu klagen,
die sie mit diesem am meisten verwöhnten
aller Gelenke ertragen.
Doch hat die Natur es nicht gewollt,
dass auch noch die Kniekehle sprechen sollt,
und sie tröstet sich in ihrer Stummheit
Reden ist Silber, Schweigen ist Gold!
Und das meiste Gerede ist Dummheit.
(R. Reiners o. J.)

Ein Schnupfen saß auf der Terrasse,
auf dass er sich ein Opfer fasse
und stürzt alsbald mit großem Grimm
auf einen Menschen namens Schrimm.
Paul Schrimm erwidert prompt:
»Pitschü!«
und hat ihn drauf bis Montag früh.
(Chr. Morgenstern 1986)

Versagen der Heilkunst

Ein Mensch, der von der Welt Gestank
Seit längrer Zeit schwer nasenkrank,
Der weiterhin auf beiden Ohren
Das innere Gehör verloren,
Und dem zum Kotzen ebenfalls
Der Schwindel raushängt schon zum Hals,
Begibt sich höflich und bescheiden
Zum Facharzt für dergleichen Leiden.
Doch meldet dieser als Befund,
Der Patient sei kerngesund,
Die Störung sei nach seiner Meinung
Nur subjektive Zwangserscheinung.
Der Mensch verlor auf dieses hin
Den Glauben an die Medizin.
(E. Roth 1990)

Vorschnelle Gesundung

Ein Mensch, der lange krank gewesen,
Ist nun seit Jahr und Tag genesen,
Bewegt sich fröhlich in der Stadt,
Darin er viel Bekannte hat.
Doch jedermann, der ihn erblickt,
Ist höchst erstaunt, ja, er erschrickt:
»Was?« ruft er und sucht froh zu scheinen,
»Sie sind schon wieder auf den Beinen?
Ich dachte doch ...ich hörte neulich ...
Na, jeden Falles – sehr erfreulich!«
Er zeigt zu Diensten sich erbötig,
Die Gottseidank jetzt nicht mehr nötig,
Und ärgert sich im tiefsten Grund
Darüber, dass der Mensch gesund,
Statt auszuharren still im Bette,
Bis er – vielleicht – besucht ihn hätte.
(E. Roth 1990)

Themenkreis Konzertbesuch

Moderne Sinfonie

Droben sitzet die Kapelle,
festlich und gestimmt sind sie.
Schon ertönt die dritte Schelle-
gleich beginnt die Sinfonie.
Nun wird's stille; denn es zeigt sich
der Maestro, wohlbefrackt,
steigt aufs Podium, verneigt sich,
dreht sich um und schlägt den Takt.
Geiger geigen, Bläser blasen,
Pauker pauken, Harfe harft-
alle Noten dieses Werkes
werden schonungslos entlarvt ...
Droben schwitzet die Kapelle,
auch der Dirigent hat's satt!-
Morgen können wir dann lesen,
ob es uns gefallen hat ...!

(H. Erhardt 1984)

Die Sängerin

Reihen, Stühle, braune, harte.
Eintritt gegen Eintrittskarte.
Damen viel. Vom Puder blasse.
Und Programme an der Kasse.
Einer drückt. Die erste Glocke.
Sängerin rückt an der Locke.
Leute strömen. Manche kenn ich.
Garderobe fünfzig Pfennig.
Wieder drückt man. Zweite Glocke.
Der Begleiter glättet Socke.
Kritiker erscheint und setzt sich.
Einer stolpert und verletzt sich.
Sängerin macht mi-mi-mi.
Impresario tröstet sie.
Dritte Glocke. Schrill und herrisch.
Sie erscheint. Man klatscht wie närrisch.
Jemand reicht ihr zwei Buketts.
Dankbarkeit für Freibilletts.
Und sie zuckt leis mit den Lippen.
Beugt sich vor, als wollt sie kippen.
Nickt. Der Pianist macht Töne.
Sängerin zeigt weiße Zähne.
Öffnet zögernd dann den Mund.
Erst oval. Allmählich rund.
Und – mit Hilfe ihrer Lungen
hat sie hoch und laut gesungen.
Sie sang Schumann, Lincke, Brahms.
Der Beginn war acht Uhr ahms.
Und um elf geht man dann bebend,
aber froh, dass man noch lebend,
heimwärts. Legt sich müde nieder.-
Morgen singt die Dame wieder.

(H. Erhardt 1984)

Marionettenballade

———————————————→

Junger Mann	reich und schön
wollte die	Welt besehn ...
Schließlich nach	Hin und Her
stieß er ans	Mittelmeer.
Spanien und	Griechenland –
fabelhaft	intressant!
Luft und Meer	blau durchstrahlt,
wie das so	Böcklin malt.
Pinienhain.	Säulenrest.
Strandhotel:	Wanzennest!
Sonnenglut.	Dunkler Wein.
Gräßlich: Al-	lein zusein!
Mutig! Denkt	junger Mann.
Spricht darauf	Dame an.
Er wird rot.	Dame lacht:
Bitte schön!	Abgemacht!
Glücklich küsst	er die Hand:
Zimmer? Nein!	Meeresstrand!
Beide sind	sehr verliebt.
Nur die Frau	denkt betrübt:
Wenn das mein	Mann erfährt –
Kommt auch schon!	Hoch zu Pferd!
Junge Frau	hüpft ins Meer.
Ehemann	hinterher.
Junger Mann	ist verstört:
Findet das	unerhört ...
Wer das ge-	sehen hat,
der hat das	Leben satt ...
Nahm er sein	Schieß gewehr –
Junger Mann	lebt nicht mehr ...

(E. Kästner 1959)

Dialoge

Nein

V Kennen Sie meinen Schwager?

B Nein!

V Den kennen Sie nicht?

B Nein!

V So. Ich habe geglaubt, Sie kennen ihn?

B Nein!

V Überhaupt nicht?

B Nein!

V Gesehen haben Sie ihn auch nicht?

B Nein!

V Aber Sie wissen doch, dass ich einen Schwager hab?

B Nein!

V Ja, was is des?

B Nein!

V Was, nein – möchten Sie meinen Schwager kennenlernen?

B Nein!

V Meine Schwägerin auch nicht?

B Nein!

V Haben Sie auch einen Schwager?

B Nein!

V Schwägerin auch nicht?

B Nein!

V Geschwister auch nicht?

B Nein!

V Zwillinge?

B Nein, nein!

V Haben Sie Kinder?

B Nein!

V Wie viele?

B Nein!

(K. Valentin 1983)

7

Geigen und Trompeten

Sie   Karl-Heinz …

Er   Ja …

Sie   Können Geiger eigentlich nur geigen und Trompeter nur blasen?

Er   Mja …

Sie   Ist das nicht sehr eintönig?

Er   Musiker sind mit ihren Instrumenten verheiratet …

Sie   Aber sie könnten doch auch mal mit den Instrumenten
      ihrer Kollegen spielen …

Er   Theoretisch schon …

Sie   Praktisch auch …

Er   Meinetwegen kann ein Trompeter auch mal praktisch in eine Geige blasen …

Sie   Ich möchte, dass du meine Frage ernst nimmst!

Er   Ja …

Sie   Warum sagst du dann, es wäre praktisch, in eine Geige zu
      blasen?!

Er   Ich habe gesagt, es wäre möglich …

Sie   Es wäre nämlich einfach unpraktisch …

Er   Es wäre unpraktisch, aber nicht unmöglich …

Sie   Kein Geiger würde einen Trompeter in seine Geige blasen lassen …

Er   Neinnein …aber theoretisch wäre es natürlich möglich …

Sie   … aber praktisch eben nicht!

Er   Wenn ein Trompeter in eine Geige bläse, dann bliese er praktisch …
      wenn er theoretisch bliese …dann bläse er nicht!

Sie   Er bläst also nur, wenn er praktisch bliese …

Er   Ja, aber ein Trompeter bläst nun mal nur theoretisch in eine Geige!?

▼

Sie   Warum gibst du nicht einfach zu, dass ein Trompeter niemals in eine Geige bläst?

Er   Mein Gott, weil ein Trompeter theoretisch in eine Geige blasen könnte, auch wenn er praktisch dazu keine Gelegenheit hät…tee!

Sie   Also, ich gehe in kein Konzert mehr, wenn ich darauf gefasst sein muss, dass plötzlich ein Trompeter – theoretisch oder praktisch – in eine Geige bliese.

Er   Liebchen, kein Trompeter wird je in eine Geige blasen …

Sie   Ach, auf einmal …!

(Loriot 1986)

Feierabend

Sie   Hermann ...

Er   Ja ...

Sie   Was *machst* du da?

Er   Nichts ...

Sie   Nichts? Wieso nichts?

Er   Ich *mache* nichts ...

Sie   Gar nichts?

Er   Nein ... (Pause)

Sie   Überhaupt nichts?

Er   Nein ... Ich *sitze* hier.

Sie   Du *sitzt* da?

Er   Ja ...

Sie   Aber irgendwas *machst* du doch?

Er   Nein ... (Pause)

Sie   *Denkst* du irgendwas?

Er   Nichts Besonderes ...

Sie   Es könnte ja nicht schaden, wenn du mal etwas *spazierengingest* ...

Er   Nein nein ...

Sie   Ich bringe dir deinen Mantel ...

Er   Nein danke ...

Sie   Aber es ist zu kalt ohne Mantel ...

Er   Ich gehe ja nicht *spazieren* ...

Sie   Aber eben wolltest du doch noch ...

Er   Nein, *du* wolltest, dass ich spazieren gehe ...

Sie   Ich? *Mir* ist es doch völlig egal, ob *du* *spazieren*gehst ...

Er   Gut ...

Sie   Ich meine nur, es könnte dir nicht schaden, wenn du mal *spazierengehen* würdest ...

Er   Nein schaden könnte es nicht ...

Sie   Also was willst du denn nun?

Er   Ich möchte hier *sitzen* ...

Sie   Du kannst einen ja wahnsinnig machen!

Er   Ach ...

▼

Sie   Erst willst du spazierengehen ...dann wieder nicht ...dann soll ich deinen Mantel holen ...dann wieder nicht ...was denn nun?

Er   Ich möchte hier sitzen ...

Sie   Und jetzt möchtest du plötzlich da sitzen ...

Er   Gar nicht plötzlich ... ich wollte immer nur hier sitzen ... und mich entspannen ...

Sie   Wenn du dich wirklich entspannen wolltest, würdest du nicht dauernd auf mich einreden ...

Er   Ich sag ja gar nichts mehr ... (Pause)

Sie   Jetzt hättest du doch mal Zeit, irgendwas zu tun, was dir Spaß macht ...

Er   Ja ...

Sie   Liest du was?

Er   Im Moment nicht ...

Sie   Dann lies doch mal was ...

Er   Nachher, nachher vielleicht ...

Sie   Hol dir doch die Illustrierten ...

Er   Ich möchte erst noch etwas hier sitzen ...

Sie   Soll ich sie dir holen?

Er   Nein-nein, vielen Dank ...

(Loriot 1986, gekürzt)

Hör auf damit

Sie   hör auf damit

Er   hör doch du auf damit

Sie   wie soll ich damit aufhören wenn ich es gar nicht tue

Er   du hast damit angefangen

Sie   und du sollst damit aufhören

Er   wie soll ich damit aufhören wenn ich es gar nicht tue

Sie   glaub ja nicht dass ich dir das durchgehen lasse

Er   was durchgehen lasse?

Sie   diesmal kommst du mir da nicht so leicht raus

Er   woraus denn?

Sie   stell dich bloß nicht so dumm

Er   nichts liegt mir ferner

Sie   Schluss damit

Er   ich tu ja gar nichts

Sie   lass das

Er   was denn?

Sie   hör endlich auf damit

Er   womit?

Sie   damit

Er   womit?

Sie   das weißt du ganz genau

Er   leider nein

Sie   leider nein

Er   ich werd jetzt schlafen

Sie   du bist nie wach gewesen.

(R. D. Laing 1994)

Fabeln

Der Dornstrauch

»Aber sage mir doch«, fragte die Weide den Dornstrauch, »warum Du nach den Kleidern des vorbeigehenden Menschen so begierig bist. Was willst Du damit? Was können sie Dir helfen?«

»Nichts«, sagte der Dornstrauch. »Ich will sie ihm auch nicht nehmen, ich will sie ihm nur zerreißen!«

(G. E. Lessing in Neckermann 1986)

Der Schuh und der Pantoffel

Ein Schuh mit einer Schnalle redete einen Pantoffel, der neben ihm stand, also an: »Lieber Freund, warum schaffst Du Dir nicht auch eine Schnalle an? Es ist eine vortreffliche Sache!«

Darauf versetzte der Pantoffel: »Ich weiß in Wahrheit nicht einmal, wozu die Schnallen eigentlich nützen!«

»Die Schnallen«, rief der Schuh hitzig aus, »wozu die Schnallen nützen? Das weißt Du nicht? Ei, mein Himmel, wir würden ja gleich im ersten Morast steckenbleiben.«

»Ja, liebster Freund«, antwortete der Pantoffel, »ich gehe nicht in den Morast.«

(G. C. Lichtenberg in Neckermann 1986)

Der Hamster und die Ameise

»Ihr armseligen Ameisen«, sagte ein Hamster. »Verlohnt es sich der Mühe, dass ihr den ganzen Sommer arbeitet, um so weniges einzusammeln? Wenn ihr meinen Vorrat sehen solltet!« –

»Höre«, antwortete eine Ameise, »wenn er größer ist, als du ihn brauchst, so ist es schon ganz recht, dass die Menschen dir nachgraben, deine Scheuern ausleeren und dich deinen räuberischen Geiz mit dem Leben büßen lassen.«

(G. E. Lessing in Fabeln über Tiere, o. J.)

Der Storch und die Amsel

Ein Storch sagte zu einer Amsel: »Das ist ja ganz nett, was du da singst, aber ein bisschen langweilig. Kein Wunder, du erlebst ja auch nichts. Man merkt es deinen Liedern eben an, dass du die weite Welt nicht kennst.

Tag für Tag hockst du in deinem Gestrüpp, auf deinem Kirschbaum oder deiner Wiese. Und dann singst du das Lied vom hohen Baum, das vom fetten Regenwurm oder das von den Kindern im Nest. Was dir fehlt, sind neue Eindrücke. Wie würdest du erst singen, wenn du weite Reisen machtest wie ich!

Frankreich und die hohen Pyrenäenberge, Orangenwälder am Tajofluss in Spanien, das blaue Mittelmeer, das Atlasgebirge, Wüsten und Seen, Urwälder und riesige Tiere in Afrika! Das müsstest du alles sehen, was meinst du, wie das deiner Kunst zugute käme!«

»Ja«, stimmte die Amsel zu, »es ist schön, etwas von der Welt zu sehen. Du bist doch ein großer Weltreisender, kannst du mir nicht einmal etwas vorsingen von deinen Erlebnissen?«

»Gewiss! Gib acht, jetzt singe ich das Lied von der Meerenge zu Gibraltar!«

Und der Storch legte den Kopf in den Nacken und sang:

klapp klapp klapp klapp.

»Weißt du noch ein anderes?« fragte die Amsel.

»Ich weiß noch viele! Hier ist zum Beispiel das Lied von den Volkstänzen, die ich in Andalusien gesehen habe:

klapp klapp klapp klapp!

»Und jetzt«, schloss er, »habe ich Geschäfte am Froschteich. Folge meinem Rat, Kleine!«

Als der Storch weg war, flötete die Amsel ein fröhliches Lied. Die Menschen blieben stehen und hörten zu, so schön und voller Einfälle war es.

Wer singen kann, dem wird alles zum Lied.

Wer es aber nicht kann, der sagt:

klapp klapp klapp,

und hätte er die ganze Welt bereist.

(H. Holthaus, Quelle unbekannt)

Die Schnecke

Eine Schnecke, die an einem Bahndamm wohnte, ärgerte sich alle Tage über einen Schnellzug, der vorbeisauste und sie durch sein wüstes Benehmen in ihrem Geschäft störte.

»Das will ich ihm austreiben!« sagte die Schnecke zu sich selbst, stellte sich zwischen den Gleisen auf und streckte drohend ihre Fühler aus, als sie den Zug in der Ferne auftauchen sah.

»Niederstoßen werde ich ihn«, sagte sie voll grimmen Mutes.

Der Zug kam heran und brauste über die Feindin hinweg. Die Schnecke drehte sich um und sah dem Davoneilenden nach.

»Er hält nicht stand«, sagte sie verächtlich, »er reißt aus, er ist ein Feigling.«

(P. Keller in Thiel 1970)

Anekdoten

Der Dackel des Komponisten **Max Reger** riss, als der Komponist zwischen 1911 und 1914 als Hofkapellmeister in Meiningen wirkte, des öfteren von zu Hause aus, lief ins Theater, wo sein Herrchen war, und blieb dort ruhig unter dem Flügel liegen.

Als Reger mit dem Hofmarschall Meinungsverschiedenheiten bekam, erinnerte sich letzterer, dass Tieren der Zutritt zum Theater untersagt war. Er wies – aus lauter Schikane – den Komponisten schriftlich auf dieses Verbot hin.

Reger antwortete ihm ebenfalls per Brief, er habe seinem Dackel das Schreiben vorgelesen. Das Tier habe auch verständnisvoll geknurrt. Ob es sich aber an die Anweisung halten werde, könne er nicht versprechen.

Als Examinator galt **Sauerbruch** als unerbittlich. Ein Student, der bei ihm wegen allzu großer Wissenslücken zum zweiten Mal durchgefallen war, verkündete voller Wut im Kreis einiger Kommilitonen lauthals: »Ich werde dieses Ekel von einem Professor durch einen Stich mitten ins Herz umbringen.«

Natürlich erfuhr bald auch Sauerbruch von dieser Drohung. Gelassen winkte er ab:

»Keine Angst, der weiß bei seinen mangelhaften Kenntnissen des menschlichen Organismus überhaupt nicht, wo das Herz sitzt.«

(beide in G. v. Turnitz, 1997)

Prosatexte

Die Geschichte mit dem Hammer

Ein Mann will sein Bild aufhängen.

Den Nagel hat er, nicht aber den Hammer. Der Nachbar hat einen. Also beschließt unser Mann, hinüberzugehen und ihn auszuborgen.

Doch da kommt ihm ein Zweifel:

Was, wenn der Nachbar mir den Hammer nicht leihen will?

Gestern schon grüßte er mich nur so flüchtig. Vielleicht war er in Eile. Aber vielleicht war die Eile nur vorgeschützt, und er hat etwas gegen mich. Und was? ich habe ihm nichts angetan; der bildet sich da etwas ein. Wenn jemand von mir ein Werkzeug borgen wollte, ich gäbe es ihm sofort. Und warum er nicht?

Wie kann man einem Mitmenschen einen so einfachen Gefallen abschlagen? Leute wie dieser Kerl vergiften einem das Leben. Und dann bildet er sich noch ein, ich sei auf ihn angewiesen. Bloß weil er einen Hammer hat. Jetzt reichts mir wirklich.

Und so stürmt er hinüber, läutet, der Nachbar öffnet, doch bevor er »Guten Tag« sagen kann, schreit ihn unser Mann an:

»Behalten Sie sich Ihren Hammer, Sie Rüpel!«

(P. Watzlawick 1984)

Die Umgangssprache

Die Umgangssprache ist, wie ihr Name sagt, diejenige Sprachform, die im alltäglichen Umgang der Menschen untereinander angewendet wird.

Sie ist gewissermaßen ein Gerät, eines unter vielen, das dazu hilft, den Ablauf des täglichen Lebens zu erleichtern oder zu ermöglichen. In diesem Zusammenhang erfüllt sie nun zwei Aufgaben.

Erstens dient sie der unmittelbaren Verständigung in praktischen Lebenslagen ...

Zweitens erfüllt sie noch einen ganz anderen Zweck.

Der Mensch hat gerade im täglichen Leben ein starkes Bedürfnis, sein Gemüt zu erleichtern, seinem Ärger, seiner Freude Luft zu machen oder sich einfach auszusprechen.

Dabei kommt es also auf den sachlichen Inhalt seiner Äußerungen gar nicht an, Hauptsache ist, dass sie geeignet sind, seine Erregung abzuleiten. Daher ist diese Sprache gekennzeichnet durch Kraftausdrücke, die sich manchmal immer mehr steigern, durch Übertreibungen und durch Wiederholungen, die natürlich sachlich überflüssig sind, aber der Entladung der Gefühle trefflich dienen.

Genauigkeit der Wortwahl und der Satzfügung ist in keiner Weise erforderlich. Dagegen braucht man gern malerisch anschauliche Wendungen ...

Die beiden Aufgaben, denen die Umgangssprache dient, führen mehrfach zu denselben Formen: einfachste Satzbildung, die nur das Wesentliche ausspricht, und nachlässige Wortwahl, da es auf Genauigkeit entweder nicht ankommt oder die Lage die notwendigen Ergänzungen liefert. Diese Übereinstimmungen erlauben es, von einer einheitlichen Sprachform, eben der Umgangssprache, zu reden.

(W. Porzig in Hopff u. a. 1973)

Also ... das wissen wir ja: Alles ist ungesund, einfach alles.

Atmen ist ungesund – nur bleibt uns ja nun wohl nichts anderes übrig: geatmet werden muss.

Aber in der Sonne sein ist ungesund. Und Eier sind ungesund. Eier sind sogar schädlich, weil die Hühner nicht gesund sind. Gut, wir haben da den Inhaber eines Gärtnereibetriebes aufgetan, der hat freilaufende Hühner (wir kennen jedes persönlich mit Namen), die legen demnach gesunde und glückliche Eier. Wir fahren ab und zu hin und decken uns salmonellenfrei ein.

Auf Steinwolle gezüchtete, künstlich besonnte, bestrahlte Tomaten schmecken scheußlich und sind ...? Richtig! ...ungesund. Wir kennen einen türkischen Laden, da gibt es wunderbar aromatische Baumtomaten. Die kaufen wir.

Als wir noch Fleisch aßen, fuhren wir in die Eifel zum Ökobauern – aber auch glückliche Lämmer und Kälber gewinnt man lieb und mag sie irgendwann nicht mehr essen. Von den anderen, im Dunkeln mit Hormonen großgezogenen, auf Wagen quer durch die Lande verfrachteten und am Ende massenweise geschlachteten Viechern gar nicht zu reden – Schluss mit Fleisch, wir essen Käse.

Der Käse ist gemeinhin zu fett. Da gibt es aber einen bestimmten Laden in einem bestimmten Stadtteil mit einem bestimmten Käse – lecker, fettarm und gesund.

Das Einkaufen wird schwieriger. Unsere Kartoffeln kaufen wir nicht mehr im Supermarkt, sondern beim Erzeuger. Für den Biowein fahren wir bis in die Pfalz. Wir fahren viel, um gesund einzukaufen! Wir fahren natürlich bleifrei, aber ganz rein ist unser Gewissen dabei auch nicht, selbst bleifrei ist noch ungesund ...

Niemals würden wir Brot in einer dieser Massenbäckereien kaufen! Wenn wir nicht gleich selber backen (Körner aus einem ganz bestimmten, vertrauenswürdigen Reformhaus!), dann gibt es am anderen Ende der Stadt einen kleinen Laden, der wunderbares Brot hat. Man muss halt nur erst hinfahren – das dauert. Unsere Haustiere mögen nicht vegetarisch leben, aber dafür gibt's den Pferdemetzger – eine Reise an wieder ein anderes Ende der Stadt.

Und so sind wir tüchtig unterwegs für all das Gesunde und Gute.

Das Leben ist so kompliziert geworden!

(E. Heidenreich 1996, gekürzt)

Rezepte gegen Grippe

Beim ersten Herannahen der Grippe, erkennbar an leichtem Kribbeln in der Nase, Ziehen in den Füßen, Hüsteln, Geldmangel und der Abneigung, morgens ins Geschäft zu gehen, gurgele man mit etwas gestoßenem Koks sowie einem halben Tropfen Jod.

Darauf pflegt dann die Grippe einzusetzen.

Die Grippe – auch »spanische Grippe«, Influenza, Erkältung (lat: Schnuppen) genannt – wird durch nervöse Bakterien verbreitet, die ihrerseits erkältet sind: die sogenannten Infusionstierchen.

Die Grippe ist manchmal von Fieber begleitet, das mit 128 Grad Fahrenheit einsetzt; an festen Börsentagen ist es etwas schwächer, an schwachen fester – also meist fester.

Man steckt sich am vorteilhaftesten an, indem man als männlicher Grippekranker eine Frau, als weibliche Grippekranke einen Mann küsst – über das Geschlecht befrage man seinen Hausarzt.

Die Ansteckung kann auch erfolgen, indem man sich in ein Hustenhaus (sog. Theater) begibt; man vermeide es aber, sich beim Husten die Hand vor den Mund zu halten, weil dies nicht gesund für die Bazillen ist. Die Grippe steckt nicht an, sondern ist eine Infektionskrankheit.

Sehr gut haben meinem Mann ja immer die kalten Packungen getan: Wir machen das so, dass wir einen heißen Grießbrei kochen, diesen in ein Leintuch packen, ihn aufessen und dem Kranken dann etwas Kognak geben – innerhalb zwei Stunden ist der Kranke hellblau, nach einer weiteren Stunde dunkelblau. Statt Kognak kann auch Möbelspiritus verabreicht werden.

Fleisch, Gemüse, Suppe, Butter, Brot, Obst, Kompott und Nachspeise sind während der Grippe tunlichst zu vermeiden – Homöopathen lecken am besten täglich je dreimal eine Fünf-Pfennig-Marke, bei hohem Fieber eine Zehn-Pfennig-Marke. Bei Grippe muss unter allen Umständen das Bett gehütet werden – es braucht nicht das eigene sein.

Die Grippe ist keine Krankheit – sie ist ein Zustand.

(K. Tucholsky 1995, gekürzt)

Lesen ist ein großes Wunder

Was hast du vor dir, wenn du ein Buch aufschlägst?

Kleine, schwarze Zeichen auf hellem Grunde.

Du siehst sie an, und sie verwandeln sich in klingende Worte, die erzählen, schildern, belehren. In die Tiefe der Wissenschaft führen sie dich ein, enthüllen dir die Geheimnisse der Menschenseele, erwecken dein Mitgefühl, deine Entrüstung, deinen Hass, deine Begeisterung. Sie vermögen dich in Märchenländer zu zaubern, Landschaften von wunderbarer Schönheit vor dir entstehen zu lassen, dich in die sengende Wüstenluft zu versetzen, in den starren Frost der Eisregionen. Das Werden und Vergehen der Welten vermögen sie dich kennen, die Unermesslichkeit des Alls dich ahnen zu lassen. Sie können dir Glauben und Mut und Hoffnung rauben, verstehen deine gemeinsten Leidenschaften zu wecken, deine niedrigsten Triebe als die vor allen berechtigten zu feiern. Sie können auch die gegenteiligen, die höchsten und edelsten Gedanken und Gefühle in dir zur Entfaltung bringen, dich zu großen Taten begeistern, die feinsten, dir selbst kaum bewussten Regungen deiner Seele in kraftvolles Schwingen versetzen.

Was können sie nicht, die kleinen schwarzen Zeichen, derer nur eine so geringe Anzahl ist, dass jeder einzelne von ihnen alle Augenblicke wieder erscheinen muss, wenn ein Ganzes gebildet werden soll, die sich selbst nie, sondern nur ihre Stellung zu der ihrer Kameraden verändern!

Und hinter die Rätsel dieser Eigenschaft, die ihnen anhaftet, zu kommen, uns den Weg zu ihren Geheimnissen zu eröffnen wird einem Kinde zugemutet, und ein Kind vermag's – wenn das nicht ein Wunder ist ...

(M. v. Ebner-Eschenbach in Küster, o. J.)

Satz- und Textbeispiele für Fortgeschrittene

U. Bergauer, S. Janknecht, *Praxis der Stimmtherapie*
https://doi.org/10.1007/978-3-662-57655-7_8

Lesetexte: **Prosodie - Einstieg**

8

Die Welt und ich

Hab der Welt ein Buch geschrieben

ist im Laden gestanden

waren da viele, die es fanden

Hat´s aber keiner kaufen wollen.

Hab der Welt ein Bild gemalt

ist in einer Galerie gehangen

sind viele Leute daran vorbeigegangen

haben es nicht einmal angeschaut.

Hab ein Lied erdacht für mich

Hab´s nur so vor mich hingesummt

Sind alle ringsum verstummt

haben geschrien: Aufhören!

(R. Gernhardt)

Das Buch

Ums Buch ist mir nicht bange.

Das Buch hält sich noch lange.

Man kann es bei sich tragen

Und überall aufschlagen.

Sofort und ohne Warten

kann dann das Lesen starten.

Im Sitzen, Liegen, Knien,

ganz ohne Batterien.

Beim Fliegen, Fahren, Gehen –

Ein Buch bleibt niemals stehen.

Beim Essen, Kochen, Würzen –

Ein Buch kann nicht abstürzen.

▼

Die meisten andren Medien

Tun sich von selbst erledigen.

Kaum sind sie eingeschaltet,

heißt´s schon: Die sind veraltet!

Und nicht mehr kompatibel –

Marsch in den Abfallkübel

zu Bändern, Filmen, Platten,

die wir einst gerne hatten,

und die nur noch ein Dreck sind.

Weil die Geräte weg sind

und niemals wiederkehren,

gibt´s nichts zu sehn, zu hören.

Es sei denn man ist klüger

Und hält sich gleich an Bücher,

die noch in hundert Jahren

das sind was sie stets waren:

Schön lesbar und beguckbar,

so stehn sie unverruckbar

in Schränken und Regalen

und die Benutzer strahlen:

Hab´n die sich gut gehalten!

Das Buch wird nicht veralten.

(R. Gernhardt)

Tierwelt – Wunderwelt

Der Kragenbär in seinem Kragen

weiß nichts vom Singen und vom Sagen

Nie traf er auch nur einen Ton.

Von Sängern dacht´er voller Hohn,

angesichts des Sternenlichts

da blieb er stumm und sagte nichts.

Er sang nicht auf der Maienflur,

bei Diskussionen schwieg er nur

Wie anders Goethe, Kant und Benn,

die weniger verschwiegenen!

Sie ehret heute Flott´und Heer,

vom Kragenbär spricht niemand mehr.

(R. Gernhardt)

Reden/Redewendungen, Sprache/Sprechen

Der Redner hat die Kraft, Ideen stark und mächtig
zu machen, und er hat die Macht, durch die
Kraft des gesprochenen Wortes die Zukunft
mitzugestalten.

(M. T. Cicero)

Etwas, worüber man nicht redet, ist gar nicht
geschehen. Nur das Wort gibt den Dingen
Realität.

(O. Wilde)

Wenn man sagt, dass die Sprache auf den
Menschen wirkt, sagt man nur, dass er sich in ihr
nach und nach in immer steigendem Umfang
und immer wechselnder Mannigfaltigkeit
bewusst wird.

(W. v. Humboldt)

8

Wortebene/Minisätze: Hauch/Strömer *h/f/sch*

Honigmond

Holz hacken

hessische Heilbäder

Frischfisch

Fußballfieber

falsche Fuffziger

frische Früchte

fröhlich feiern

fröhlicher Feierabend

verlockende Falle

Pfeilgiftfrosch

Schattenspiel

sportlich sparen

Schloss Schwetzingen

Schritt für Schritt

schlanke Stangen Spargel

starke Wirkung

Wortebene/Minisätze: Strömer/Vokal

hol über

Haus am Horn

Herz aus Holz

Herz und Hirn

Helden und Heilige

Huhn und Hähnchen

Handeln ist Herzenssache

Film ab

fit im Winter

feten und feiern

fabelhaft und vorteilhaft

Schein und Sein

schlank im Schlaf

Schmuck am Ohr

Sportbad und Spaßbad

Wortebene/Minisätze:

Klingerhäufung *m/l/n*

mehr Moor

mehr nicht

mitmachen

Markenmode

Marktmagazin

Menschenmassen

machen sie mit

mein neuer Job

mein neues Leben

mehr Lebensfreude

mit Liebe schenken

mediterrane Milde

Mensch werde wesentlich

Landleben

Landhauslook

Lebenslinien

Leckermäuler

Lachs-Lasagne

leidiges Leiden

Lebensart Landlust

laufen mit Lust und Laune

lichte Momente

Lieder die wir lieben

Leben nach dem Mond

Lächeln wirkt Wunder

mit Lust und Liebe

▼

Licht aus

live erleben

leckere Erbsen

Leben im Moor

laut und leise

Liebschaften und Leidenschaften

Lebenskraft und Lebensqualität

nie wieder

nicht nötig:

Nelson Mandela

Nordic walking

nutzlose Medikamente

Wortebene/Minisätze: Klingerhäufung *w/s*

Wellness

Wellvital

Weißwurst

Weißwäsche

Weight watchers

Wellnesswelten

Wegweiser

wunderbare Welt

wohltuende Wärme

wie Wasser wirkt

wie neu geboren

was sonst noch

Weihnachtswünsche

wir machen Schule

Wissen sichtbar machen

Wünsche werden wahr

Wünsche werden Wirklichkeit

wichtig zu wissen

weniger Wasser – weniger wiegen

Walken statt Talken

dem Weisen genügen wenige Worte

Wandern, Wellness, Wohlfühlen

Wortebene/Minisätze: Klinger/Vokal *w*

wie auf Wolken

Wein und Wellness

wenig Aufwand

Wiese als Lebensraum

Wiesen und Felder

Wolfsnachwuchs im Wildpark

Wortebene/Minisätze: Klinger *s*

sanfte Medizin

super Sommer

super Samba Sommer

Somnambules Sinnessausen

sommersatter Süden

Sultan Suleiman

so was wie Liebe

Situationen aus Sand

sich regen bringt Segen

Wortebene/Minisätze: Plosiveinsatz *b/p*

Bubikopf

Blitzdiät

Bachblüten

Black Beauty

bittere Beichte

beste Bücherei

Bauernkalender

Bauch – Beine – Po

Papierkram

Wortebene/Minisätze:
Plosiv/Vokal/Plosiv *b/p*

> bei uns
>
> Bauarbeiter
>
> Ballast im Bauch
>
> Blumenkohl und Brokkoli
>
> Balkon und Terrasse
>
> brillant und günstig
>
> Brauchtum und Glaube
>
> Personen im Blickpunkt
>
> Pasteten und Terrinen
>
> Blick ins Erbgut

Wortebene/Minisätze: Plosiveinsatz *g/k*

> gleiche Gene
>
> gute Gastgeber
>
> gesund kochen
>
> gesund genießen
>
> Genuss pur
>
> gut gelaunt
>
> gut geschnürt
>
> gute Kinderstube
>
> Gärten gestalten
>
> Gemüsekuchen
>
> große Gefühle
>
> großer Charakter
>
> gestreckter Galopp
>
> ganz Deutschland
>
> Gutes tun tut gut
>
> gleichzeitig Gutes tun

Wortebene/Minisätze:
Plosiv/Vokal/Plosiv

> ganz Ohr
>
> Geschenkidee
>
> gärtnern und genießen
>
> Gartenträume unter Glas
>
> Gesundheit á la Card
>
> ganz klar im Trend

Wortebene/Minisätze: Plosiveinsatz *k*

> kleiner Trick
>
> kleiner Käse
>
> Kohlköpfe
>
> Kraftquelle
>
> Kummerkasten
>
> klassisch gut
>
> Kunde bleibt König
>
> Kramer gegen Kramer
>
> köstlich gefüllte Gerichte
>
> Klima schonend konsumieren
>
> quer durch Deutschland
>
> König Artus
>
> kurz und gut
>
> Kunst und Kaffee
>
> Koch und Künstler
>
> klein und köstlich

8

Wortebene/Minisätze: Plosiveinsatz *d/t*

direkter Draht

Deutsche Post

dicke Bohnen

doppelt gemoppelt

der große Test

Du bist Deutschland

Du bist der Größte

Das perfekte Promi-Dinner

Wortebene/Minisätze: Plosiv/Vokal

Top-Ideen

Topangebot

Topauswahl

Tausch und Testaktion

Tigerenten

Wortebene/Minisätze: *r*-Vibration

Recht und Rat

Rat und Recht

Ringen und Rocken

Reiberei

rauchfrei

Reise-Revue

rote Reben

reiche Ernte

Rechtsfrage

Rechte ertrotzen

Reifeprüfung

Ruhmseligkeit

Preisgericht

Trostworte

Tränendrüsen

Tränen trocknen

Schreibschrift

Sprachtrainer

Sprungbrett

Strafprozess

Streitkräfte

Streitgespräch

Frühlingsgrün

Wortebene/Minisätze: Vokaleinsätze

einfach anrufen

im Überblick

aktive Erholung

immer aktuell

unsere Umwelt

Auge um Auge

auch im Alltag

auch im Alter

endlich allein

immer aktuell

eiskalt erwischt

unsere Umwelt

originelles Orchester

in ihrer Apotheke

Elchtest ohne Elch

immer und überall

Erkältung und Atemwege

ein einziger Augenblick

austoben und entspannen

anwesend und aufgehoben

ab in andere Welten

ohne Milch und ohne Ei

Redewendungen: Vokaleinsatz

Keine Antwort ist auch eine Antwort.

Wie einer isst, so arbeitet er auch.

Erfolg ersetzt alle Argumente.

Menschen irren, aber nur große Menschen erkennen den Irrtum.
(A .v. Kotzebue)

Gott hat Achtung vor mir, wenn ich arbeite, aber er liebt mich, wenn ich singe.
(R. Tagore)

Ob eine schwarze Katze Unglück bringt oder nicht, hängt davon ab, ob man ein Mensch ist oder eine Maus.

Redewendungen: **Plosiveinsatz**

Glück ist, wenn jemand an dein Glück denkt.

Bewahre dir die Freude an den kleinen Dingen des Lebens, die dich immer wieder glücklich machen.

Da kann ja jeder kommen.

Wasch mir den Pelz, aber mach mich nicht nass.

Wer Fische fangen will, muss sich nass machen.

Was wir wissen, ist ein Tropfen, was wir nicht wissen – ein Ozean.
(I. Newton)

Sage nicht alles, was du weißt.

Und jedem Anfang wohnt ein Zauber inne, der uns beschützt und der uns hilft zu leben.
(H. Hesse)

Ein Augenblick der Seelenruhe ist besser als alles, was du sonst anstreben magst.
(Pers. Sprichwort)

Ein sonniger Tag lässt Blütenknospen sprießen auch in den Herzen.
(K. Thiessen)

Vertrauen ist eine Oase im Herzen, die von der Karawane des Denkens nie erreicht wird.
(K. Gibran)

Hunde haben alle guten Eigenschaften des Menschen, ohne gleichzeitig ihre Fehler zu besitzen.
(Friedrich d. Große)

Wem die Neugier nicht abhanden kommt, dem eröffnen sich neue Wege.
(K. Heinrich)

Du bist zeitlebens für das verantwortlich, was du dir vertraut gemacht hast.
(A. de Saint-Exupéry)

Jeder Augenblick hat eine besondere Botschaft.
(H. I. Khan)

Die Augen sind der Spiegel der Seele.

Wer Freunde ohne Fehler sucht, bleibt ohne
Freund.

(unbekannt)

Der eine klopft auf den Busch, der andere fängt
den Vogel.

Lyrik: Vokaleinsätze/Artikulation

Paris ojaja

Oja! Auch ich war in Parih

Oja! Ich sah den Luver

Oja! ich hörte an der Sehn

die Wifdegohle – Rufer

Oja! Ich kenn´ die Tüllerien

Oja! Das Schöhdepohme

Oja! Ich ging von Notterdam

a pjeh zum Plahs Wangdohme

Oja! Ich war in Sackerköhr

Oja! Auf dem Mongmatter

Oja! Ich traf am Mongpahnass

den Dichter Schang Poll Satter

Oja! Ich kenne mein Parih.

Mäh wih!

(R. Gernhardt)

Theke – Antitheke – Syntheke

Beim ersten Glas sprach Husserl:

„Nach diesem Glas ist Schlusserl."

Ihm antwortete Hegel:

„Zwei Glas sind hier die Regel."

„Das kann nicht sein" rief Wittgenstein,

„Bei mir geht noch ein drittes rein."

Worauf Herr Kant befand:

„Ich seh ab vier erst Land."

„Ach was", sprach da Markuse,

„Trink ich nicht fünf, trinkst du se."

„Trink zu", sprach Schopenhauer,

„Sonst wird das sechste sauer."

„Das nehm ich", sagte Bloch,

„Das siebte möpselt noch."

Am Tisch erscholl Gequietsche,

Still trank das achte Nietzsche.

„Das neunte erst schmeckt lecker!"

„Du hast ja recht, Heidecker",

rief nach Glas zehn Adorno: „Prost auch! Und
nun von vorno!"

(R. Gernhardt)

Lyrik: **Artikulation**   **Lyrik:**   **Plosiveinsatz**

Am Tag an dem das ? verschwand,

da war die uft vo K agen

Den Dichtern, ach, versch ug es g att

Ihr Singen und ihr Sagen.

Nun gut. Sie haben sich gefasst.

Man sieht sie wieder schreiben.

Jedoch: so ang das nicht wiederkehrt,

muss a es F ickwerk b eiben.

(R. Gernhardt)

Einmal hin und zurück

Kopf, Kopf, Kopf

so hart und rund

war nicht irgendwo ein Mund?

Na, vielleicht auf dem Rückweg.

Hals, Hals, Hals

so weiß und weich

wie hieß das darunter gleich?

Schlüsselbein, wenn ich nicht irre

Brust, Brust, Brust,

so fest und klein

das kann doch nicht alles sein –

Richtig! Da geht's weiter

Bauch, Bauch, Bauch

so weich und weiß

wärmer, wärmer, wärmer, heiß –

Na, wer sagt´s denn

Bein, Bein, Bein

soviel Bein

wird es je zu ende sein?

Schau, da hat´s ja noch Füße

Fuß, Fuß, Fuß

darfst weiter ruhn

Ich hab oben noch zu tun

Hallo Haare!

(R. Gernhardt)

Lyrik: Plosiv-/Vokaleinsatz   Hebung der Stimmlage *i*

Kleines Lied

Bin ich auch arm

Bin ich doch dumm

Bin ich auch schief

Bin ich doch krumm

Bin ich auch blind

Bin ich doch taub

Bin ich auch Fleisch

Werd´ ich doch Staub.

(R. Gernhardt)

Lyrik: Stimmeinsätze Klinger/Plosiv
Klingereinsatz

Mal der da, mal das da, mal die da.

Sei mild!

Mal ärgert dich Franz und Frieda

Nur darum keinen Hass!

Es war immer was.

Ganz ohne was war wohl nie was.

Leber

Das Dasein ist dem nicht erhellend,

der, leberleidend, leider, lebend.

Wer kerngesund, weiß bis zum Grabe

Kaum, dass er eine Leber habe.

Doch sind, kommts erst einmal zum Klappen,

nicht mehr Lappalien die paar Lappen.

(aus: Neue Limericks)

Plosiveinsatz

Kommt das Glück, biete ihm rasch einen Stuhl an.

(Jüd. Sprichwort)

Wo das Glück zu Hause ist, da dürfen Blumen lachen, Bäume tanzen, Bäche klatschen, Wiesen weinen, Berge hüpfen und Sterne winken.

(A. L. Balling)

Wechselnd Klinger/Plosiv

Ärgerlich

Aus der Mühle schaut der Müller,
Der so gerne mahlen will.
Stiller wird der Wind und stiller,
Und die Mühle stehet still.
So geht´s immer wie ich finde,
rief der Müller voller Zorn.
Hat man Korn, so fehlt´s am Winde,
Hat man Wind, so fehlt das Korn.

(W. Busch)

8

Zitate/Sprichwörter/Redewendungen:

Manche Menschen wollen immer glänzen, obwohl sie keinen Schimmer haben.

(H. Ehrhardt)

Das Merkwürdige an der Zukunft ist wohl die Vorstellung, dass man unsere Zeit später die gute alte Zeit nennen wird.

(J. Steinbeck)

Lebenskünstler ist, wer seinen Sommer so erlebt, dass er ihm noch den Winter wärmt.

(A. Polgar)

Ein Mensch erhofft sich fromm und still,

dass er einst das kriegt, was er will;

bis er dann doch dem Wahn erliegt

und schließlich das will, was er kriegt.

(E. Roth)

Der Kluge lässt sich belehren, der Unkluge weiß alles besser.

(unbekannt)

Klinger – Plosiv – Vokaleinsäzte

Bär und Büffel können keinen Fuchs fangen.

Gleich und gleich gesellt sich gern.

Dankbarkeit ist dünn gesät.

Gelegenheit macht Diebe.

Gut gekaut ist halb verdaut.

Treten Sie in die Pedale.

Der Sinn des Lebens

Auf die Frage nach dem Sinn des Lebens antwortet die Mutter unserem großen Dichterfürsten J.W. Goethe:

„Mein Sohn, der Sinn des Lebens ist, sei lustig.

Und gelingt Dir dies nicht immer, sei dann zumindest vergnügt."

Zitate/Sprichwörter/Redewendungen:

Hebung der Stimmlage - Vokalhäufung *i*

Immer wieder

Ein Septembernachmittag in der Heide

Immer wieder zieht der alte

Schäfer an der Weidenflöte.

Immer wieder

Immer wieder hofft er sehnlichst

endlich einen Ton zu hören.

Immer wieder

Immer wieder sagt sein Weib ihm

blasen müsse er, nicht ziehen

Immer wieder

Immer wieder winkt der Alte

kreischend ab und zieht aufs neue.

Immer wieder

(R. Gernhardt)

Gebet

Lieber Gott, nimm es hin,

dass ich was Besond´res bin.

Und gib ruhig einmal zu,

dass ich klüger bin als du.

Preise künftig meinen Namen,

Denn sonst setzt es etwas. - Amen.

(R. Gernhardt)

Textebene: **Frageintonation ?**

Fragebogen für Zwei

Lieber Weihnachtsmann,

ich bin ein neunjähriger Junge, wohne in Martina Franca,

einem Dorf in der Provinz Tarent,

bin ein sehr aufgeweckter Typ und möchte gern ein bisschen

etwas über Dich erfahren.

Antworte:

Wie viele Kinder hast du?

Wie heißen sie?

Bist du verheiratet?

Wie heißt deine Frau?

Wie alt bist du?

Wo bist du geboren?

Wann bist du geboren?

An welchem Tag?

Zu welcher Stunde?

Jetzt schreibe ich Dir noch mal die Fragen, dann

Kannst Du auch etwas über mich erfahren.

Ich antworte:

Wie viele Kinder hast du? –

Wie heißen sie? –

Bist du verheiratet? –

Wie heißt deine Frau? –

Ist vielleicht die Befana deine Frau? –

Wie alt bist du? 9

Wo bist du geboren? Ostuni

Wann bist du geboren? 10.2.1982

An welchem Tag? Samstag.

Zu welcher Stunde? Viertel nach ein Uhr nachts.

Weihnachtsmann, ich hätte gern ein Geschenk von Dir,

das mir für das ganze Leben reichen würde:

Lego Kaserne.

Danke, dass Du mich zufrieden gestellt hast.

Luciano Martina Franca

(aus: Lamberti Zanardi und Schisa 1998)

Engel und Pinguine

Oh, freundlicher Weihnachtsmann, könntest du auf folgende Fragen antworten?

Weihnachtsmann, wo wohnst Du in meinem Land?

Bist Du mit der Befana befreundet, oder seid ihr frisch verheiratet?

Hast Du schon mal einen Eisbären oder einen Seehund gesehen?

Reist Du mit dem Hubschrauber?

Wie heißt Du mit Familiennamen?

Haben Deine Kinder ziemlich viele Spielsachen?

Camilla – Montalcino/Siena

(gekürzt, aus: Lamberti Zanardi und Schisa 1998)

Lyrik:

Testament

Wo ist die Kasse?

Wo ist der Stift?

Wo ist die Tasse?

Wo ist das Gift?

Da liegt ja die Kasse!

Da steckt ja der Stift!

Da steht ja die Tasse!

Da ist ja das Gift!

Sie kriegt die Kasse.

Er kriegt den Stift.

Du kriegst die Tasse.

Ich nehm das Gift.

(R. Gernhardt)

Hebung der Stimmlage - Vokalhäufung *i*

Es kommt ein neuer Tag

Mich freut, ich weiß nicht was,

Mich freut so dies und das;

Die Wiese wie der Wald,

Das junge Laub und Gras;

Die Wege, die ich ging,

Das Plätzchen, wo ich saß;

Das Liedchen, das ich pfiff,

Das Liedchen, das ich las;

Der schnell gedeckte Tisch,

Der Braten, den ich aß;

Der allerliebste Wein,

Das allerliebste Glas;

Es alles ists und nichts,

ich freu mich ohne Maß:

Ich freu mich durch und durch,

Dass ich warum? Vergaß.

(R. Gernhardt)

Textebene:

Wo bleiben Schmetterlinge, wenn es regnet?

Warum krähen Hähne am Morgen?

Warum bohren Kühe ihre Zunge in die Nasenlöcher?

Warum schauen wir aufwärts, wenn wir nachdenken?

Warum weinen wir beim Happy End?

Warum klingt unsere Stimme für Zuhörer anders als für uns selbst?

Was bringt unsere Ohren zum Klingeln?

Frageintonation ? - Klingereinsatz *w*

Warum läuft uns bei kaltem Wetter die Nase?

Warum haben wir Weisheitszähne?

Warum tragen die meisten Menschen ihre Uhr an der linken Hand?

Warum spucken Taucher in ihre Maske, bevor sie ins Wasser gehen?

Warum hat ein Klavier 88 Tasten?

Warum eignen sich Zeitungen so gut zum Fensterputzen?

Warum „schwitzen" Gläser, wenn man sie mit kalten Getränken füllt?

(alle aus: Kapteina 2007)

Textebene: **Atemeinteilung**

Das Glück liegt in dir. Es nimmt seinen Anfang
in deinem Herzen und du gibst es weiter,
wenn Menschen gern mit dir zusammen sind.

Bewahre dir die Freude an den kleinen Dingen
des Lebens, die dich immer wieder glücklich
machen.

Verschieden ist der Menschen Art:

Die einen, in der Jugend zart,

sind oft im Laufe weniger Jahre

schon zähe, morsche Exemplare.

Doch andre, ungenießbar jung,

gewinnen durch die Lagerung

und werden in des Lebens Kelter

wie Wein, je feuriger, je älter.

(E. Roth)

Geh deinen Weg gelassen, im Lärm und in der
Hektik dieser Zeit, und behalte im Sinn den
Frieden, der in der Stille wohnt.

Sei heiter. Strebe danach, glücklich zu sein.

(Desiderata nach M. Ehrmann 2008)

Ein Tag, an dem du nicht gelacht hast, ist ein
verlorener Tag.

(Ph. Bosmans)

Nimm die Zeit zum Arbeiten.

Das ist der Preis für den Erfolg.

Nimm dir Zeit zum Nachdenken.

Das ist die Quelle der Kraft.

Nimm dir Zeit zum Spielen.

Das ist das Geheimnis der Jugend.

Nimm dir Zeit zum Lesen.

Das ist das Fundament des Wissens.

Nimm dir Zeit für die Andacht.

Das wäscht den irdischen Staub von den
Augen.

Textebene: **Stimmeinsatz wechselnd**

Das Glück kommt gern in ein Haus, in dem gute Laune herrscht.

Du kannst deines Glückes Schmied sein, wenn du den Augenblick hier und heute nutzt.

Deine Lebenszeit ist dieselbe: ob du sie nun weinend oder lachend verbringst.

Vor nichts im Leben muss man sich fürchten. Man muss es nur verstehen.

Die Jugend ist glücklich, weil sie fähig ist, Schönheit zu erkennen. Jeder, der sich die Fähigkeit erhält, Schönes zu erkennen, wird nie alt werden.
(F. Kafka)

Alle wissen, wie man etwas macht. Das ist nicht schwer. Schwer ist nur, etwas auch zu machen.

Echtes ehren, Schlechtes wehren, Schweres üben, Schönes lieben.
(P. v. Heyse)

Die Welt ist voll von kleinen Freuden. Die Kunst besteht darin, sie zu sehen, ein Auge dafür zuhaben.
(LI – Tai – Pe)

Es ist unglaublich, was man alles findet, wenn man etwas sucht.

Heiterkeit und Frohsinn sind die Sonne, unter der alles gedeiht.

Textebene: **zur Entspannung**

Mählich durchbrechende Sonne,
Schönes, grünes, weiches Gras.
drin liege ich.

Inmitten goldgelber
Butterblumen!

Über mir ... warm ... der Himmel:

Ein
weites, schütteres,
lichtwühlig, lichtblendig, lichtwogig
zitterndes Weiß, das mir die Augen
langsam ... ganz ... langsam
schließt.

Wehende ... Luft ... kaum merklich
ein Duft, ein zartes ... Summen.
Nun
bin ich fern
von jeder Welt,
ein sanftes Rot erfüllt mich ganz,
und
deutlich ... spüre ich ... wie die
Sonne
mir durchs Blut
rinnt.

Minutenlang.
Versunken alles ...
Nur noch
Ich.
Selig!
(A. Holz)

Prosodie:
Themenkreis Jahreszeiten

weiche Stimmführung - Atemeinteilung

Vor der Ernte

Nun störet die Ähren im Felde

Ein leiser Hauch,

wenn eine sich beugt, so bebet

die andre auch.

Es ist, als ahnten sie alle

Der Sichel Schnitt –

die Blumen und fremden Halme

erzittern mit.

(M. Greif)

Septembermorgen

Im Nebel ruhet noch die Welt,

Noch träumen Wald und Wiesen:

Bald siehst du, wenn der Schleier fällt,

Den blauen Himmel unverstellt,

Herbstkräftig die gedämpfte Welt

Im warmen Golde fließen.

(E. Mörike)

O, trübe diese Tage nicht

sie sind der letzte Sonnenschein,

Wie lange, und es lischt das Licht

Und unser Winter bricht herein.

Dies ist die Zeit, wo jeder Tag

viel Tage gilt in seinem Wert,

weil man's nicht mehr erhoffen mag,

dass so die Stunde wiederkehrt.

Die Flut des Lebens ist dahin,

Es ebbt in seinem Stolz und Reiz,

Und sieh, es schleicht in unsern Sinn

ein banger, nie gekannter Geiz,

Ein süßer Geiz, der Stunden zählt

und jede prüft auf ihren Glanz.

Sorge, dass uns keine fehlt

Und gönn´ uns jede Stunde ganz.

(Th. Fontane)

„Der Februar"

Nordwind bläst. Und Südwind weht.
Und es schneit. Und es taut. Und schneit.
Und indes die Welt vergeht
Bleibt ja doch nur eins: die Zeit.

Pünktlich holt sie aus der Truhe
Falschen Bart und goldnen Kram.
Pünktlich sperrt sie in die Truhe
Sorgenkleid und falsche Scham.

In Brokat und seidnen Resten,
eine Maske vorm Gesicht,
kommt sie dann zu unsren Festen.
Wir erkennen sie nur nicht.

Bei Trompeten und Gitarren
drehn wir uns im Labyrinth
und sind aufgeputzte Narren
um zu scheinen, was wir sind.

Unsre Orden sind Attrappe.
Bunter Schnee ist aus Papier.
Unsre Nasen sind aus Pappe.
Und aus welchem Stoff sind wir?

Bleich, als sähe er Gespenster,
mustert uns Prinz Karneval.
Aschermittwoch starrt durchs Fenster.
Und die Zeit verlässt den Saal.

Pünktlich legt sie in die Truhe
Das Vorüber und Vorbei.
Pünktlich holt sie aus der Truhe
Sorgenkleid und Einerlei.

Nordwind bläst. Und Südwind weht.
Und es schneit. Und taut. Und schneit.
Und indes die Zeit vergeht,
bleibt uns doch nur eins: die Zeit.

(F. Kästner)

Themenkreis Jahresende

Advent

Es treibt der Wind im Winterwalde
Die Flockenherde wie ein Hirt,
Und manche Tanne ahnt, wie balde
Sie fromm und lichterheilig wird,
Und lauscht hinaus. Den weißen Wegen
Streckt sie die Zweige hin – bereit,
Und wehrt dem Wind und wächst entgegen
Der einen Nacht der Herrlichkeit.

(R. M. Rilke)

Gedicht zum neuen Jahr

Mit der Freude zieht der Schmerz
Traulich durch die Zeiten.
Schwere Stürme, milde Weste,
bange Sorgen, frohe Feste
wandeln sich zu Zeiten.
War´s nicht so im alten Jahr?
Wird´s im neuen enden?
Sonnen wallen auf und nieder,
Wolken gehen und kommen wieder
Und kein Mensch wird´s wenden

(J. P. Hebel)

Sternsinger kommen in unsere Zeit
bringen ein Licht.
Fürchtet euch nicht.
Singen von Haus zu Haus
hell durch die Nacht,
haben viel Macht.
Singen von ihrem Herrn,
auf einem Stecken ein Schimmer:
leuchtet noch immer.

(unbekannt)

Prosodie:

Plosiveinsatz - Atemeinteilung

Der Kuckuck

Den ganzen Tag, damit du's weißt

Sagt dir der Kuckuck wie er heißt

Kein Mensch den Kuckuck je vergisst –

der weiß, was Propaganda ist.

Viel gilt – und gar beim ersten mal –

sein Ruf uns als Orakelzahl.

Oft kennt man ihn vom Pfänden nur.

Beliebter ist die Kuckucksuhr.

Ein jeder weiß das mit dem Ei.

Im Sommer stirbt des Kuckucks Schrei.

Und niemand sieht's, wo flog er hin?

Drum hält man für unsterblich ihn.

(E. Roth)

Was ein Kind gesagt bekommt

Der liebe Gott sieht alles.

Man spart für den Fall des Falles.

Die werden nich ts, die nichts taugen.

Schmökern ist schlecht für die Augen.

Die schöne Kinderzeit, die kommt nicht
wieder.

Man lacht nicht über ein Gebrechen.

Du sollst Erwachsenen nicht widersprechen.

Man greift nicht zuerst in die Schüssel bei
Tisch.

Sonntagsspaziergang macht frisch.

Zum Alter ist man ehrerbötig.

Süßigkeiten sind für den Körper nicht nötig.

Kartoffeln sind gesund.

Ein Kind hält den Mund.

(B. Brecht)

Die Kraft der Worte

Das Sorgenkind ist stachelig, grün und schrumplig: Weil unserem Autor das spanisch vorkommt, versucht er sich als Kakteenflüsterer.

Das habe ich irgendwo gelesen: Viele Menschen halten es für möglich, dass nette Worte Pflanzen gedeihen lassen. Ich griff diese Anregung auf und sprach mit meinem Kaktus. Denn er wirkte kraftlos und schrumplig. Aber nichts tat sich, so nette Worte ich auch an ihn richtete. Ich machte ihm Komplimente, die mir fast peinlich waren. Dann kam ich auf den Gedanken, dass er vielleicht aus Mexiko importiert wurde. Also sprach ich spanisch mit ihm. Auch im Spanischen ist er aus grammatischer Hinsicht männlich: el cacto – der Kaktus.

Einen mexikanischen Kaktus sollte ich wohl bei seinem männlichen Macho–Stolz packen. „Mein Freund, sieht so ein echter mexikanischer Kaktus aus?" Mit solchen Sätzen versuchte ich, einen persönlichen Kontakt aufzubauen. Und siehe da: Er wurde kräftiger! Ob Zufall oder nicht, ich setze diese Ansprache fort. Leider weiß ich nicht, über welchen Bildungsgrad ein Kaktus verfügt. Ich könnte ihm sonst Geschichten des mexikanischen Autors C. Fuentes in Originalsprache vorlesen. Aber vielleicht langweilt ihn das. Und Langeweile trägt nicht zum Wohlbefinden bei. Ab und zu ein paar spanisch aufmunternde Sätze von „Mann zu Mann" scheinen ihm sehr gutzutun. Beim Kaktus haben die Komplimente ja geholfen.

(gekürzt, F. Adrian)

Prosodie: Atemeinteilung

Der Fuchs und der Rabe

Der Rabe stahl einem Hirten einen Käse und flog auf einen Baum, um ihn zu essen. Da kam ein hungriger Fuchs vorbei und bat um ein Stück davon, doch der Rabe schüttelte den Kopf. Da begann der Fuchs, alle guten Eigenschaften des Raben aufzuzählen: er sei klug, könne fliegen und habe ein schönes schwarzes Gefieder. Nur eines könne er nicht: wie die anderen Vögel singen. Um zu beweisen, dass der Fuchs sich irrte, öffnete der Rabe, um zu singen, seinen Schnabel, und der Käse fiel zu Boden. Der Fuchs schnappte ihn sich und sagte im Weggehen: „Mein lieber Freund, das ist der Preis der Eitelkeit! Wenn dich jemand zu sehr rühmt, solltest du misstrauisch sein."

(nach Äsop)

Die Nachtigall und der Pfau

Eine Nachtigall fand unter den anderen Sängern des Waldes viele Neider, aber keinen Freund. Vielleicht finde ich ihn bei einer anderen Gattung, dachte sie und flog vertraulich zu dem Pfau herab. „Schöner Pfau, ich bewundere dich!" „Ich dich ebenso, liebe Nachtigall!" „So lass uns Freunde sein", sprach die Nachtigall weiter. „Wir werden uns gegenseitig nie beneiden. Du bist dem Auge so angenehm wie ich dem Ohr." Nachtigall und Pfau wurden Freunde.
(G. E. Lessing)

Der Eiersegen

Im Sommer war´s, vor langer Zeit,
Da trat mit weißbestaubtem Kleid
Ein Wanderbursche müd genug
Einst zu Semlin in einen Krug.
Doch niemand war in dieser Schenke,
Zu reichen Speisen und Getränke –
Nur Fliegen, die vom Tisch aufsummten,
Und Brummer, die am Fenster brummten.

Die Sonne kam hereingeflossen
Und malte still die Fenstersprossen
Hin auf den sandbestreuten Grund.
Es regte sich kein Mensch, kein Hund;
Es waren ganz für sich allein
Die Fliegen und der Sonnenschein.
Der Wanderer auf die Bank sich streckte,
Und seine müden Glieder reckte,
Und dacht: „Die Ruhe soll mir frommen!
Am Ende wird schon Jemand kommen!"Und
als er nun so um sich sah,
Fand er ein Häufchen Krumen da,
Das man vom Tisch zusammenfegte,
Und, da der Hunger sehr sich regte,
Begann er eifrig unterdessen
Von diesen Krümlein Brots zu essen.
Dem guten Burschen war nicht kund,
Dass sich auf Hexerei verstund
Des Kriegers Frau. Sie wollte eben
Die Krümchen ihren Hühnern geben,
Und da sie abgerufen ward,
sprach sie darob nach Hexenart,
Bevor sie ging den Eiersegen,
Wonach die Hühner mächtig legen.-

Und als der Bursche also nippte,
Und mit den Fingern Krumen tippte,
Da ward ihm gar so wunderlich
Im Leibe, so absunderlich,
Bis dass auf einmal wundersam
Der Zauberspruch zur Wirkung kam.
Er fühlte sich, als wie besessen,
Und soviel Krumen er gegessen,
So viele Eier musst´ er legen!
Das wirkte dieser Hexensegen! –

▼

Er mochte wollen oder nicht,
Das war das Ende der Geschicht:
Er legte einunddreißig Eier,
Und danach fühlte er sich freier.
Dann ward ihm so mirakelig,
So kikelig, so kakelig,
Und ehe er sich recht besann,
Da fing er auch das Kakeln an!
Er konnte diesen Trieb nicht zügeln,
Schlug mit den Armen wie mit Flügeln.
Ging um die Eier in die Runde
Und scharrte kräftig auf dem Grunde,
Und kakelte so furchtbarlich,
Dass alles rings entsatzte sich!
Zusammen lief Weib, Kind und Mann
Und schauten das Mirakel an.

Doch endlich ließ der Zauber nach,
Dem armen Burschen war ganz schwach
Er fühlte ganz eiendiglich
Sich außen und inwendiglich.
Und musste stärken sein Gebein
Mit Käsebrot und Branntewein.
Ließ sich den Stock herüberlangen
Und ist beschämt davongegangen.

Nach langer Zeit, in späten Jahren,
Hab ích´s aus seinem Mund erfahren,
Da hat er oftmals mir erzählt,
Wie ihn das Hühnerbrot gequält,
Und wie das Ding sich zugetragen.
Zum Schlusse pflegte er zu sagen:
„Das Legen, das ist leicht gethan!
Das Kakeln aber, das greift an!"

(H. Seidel)

Themenkreis Natur

Blauer Schmetterling

Flügelt ein kleiner blauer Falter
vom Wind geweht
Ein perlmuttener Schauer,
glitzert, flimmert, vergeht.
So mit Augenblicksblinken,
So im Vorüberwehn
sah ich das Glück mir winken,
glitzern, flimmern, vergehn.

(H. Hesse)

Pusteblumen

Ob Wiesenrand, ob Mauerritze,
bei Sommerkälte, großer Hitze,
Der Löwenzahn wächst immer.
Jedoch, und das ist schlimmer,
Manch Gärtner dies beklagt,
Dass er sich dorthin wagt,
Wo Edelblumen prahlen,
Besucher Eintritt zahlen.
Bei studierter Landschaftspflege
Die Pusteblume steht im Wege,
Denn sie kommt ungeplant herbei,
Segelt durch die Luft ganz frei,
Verteilt durch Wind unzählig Samen,
weiß woher sie alle kamen.
So sind sie überall zu finden,
Und frech und froh sie nun verkünden:
Ob Feld, ob Garten oder Wiese – einerlei,
Wir Pusteblumen sind dabei.

(H. Heinze)

Taubnessel

Am Straßenrand, bedeckt mit Staub,
blüht eine Nessel, die ist taub.
Sie blüht bei Sonnenschein und Frost,
mühselig, aber doch getrost.

Dereinst, am Tage des Gerichts,
(sie hört von den Posaunen nichts)
wird Gott ihr einen Boten schicken.
Der wird die taube Nessel pflücken
und in den siebten Himmel bringen.
Dort hört auch sie die Engel singen.

(K.H. Waggerl)

Vergissmeinnicht

Wie ist doch das Vergissmeinnicht
ein unbedankter Held der Pflicht!

Von jedem, der vorübergeht,
wird es beschworen, angefleht,

als wäre, wen es nicht behält,
schon abgetan und ausgezählt.

Das Blümchen fragt nicht wen und was.
Verschwiegen stets im kühlen Gras,

wirft sinnend einen Blick ins Blau,
und merkt sich alles ganz genau.

(K.H. Waggerl)

Rosskastanie

Wie trägt sie bloß
ihr hartes Los
in Straßenhitze und Gestank?
Und niemals Urlaub, keinen Dank!

Bedenk, Gott prüft sie ja nicht nur,
er gab ihr auch die Rossnatur.

(K. H. Waggerl)

Themenkreis Konzertbesuch

Einige Regeln für den Besuch öffentlicher Concerte

Wer ein Concert besuchen will,
Sei pünktlich da und sitze still,
Tret´ auch den Takt nicht voll Gefühl,
und lass unnützes Fächerspiel.
Und steh nicht auf und lauf´ nicht fort,
bevor verklang der Schlussaccord.
Wer sich dazu nicht kann verstehen,
der mag zur Wachtparade geh´n.
Im übrigen kommt man fürs Haus
mit folgendem Rezepte aus:
Voll Mark ist Händel, Bach urtief,
Mozart voll Reiz, Haydn naiv,
Beethoven einzig, colossal,
Schubert graziös, Schumann genial,
Bruch, Rubinstein und Mendelssohn,
Brahms und so weiter: epigon

(G. Leutnitz 1889)

Hildegard Knef hatte als Hauptdarstellerin in dem Broadway- Musical „Silk Stockings", das eine modernisierte Fassung des Stückes „Ninotschka" darstellte, viel zu singen. Nach der Premiere wurde sie von Ella Fitzgerald herzlich beglückwünscht. „Sie schmeicheln mir, ich bin doch gar keine Sängerin", wehrte die Knef glücklich und verlegen ab. „O doch", behauptete die berühmte Jazzsängerin. „Sie sind die großartigste Sängerin ohne Stimme, die ich je gehört habe."

(aus: Die Welt in der Anekdote)

Der Tenor
Ein Tenorist ward halskrank und er fuhr,
Zu seiner Heilung nah Bad Kissingen.
Nach kurzer Zeit konnt´er das C nicht nur,
Er konnte selbst das hohe Cis singen.
(H. Zeraschi)

Themenkreis Gesundheit

Innere Wärme

Dein Körper, zu drei Vierteln bestehend aus Wasser, dazu einige irdische Mineralien, eine Hand voll, und in Dir diese große Flamme, deren Natur Du nicht kennst und in Deinen Lungen, wieder und wieder ins Innere des Brustkorbs aufgenommen, die Luft der schöne Fremdling, ohne den Du nicht leben kannst.

(M. Yourcenar)

Ansteckendes Interesse – Willst du mit mir gähn?

Gähnen ist ansteckend. Allein das Lesen des Wortes „Gähnen" kann bei Ihnen just in diesem Moment zu unwillkürlicher Mundmotorik führen. Erst recht, wenn Sie in Gesellschaft sind. Kaum hat der Erste in der Runde damit angefangen, legt auch schon der Nächste los. Unwillkürlich reißt man den Mund auf, so weit, dass die Gesichtsmuskeln auf die Tränendrüsen drücken. Die Augen werden feucht, die Herzfrequenz steigt, das Einatmen will gar kein Ende nehmen – bis nach all dem Luftholen und Muskelstrecken endlich die große Entspannung folgt.

Schon passiert? Nein?

(E. v. Hirschhausen)

Prosodie:

Standpunkte

Die Kaulquappe schwänzelt im Teich herum
und weiß alles besser.
Vor allem die Frösche findet sie dumm,
die Fliegenfresser.

„ Wenn ich seh´, wie sie hopsen, da kann ich
nur lachen.
An Land ist es öde.
Und wenn sie verliebt sind und Quellaugen
machen!
Mir wär`das zu blöde.

Das Komischste find ich, im Chor zu koaxen.
Da bin ich gescheiter."

„Auch dir", sprach der Frosch, „werden Beine
wachsen,
dann reden wir weiter."

(M. Ende)

Prosodie:

u **zur Mutation**

Der Husten

Es war einmal ein schlimmer Husten,
der hörte gar nicht auf zu pusten.
Zwar kroch er hinter eine Hand,
was jedermann manierlich fand.
Und doch hat ihn der Doktor Lieben
mit Liebens Malzbonbons vertrieben.

(J. Ringelnatz)

Klappertopf

Was hat der Klappertopf
in seinem hohlen Kopf?
Nur wieder Klappertöpfe,
Ihr Plapperköpfe!

(K. H. Waggerl)

Prosodie: *u* **zur Mutation - Vokaleinsatz**

Was Schiller vergessen hat

(Das Lied vom Glockenklöppel)
Als er kam zu dieser Stelle:
„Friede sei ihr erst Geläut'",
Äußerte der Altgeselle:
Meister, Ihr seid zu zerstreut!
Fertig, glaubet Ihr,
Wär´ die Glocke hier,
Und da habt Ihr unterdessen
Ja den Klöppel ganz vergessen!
(gekürzt weiter)

Und wo man hinbringt eine Glocke,
die inkomplett, da naht, o Graus
der Auftraggeber mit dem Stocke
Und ruft empört. „Der Mann muss raus"!
Denn was das Messer ohne Stiel ist,
Und was die Bühne ohne Spiel ist,
Und was der Ofen ohne Kohle,
Und was der Stiefel ohne Sohle,
Und was der Globus ohne Ax is,
Und was Thurn ist ohne Taxis,
Und was Akustik ohne Schall is,
Und was die Schweiz ist ohne Wallis,
Und was die Zarin ohne Zar ist,
Und was Helene ohne Paris,
Und was der Haushahn ohne Henn is,
Und was der Lawn ist ohne Tennis,
Und was der Walfisch ohne Thran is,
Und was der Piscis ohne Panis,
Und das Hemd ist ohne Knöppel –
Das ist die Glocke ohne Klöppel!

Drum aus Eisen lasst uns machen
Einen Kloppstock, lang und schwer,
Dass er tönend möge krachen,
Wenn er baumelt hin und her.

So, jetzt ist er da,
Grüßt ihn mit Hurra!
Seid des höchsten Lobs gewärtig,
Denn jetzt ist die Glocke...

(A. Moszkowski)

Prosodie:

Vokalhäufung *o*

Das Ohr

Irgendwie haben Oto-Rhino-Intestinologen auch etwas mit Ohren zu tun, was genau, ist mir aber entfallen. Ohren kommen nämlich weder in der Nase noch im Hals vor, und auch im Darm sind sie eher selten. Wie dem auch sei, der Vollständigkeit halber hier etwas über das Ohr.

Das Auftreten des Ohres erfolgt seitlich am Kopf, und zwar immer paarweise.

Das Ohr besteht aus einer äußeren Ohrmuschel und einem nach innen führenden Gehörgang, der so heißt, weil er auch dazugehört. Zum Hören ist das Trommelfell von Nutzen sowie die darin befindlichen Werkzeuge Hammer, Amboss und Steigbügel.

Trotz ihrer massiv klingenden Namen sind diese Werkzeuge in Tat und Wahrheit so klein und zerbrechlich, dass man sie fast nicht sieht, was aber nichts macht, da sie eigentlich nicht zum Sehen da sind, sondern zum Hören.

Eine der häufigsten Erkrankungen des Ohres ist die Ohrfeige. Es existieren besondere Risikogruppen für Ohrfeigen, zum Beispiel Kinder oder die Filmpartner von Bud Spencer. Die Ohrfeige entsteht dadurch, dass eines der beiden Ohren unter unmittelbarer Einwirkung radial gesteuerter Schwingbewegungen einer fremden Extremität steht, was Rötungen der Haut sowie ein heißes Ohr nach sich ziehen. Dies ist sicher unangenehm, man sollte jedoch bedenken, dass ein kaltes Ohr viel anfälliger für die berüchtigte Mittelohrentzündung ist, so dass der Ohrfeige zwar nicht eine direkt immunisierende, aber doch sicher prophylaktisch abhärtende Wirkung zukommt.

Mittelohrentzündung ist eine äußerst schmerzhafte Angelegenheit und muss mit viel Wärme behandelt werden. Es empfiehlt sich, ein Tuch um den Kopf zu binden, warmes Öl in die Gehörgänge zu träufeln und heißen Tee zu trinken.

(L. Keiser)

Prosodie: **weicher Stimmeinsatz - weicher Stimmklang**

Herbstlied

Dies ist ein Herbsttag,
wie ich keinen sah!
Die Luft ist still,
als atmete man kaum,
und dennoch fallen raschelnd,
fern und nah,
die schönsten Früchte ab
von jedem Baum.
Stört sie nicht,
die Feier der Natur!
Dies ist die Lese,
die sie selber hält,
denn heute löst sich
von den Zweigen nur,
was vor dem milden Strahl
der Sonne fällt.

(F. Hebbel)

Herbsttag

Herr: Es ist Zeit. Der Sommer war sehr groß.
Leg deinen Schatten auf die Sonnenuhren,
und auf den Fluren lass die Winde los.

Befiehl den letzten Früchten voll zu sein;
Gib ihnen noch zwei südlichere Tage,
dränge sie zur Vollendung hin und jage
die letzte Süße in den schweren Wein.

Wer jetzt kein Haus hat, baut sich keines mehr.
Wer jetzt allein ist, wird es lange bleiben,
wird wachen, lesen, lange Briefe schreiben
und wird in den Alleen hin und her
unruhig wandern, wenn die Blätter treiben.

(R. M. Rilke)

Jeder Tag bringt seine Geschenke mit, man
braucht sie nur auszupacken.

(A. Schweitzer)

Prosodie:

Atemeinteilung – *h*-Häufung

Der Heuschreck

Laut Vererbung, Name, Stand,
ist das Heu sein Heimatland:
er bleibt im Heu auf Lebenszeit,
daher der Name Heu–slichkeit.
Selbst wenn er sich im Stroh verirrt,
aus einem Heu – kein Strohschreck wird.

Weil einer jener Landwirtsleute
das Heu, statt gestern heute heute,
den Wieswachs in die Gegend streute,
verspätete die Schreckensmeute.

Denn mit der Häufigkeit des Heues,
mit guter Ernte des Gestreues,
vermehrt sie ihre Hüfte lupfen
und weithin durch die Lüfte hupfen.

Doch eines Abends, eines spätes,
holt dann der Bauer sein Gemähtes,
um dieses noch vor Morgengrauen
in seiner Scheune zu verstauen.
Und freut sich über heimgebrachtes,
von grünem Gras zu Heu gemachtes

Es sitzt auf kargen Stoppeln bloß,
der Heuschreck, völlig heumahdlos.

So werden Erntezeiten jährlich,
für Hüpfer dieser Art gefährlich.
Der Sprung auf einen Gabelzinken,
bringt oft ein lebenslanges Hinken,
vorbei ist's mit den weiten Sprüngen,
mit heuschrecklichen Seitensprüngen.

So wäre eher zu erklären,
dass Bauern Heuschrecks
Schrecken wären.

(M. Hepperle)

Prosodie

Der Philosophenweg

Welch lange Tradition genussvolles Spazierengehen in Heidelberg besitzt, zeigt der Philosophenweg auf dem Sonnenhang der Stadt. Subtropische wie exotische Pflanzen bilden den Vordergrund, erfreuen das Auge, und den Hintergrund füllen malerische Ausblicke auf das Neckartal, die Altstadt und den Schlossberg. Als meist dunstige „Zugabe" präsentiert sich in der Ferne die Rheinebene – bei idealen Verhältnissen reicht die Sicht bis an die Hardt, den Dom zu Speyer und die Kühltürme des AKW's Philipsburg.

Der Anfang seiner Geschichte war dagegen mühevoller und reicht bis ins frühe 19.Jahrhundert zurück. Damals gingen die Interessen der Winzer, Steinbruchfuhrleute, Neuenheimer Bürger und des großherzöglichen badischen Oberamts etwas auseinander: Für die einen gehörte der unbefestigte Weg mit seinen tiefen Furchen im steilen ersten Abschnitt zum Arbeitsalltag, für die anderen war er eher ein Ärgernis.

Eine wichtige Rolle spielte der Fremdenverkehr. Er war in Mode gekommen, nicht nur alte Städte und Ruinen zu besichtigen, sondern wenn möglich, diese auch noch mit Naturgenuss und Aussichtspunkten zu verbinden.

(gekürzt, aus: Rüber 1996)

Der Milchholer

In einem Milchladen in Handschuhsheim erschien nach dem Zweiten Weltkrieg regelmäßig auch ein ziemlich großer weißhaariger Herr mit seinem Aluminiumkännchen, wartete geduldig in der Schlange und ließ sich sein Quantum Magermilch (auf Marken) zuteilen. Eines Tages holte er keine Milch mehr. Dafür war sein Bild in allen Zeitungen zu sehen und darunter stand, dass Professor Heuss der Präsident der deutschen Bundesrepublik geworden sei.

Eine Kundin zeigte der Besitzerin des Milchladens eine solche Zeitung und meinte: „Was sage se jetzt?" Die Ladeninhaberin setzte ihre Nickelbrille auf, betrachtete eingehend das Bild, nickte mit dem Kopf und sagte: „Des hab ich mir schon immer gedenkt, dass der mehr kann wie Milch hole."

(aus: Rüber 1996)

Literaturverzeichnis

Albrecht P, Malkovskaja O (2007) Zitate und Sprichwörter. Edition XXL, Fränkisch Crumbach

Allhoff DW (1987) Sprechen lehren/reden lernen. Reinhardt, München

Amler W, Knörzer W (1995) Bewegungspausen – in Schule, Beruf und Alltag. Haug, Heidelberg

Amon I (2008) Die Macht der Stimme. Redline, München

Ars Edition (1986) Das kleine Buch vom Glück

Balser-Eberle V (1982) Sprechtechnisches Übungsbuch. Ein Unterrichtsbehelf aus der Praxis für die Praxis. ÖBV, Wien

Barthel M (Hrsg) (1997) Abendländische Weisheiten. Kaiser, Klagenfurt

Becker KP, Sovak M (1971) Lehrbuch der Logopädie. Volk und Gesundheit, Berlin

Bergen H von (o. J.) Unsere Stimme, ihre Funktion und Pflege. Müller Schade, Bern

Biesalski P, Frank F (1982) Phoniatrie – Pädaudiologie. Thieme, Stuttgart

Böhme G (1978) Methoden zur Untersuchung der Sprache, des Sprechens und der Stimme. Fischer, Stuttgart

Böhme G (1980) Therapie der Sprach-, Sprech- und Stimmstörungen. Fischer, Stuttgart

Brügge W, Mohs K (1994) Therapie funktioneller Stimmstörungen. Reinhardt, München

Brügger A (1996) Gesunde Haltung und Bewegung im Alltag. Brügger, Benglen

Das kleine Buch vom Glück (1986). ars edition

Busch W (1982) Sämtliche Werke und eine Auswahl der Skizzen und Gemälde (2 Bd) Hochhuth, München

Busch W (1987) Lebensweisheiten. Buch und Zeit, Köln

Cavin M (1980) Atmen Entspannen Konzentration. Europa, Zürich

Coblenzer H (1987) Erfolgreich sprechen. ÖBV, Wien

Coblenzer H, Muhar F (1987) Atem und Stimme, ÖBV, Wien

Cornelius R (1987) Das Üben mit dem Schwingegurt. Cornelius, Mainhardt

DGPP Deutsche Gesellschaft für Phoniatrie und Pädaudiologie e.V. (2003) Voice Handicap Index. www.dgpp/Profi/Sources/vhi-dt_2006.pdf, gesehen November 2010

Dreher W (1983) Studien und Übungen zur Sprachtherapie. Freies Geistesleben, Stuttgart

Echtermeyer, Wiese B von (Hrsg) (1986) Deutsche Gedichte. Schwann-Bagel, Düsseldorf

Edel H, Knauth K (1993) Grundzüge der Atemtherapie. Ullstein-Mosby, Berlin

Effel J (1965) Heitere Schöpfungsgeschichte für fröhliche Erdenbürger. Rowohlt, Hamburg

Ehrmann M (2008) Desiderata: Die Lebensregel von Baltimore. Pattloch

Erhardt H (1984) Das große Heinz Erhardt Buch. Goldmann, München

Essen O von (1981) Grundbegriffe der Phonetik. Marhold, Berlin

Fabeln über Tiere und Menschen (o. J.). Pawlak, Herrsching

Faller N (2007) Atem und Bewegung. Springer, Wien

Feldenkrais M (1982) Bewusstheit durch Bewegung. Suhrkamp, Frankfurt am Main

Fernau-Horn H (1954) Zur Übungsbehandlung funktioneller Stimmstörungen. Folia Phoniatrica 6:239–245

Fernau-Horn H (1956) Prinzip der Weitung und Federung in der Stimmtherapie. HNO 5:365–368

Fiukowski H (1992) Sprecherzieherisches Elementarbuch. Niemeyer, Tübingen

Fontaine J d l (2005) Fabeln. Anaconda, Köln

Frances M (1994) Ich will den Tag noch vor dem Abend loben. dtv, München

Franke U (1991) Logopädisches Handlexikon. Reinhardt, München Basel

Friedrich G (2006) Basisprotokoll für die Stimmdiagnostik – Richtlinien der European Laryngological Society (ELS). LogoTHEMA 3: 17-21

Friedrich G (2006) Basisprotokoll für die Stimmdiagnostik – Richtlinien der European Laryngological Society (ELS). Forum Logopädie 4: 6-12

Friedrich G, Bigenzahn W, Zorowka P (2008) Phoniatrie und Pädaudiologie. Huber, Bern

Fröschels E (1950) Über konservative Behandlung der Rekurrenzparese. Wien Klin Wochenschr 62:118–120

Fröschels E (1952) Die Wesenseinheit der Kau- und Artikulationsbewegungen. Wien Klin Wochenschr 64:633–635

Geißner H (1986) Sprecherziehung. Didaktik und Methodik der mündlichen Kommunikation. Scriptor, Frankfurt

Gerathewohl F (1956) Sprechen – Vortragen – Reden. Reclam, Stuttgart

Gernhardt R (1989) Wörtersee. Zweitausendeins, Frankfurt am Main

Gernhardt R (2009) Reim- und Zeitgedichte. Reclam, Stuttgart

Gomringer E (1972) Konkrete Poesie. Reclam, Stuttgart

Grohnfeldt M (Hrsg) (1994) Handbuch der Sprachtherapie, Bd 7: Stimmstörungen. Spiess, Edition Marhold, Berlin

Groß E (1987) Heilatmung für jeden. Gräfe und Unzer, München

Guggenmos J (1975) Was denkt die Maus am Donnerstag? dtv junior, München

Gundermann H (1977) Die Behandlung der gestörten Sprechstimme. Fischer, Stuttgart New York

Gundermann H (1981) Einführung in die Praxis der Logopädie. Springer, Berlin Heidelberg New York

Gundermann H (1982) Lernziel Akupädie. Sprache – Stimme – Gehör6:79–81

Gundermann H (1987) Aktuelle Probleme der Stimmtherapie. Fischer, Stuttgart

Gundermann H (1991) Heiserkeit und Stimmschwäche. Fischer, Stuttgart

Gundermann H (1991) Die Krankheit der Stimme – Die Stimme der Krankheit. Fischer, Stuttgart

Gundermann H (1994) Phänomen Stimme. Reinhardt, München

Habermann G (1980) Funktionelle Stimmstörungen und ihre Behandlung. Arch Oto-Rhino-Laryngol 227:171

Habermann G (2001) Stimme und Sprache. Thieme, Stuttgart

Habermann G (1996) Stimme und Mensch. Median, Killisch-Horn

Halbey HA (Hrsg) (1989) Schmurgelstein so herzbetrunken. Hanser, München Wien

Hammer S (2009) Stimmtherapie mit Erwachsenen. Praxiswissen Logopädie (Hrsg. Thiel MM und Ewerbeck C) Springer Medizin, Heidelberg

Haupt E (2000) Stimmt's?. Schulz-Kirchner, Idstein

Heidenreich E (1996) Kolumnen aus Brigitte, Bd 3: Also ... Rowohlt, Hamburg

Herbig R (2005) Der Atem. Schulz-Kirchner, Idstein

Herrigel E (1989) Zen in der Kunst des Bogenschießens. O.W. Barth, München

Hesse H (1996) Das Lied des Lebens. Suhrkamp, Frankfurt

Hildebrandt D (Hrsg) (2004) Loch in Erde, Bronze rin: Schiller Parodien. C. Hanser

Hirschhausen E v (2008) Die Leber wächst mit den Aufgaben. Rowohlt, Hamburg

Hopff W, Thiel H, Reininghaus W, Fischer D (1973) Diktate und Stilproben. Diesterweg, Frankfurt/Main Berlin München

Jacobson E (1996) Entspannung als Therapie. Progressive Relaxation in Theorie und Praxis. Pfeiffer, München

Jahncke R (1988) Sprechtechnik und Redekunst. Reinhardt, München

Jandl E (1979) Sprechblasen. Reclam, Stuttgart

Jandl E (1990) Laut und Luise. Reclam, Stuttgart

Kallmeyer H (1981) Heilkraft durch Atem und Bewegung. Haug, Heidelberg

Kapteina W (2007) Wer hätte das gedacht? Gereimtes und Ungereimtes. Books on Demand

Kästner E (1959) Herz auf Taille. Dressler, Berlin

Keel D (Hrsg) (1994) Das Ringelnatz Lesebuch. Diogenes, Zürich

Keiser L (1987) Jetzt heilen wir uns selbst. Rowohlt, Hamburg

Keller W (1973) Ludi musici Sprachspiele, Bd 3. Fidula 74, Boppard/Rhein

Kirchberger JH (Hrsg) (1986) Das große Sprichwörterbuch. Lexikographisches Institut, München

Kirsch LM (1980) Isometrisches Training. Falken, Niedernhausen/Taunus

Kjellrup M (1993) Bewusst mit dem Körper leben. Ehrenwirth, München

Kluge H (1910) Auswahl deutscher Gedichte. Oskar Bode, Altenburg

Krauß H (1984) Atemtherapie. Hippokrates, Stuttgart

Kruse E (1989) Die Reizstrombehandlung als integraler Bestandteil der logopädischen Stimmtherapie. Sprache – Stimme – Gehör 2:64–70

Krüss J (1976) Der fliegende Teppich. Oetinger, Hamburg

Krüss J (Hrsg) (1989) Soviele Tage wie das Jahr hat. 365 Gedichte für Kenner. Bertelsmann, München

Kucera M (1986) Gymnastik mit dem Hüpfball. Eine Übungsanleitung. Fischer, Stuttgart New York

Küster U (Hrsg) (o.J.) Kleine Geschichten für Bücherfreunde. Engelhorn, Stuttgart

Laing RD (1994) Liebst du mich? Kiepenheuer & Witsch, Köln

Lamberti Zanardi F, Schisa B (Hrsg) (1998) Weihnachtsmann, mach du das mal. Diogenes, Zürich

Lenau N (1966) Werke in einem Band. Hoffmann und Campe, Hamburg

Lodes H (1987) Atme richtig. Der Schlüssel zu Gesundheit und Ausgeglichenheit. Goldmann, München

Loriot (1986) Szenen einer Ehe. Diogenes, Zürich

Martens C, Martens P (1988) Übungstexte zur deutschen Aussprache. Hueber, München

Mathelitsch E, Friedrich G (1995) Die Stimme. Instrument für Sprache, Gesang und Gefühl. Springer, Berlin Heidelberg New York Tokyo

Michler E (1997) Dir zugedacht. Wunschgedichte. Don Bosco, München

Middendorf I (1991) Der erfahrbare Atem. Junfermann, Paderborn

Miethe E, Hermann-Röttgen M (1993) Wenn die Stimme nicht stimmt. Thieme, Stuttgart

Morgenstern C (1986) Galgenlieder der Ginganz. dtv, München

Motzko M, Mlynczak U, Prinzen C (2008) Stimm- und Schlucktherapie nach Larynx- und Hpopharynxkarzinomen. Elesevier, München

Müller E (1996) Du spürst unter Deinen Füßen das Gras. Fischer, Stuttgart

Nadoleczny M (1926) Lehrbuch der Sprach- und Stimmheilkunde. Vogel, Leipzig

Nakamura T (1984) Das große Buch vom richtigen Atmen. Scherz, München

Nawka T, Anders LC, Wendler J (1994) Die auditive Beurteilung heiserer Stimmen nach dem RBH-System. Sprache, Stimme, Gehör 18: 130-133

Nawka T, Wirth G (2008) Stimmstörungen. Deutscher Ärzte-Verlag, Köln

Nawka T, Wiesmann U, Gonnermann U (2003) Validierung des Voice Handicap Index (VHI) in der deutschen Fassung. HNO 51: 921-929

Neckermann B (1986) Die gute Aussprache. ECON, Düsseldorf

Nelson SH, Blades-Zeller E (2006) Feldenkrais für Sänger. Bosse, Kassel

Neue Limericks (1978) Langwiesche-Brandt KG, Ebenhausen

Nimms leicht. Heiteres in Wort und Bild (1994). Praesent in Weltbild, Augsburg

Olschewski A (1992) Progressive Muskelentspannung. Eine Einführung in das Entspannungstraining nach Jacobsen. Haug, Heidelberg

Orthmann W (1956) Sprechkundliche Behandlung funktioneller Stimmstörungen. Anwendung der „Kaumethode" (Fröschels, Chewing approach) für hyperkinetische Stimmstörungen. Marhold, Halle/Saale

Pahn J (1968) Stimmübungen für Sprechen und Singen. Volk und Gesundheit, Berlin

Parow J (1976) Funktionelle Stimmschulung. Paracelsus, Stuttgart

Parow J (1980) Funktionelle Atmungstherapie. Haug, Heidelberg

Parussel R (2001) Lieber Lehrer, lieber Schüler, ... Books on Demand

Polemann J, Rössner L (1966) Sprechen und Sprache. Reinhardt, München

Preu O, Stötzer U (1985) Sprecherziehung. Volk und Wissen, Berlin

Reiners R (o. J.) Die Achillesferse. Scherpe, Krefeld

Reiners L (Hrsg) (1995) Der ewige Brunnen. C.H. Beck, München

Reusch F (1971) Der kleine Hey. Die Kunst des Sprechens. Schott, Mainz

Ringelnatz J (1996) Und auf einmal steht es neben dir. Gesammelte Gedichte. Diogenes, Zürich

Ringelnatz J (o. J.) Gedichte – Gedichte. Henssel, Berlin

Roth E (1990) Ein Mensch. Hanser, München

Roth E (1960) Roth's kleines Tierleben. Hanser, München

Rüber G (Hrsg) (1996) Kleine Geschichten aus Heidelberg. Engelhorn, Stuttgart

Saatweber M (1997) Einführung in die Arbeitsweise Schlaffhorst-Andersen. Schulz-Kirchner, Idstein

Schaarschuch A (1979) Der atmende Mensch. Turm, Bietigheim

Scherf-Clavel A (1988) Ein kleines Lächeln tut so gut. Bleicher, Gerlingen

Schlaffhorst C, Andersen H (1928) Atmung und Stimme. Möseler, Wolfenbüttel

Schlösser W (Hrsg) (1956) Vorwiegend heiter. Europäischer Buchklub, Stuttgart

Schneider B, Bigenzahn W (2007) Stimmdiagnostik. Ein Leitfaden für die Praxis, Springer, Wien New York

Schnierle-Lutz H (2006) Es kommt ein neuer Tag. Insel, Frankfurt a. M.

Schmidt H (1998) Herbstgedichte

Schmitt JL (1956) Atemheilkunst. H.G. Müller, München

Schultz JH (1988) Übungsheft für das autogene Training. Thieme, Stuttgart

Schulze A (1965) Sprechverse für Kinder. Schule Schlaffhorst-Andersen, Eldingen

Schwarz A A, Schweppe R P (1995) Feldenkrais easy. Humboldt-Taschenbuch, München

Schwarz C (1985) Systematische Logopädie. Huber, Bern

Schwarze M (1995) Qigong, Lebenskraft stärken, Gelassenheit üben. Gräfe und Unzer, München

Seidel H (o. A.) Glockenspiel – Gesammelte Gedichtet

Seidner W (2007) ABC des Singens. Henschel, Berlin

Seidner W, Wendler J (2010) Die Sängerstimme. Henschel, Berlin

Selby J (1987) Atmen und leben. Rowohlt, Hamburg

Seyd W (1993) Schwingen und Atemmassage nach Schlaffhorst-Andersen. Neckar, Villingen-Schwenningen

Seydel H (1985) Alles Unsinn. Eulenspiegel, Berlin

Smith S, Thyme K (1980) Die Akzentmethode und ihre theoretischen Voraussetzungen. Spezialpädagogischer Verlag, Flensburg

Spieker-Henke M (1997) Leitlinien der Stimmtherapie. Thieme, Stuttgart

Spohn J (1987) Das Schnepfenköfferchen. Goldmann, München

Das Sprachbastelbuch (1983) Jugend und Volk, Wien

Stengel I, Strauch T (1996) Stimme und Person. Klett-Cotta, Stuttgart

Störig HJ (1987) Abenteuer Sprache. Langenscheidt, Berlin

Thiel H (Hrsg) (1970) Kurze Geschichten zum Nacherzählen. Moritz Diesterweg, Frankfurt/Main

Tucholsky K (1995) Gesammelte Werke, Bd9 (10 Bd, Hrsg Gerold-Tucholsky M, Raddatz FJ). Rowohlt, Hamburg

Turnitz G von (Hrsg) (1997) Die Welt in der Anekdote. Kaiser, Klagenfurt

Ullrich KH (Hrsg) (1960) Das goldene Buch der Zitate. Süd-West, München

Valentin K (1960) Gesammelte Werke. Piper, München

Wadulla A (1988) Bewusst atmen – besser leben. Hugendubel, München

Waggerl K H (1950) Heiteres Herbarium. O. Müller, Salzburg

Waller K (1990) Das große Buch des Lachens. Rowohlt, Hamburg

Walter J (1987) Die heilende Kraft des Atems. Peter Erd, München

Wängler HH (1961) Atlas deutscher Sprachlaute. Akademie, Berlin

Wängler HH (1976) Leitfaden der pädagogischen Stimm-
behandlung. Akademie, Berlin

Wängler HH, Bauman-Wängler J (1985) Phonetische Logopädie. Die Behandlung von Kommunikationsstörungen auf
phonetischer Grundlage, Marhold, Berlin

Watzlawick P (1984) Anleitung zum Unglücklichsein. Piper,
München Zürich

Weithase I (1975) Sprechübungen. Böhlau, Köln Wien

Wendler J, Seidner W, Eysholdt U (2005) Lehrbuch der Phoniatrie und Pädaudiologie. Thieme, Stuttgart

Werner M (1993) Ätherische Öle. Gräfe und Unzer, München

Wiemer RO (1996) Liebes altes Lesebuch. Wiemer, Hamburg

Wirth G (1994) Sprachstörungen, Sprechstörungen, Kindliche
Hörstörungen. Deutscher Ärzte Verlag, Köln

Wirth G (1995) Stimmstörungen. Deutscher Ärzte Verlag, Köln

Wolf E, Aderhold E (1983) Sprecherzieherisches Übungsbuch.
Heinrichshofens, Wilhelmshaven Locarno Amsterdam

Zacharias C (1967) Sprecherziehung. Volk und Wissen,
Berlin

Zakis U (1989) Wenn die weißen Riesenhasen abends übern
Rasen rasen. Sanssouci, Zürich

Zehetmeier W (1986) Richtig sprechen. Schulz, Percha

Zeraschi H (1977) Musikalische Schnurren und Schnipsel.
Neue Musik, Berlin

Zimmermann W (1979) Kräfte des Atems. Drei Eichen,
Engelberg/Schweiz München

Stichwortverzeichnis

Stichwortverzeichnis

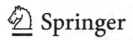
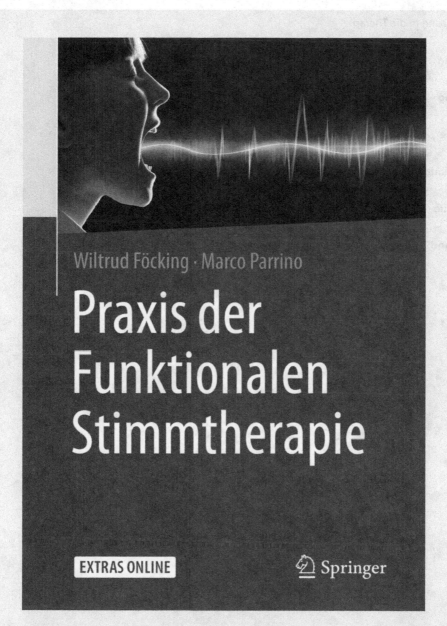

Printed in the United States
By Bookmasters